科學實證解析關於健康飲食 90% 的問題！

非藥而癒「增訂版」

一場席捲全球的餐桌革命

徐嘉——著

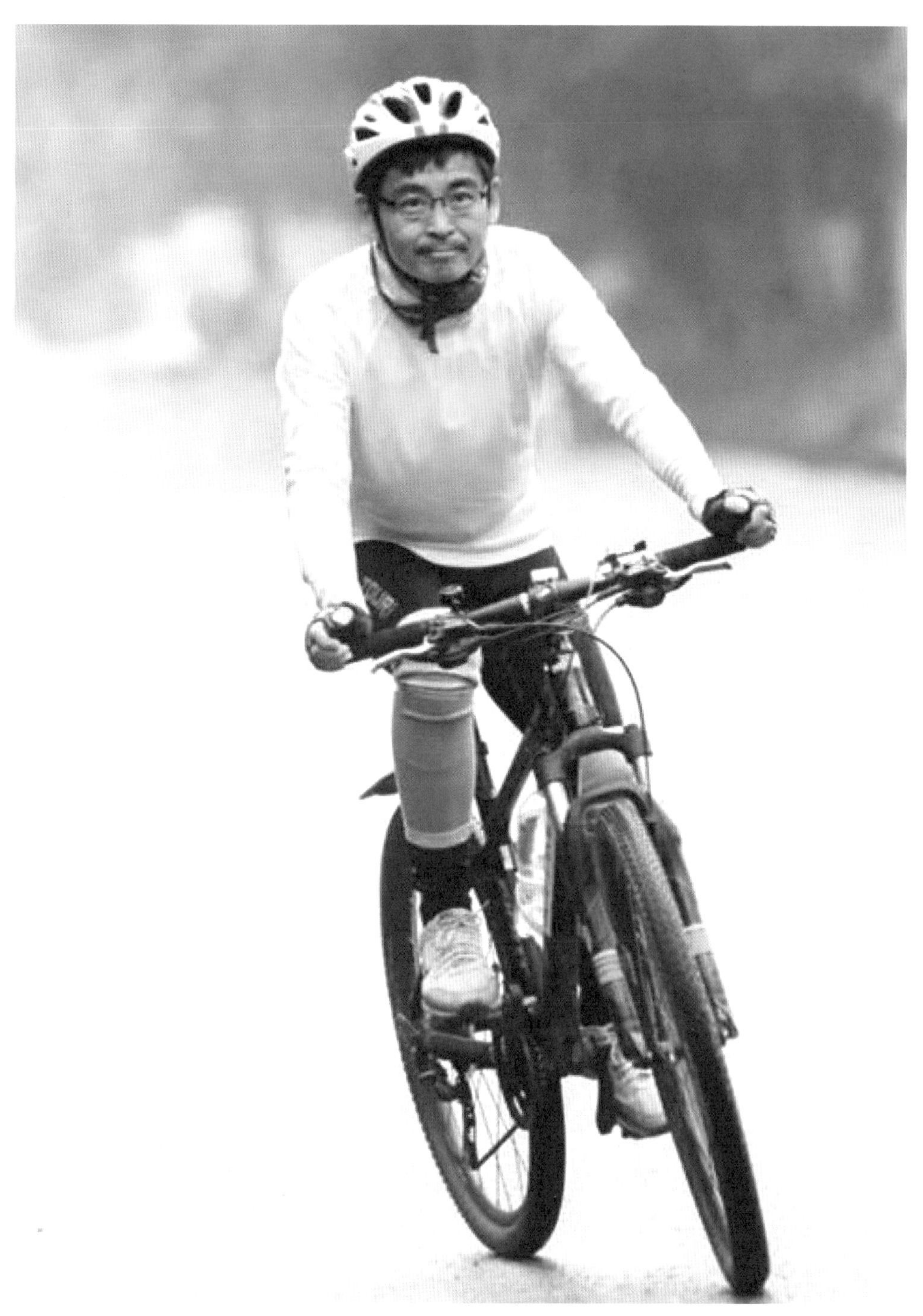

歡迎與我同行，一起邁向健康飲食之路！

徐嘉博士以嚴謹的科學態度，用真實的科學資料，傳播健康飲食的真諦。
他提出用科學的飲食觀念，激發人體自癒能力， 並獲得世界各地高度肯定。
在他的影響下，許多人已透過改變飲食和生活方式，從疾病中改善或恢復健康。

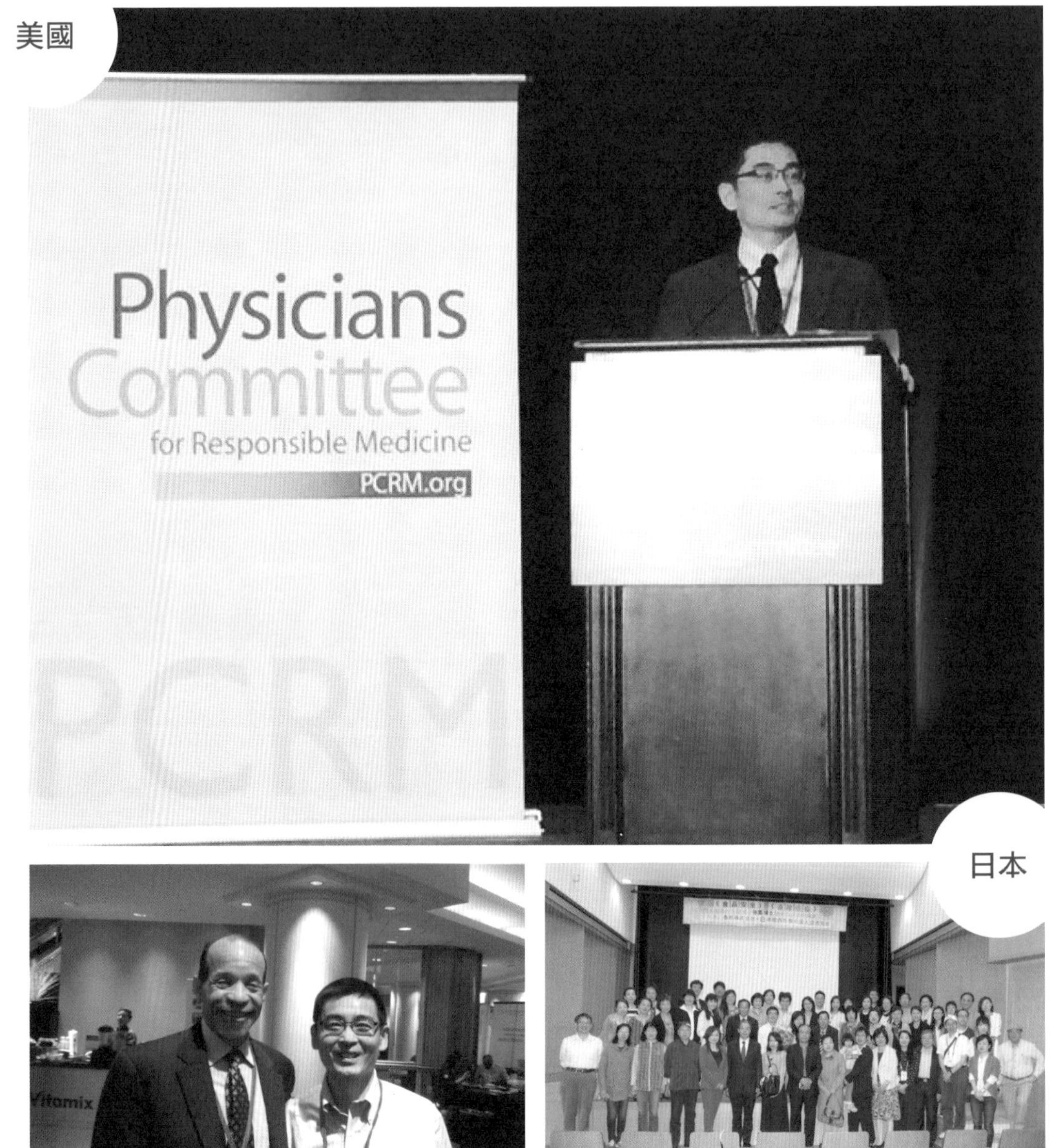

1 徐嘉博士在美國「營養與醫學」高峰會演講（2016 年 1 月 13 日）。
2 徐嘉博士與美國心臟病協會主席金威廉斯（Kim Williams）（2015 年 8 月 2 日）。
3 徐嘉博士巡迴演講來到日本站：大阪歷史博物館（2016 年 5 月 5 日）。

台灣

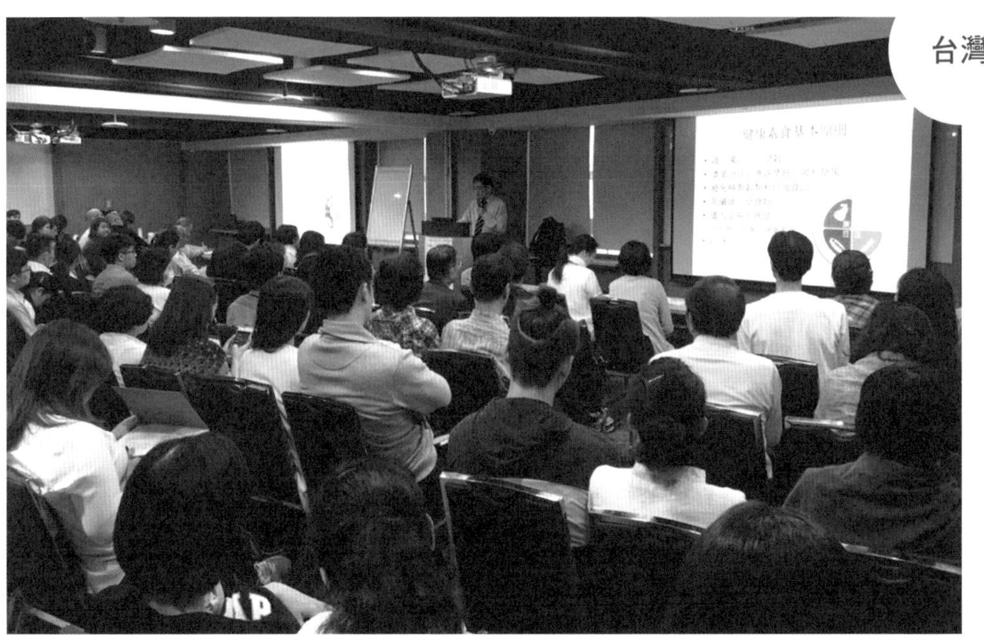

馬來西亞

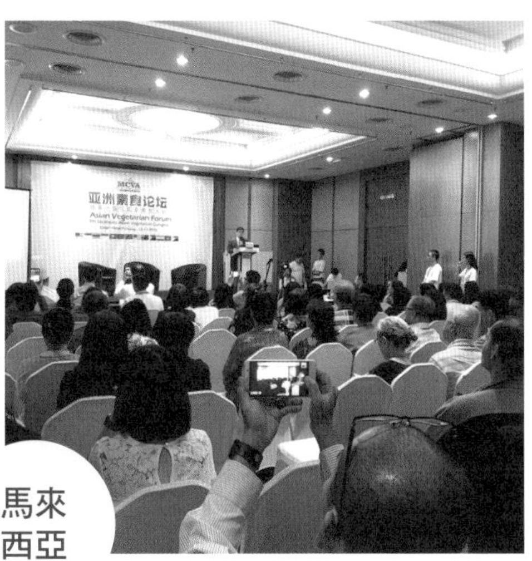

香港

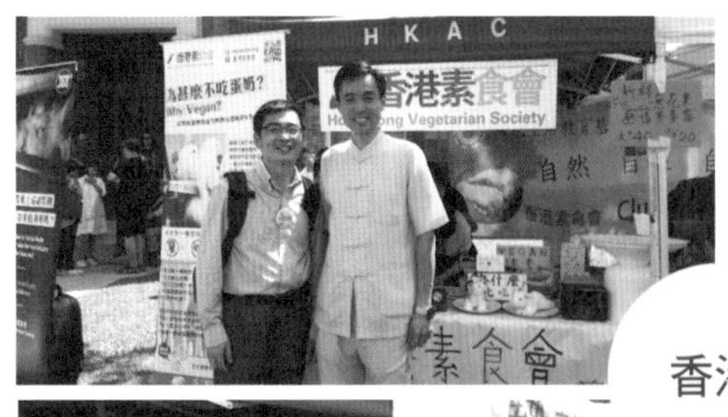

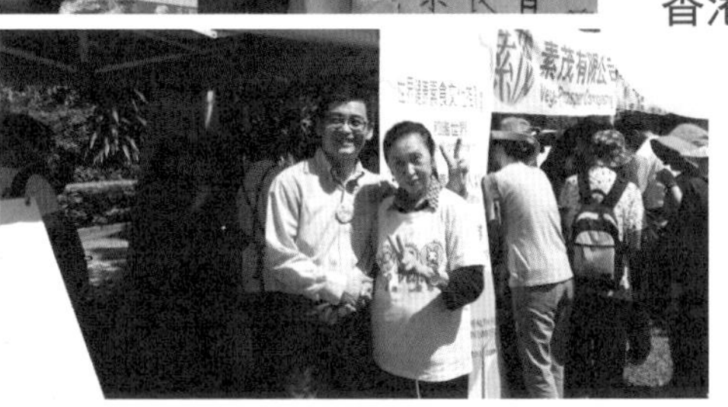

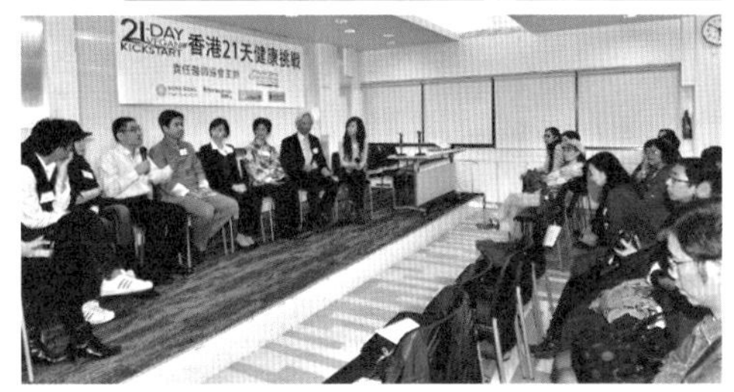

1 臺灣：應邀至臺安醫院「台北國際健康素食講壇」，分享食品安全重要性（2016 年 5 月 2 日）。
2 馬來西亞：應邀參加亞洲素食論壇（2016 年 11 月）。
3 香港：受香港素食組織之邀，交流推廣健康飲食。
4 香港：美國責任醫師協會主辦「香港 21 天健康挑戰」。

围绕“一城二区三生四大”发展思路砥砺奋进，以优异成绩迎接党的十九大胜利召开！

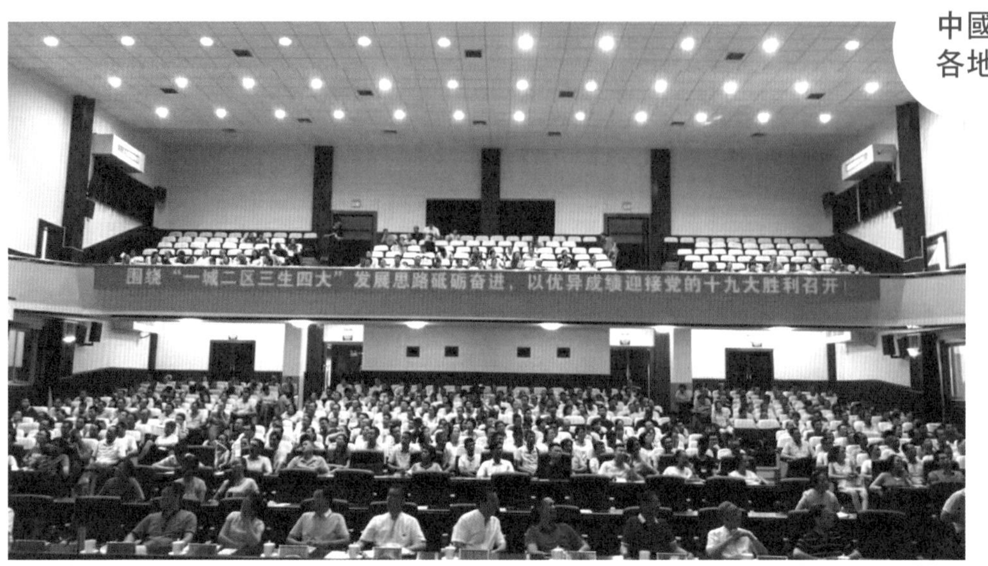

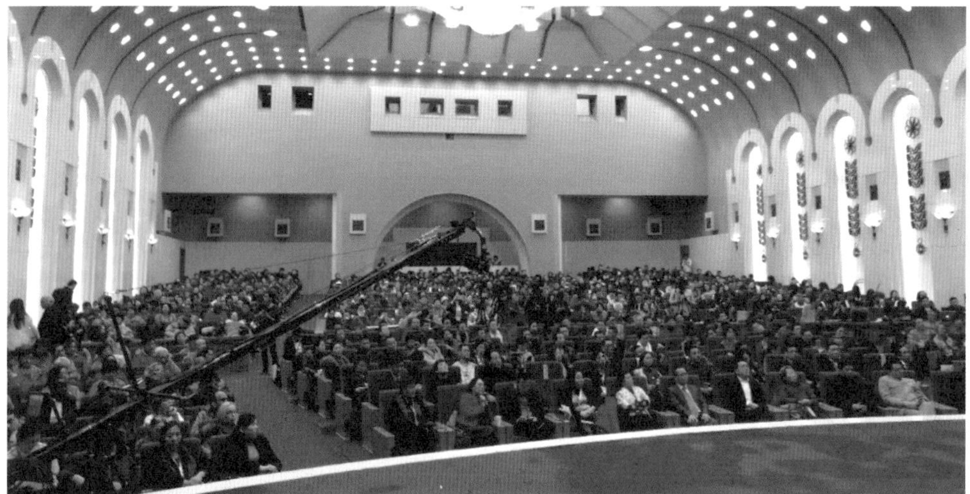

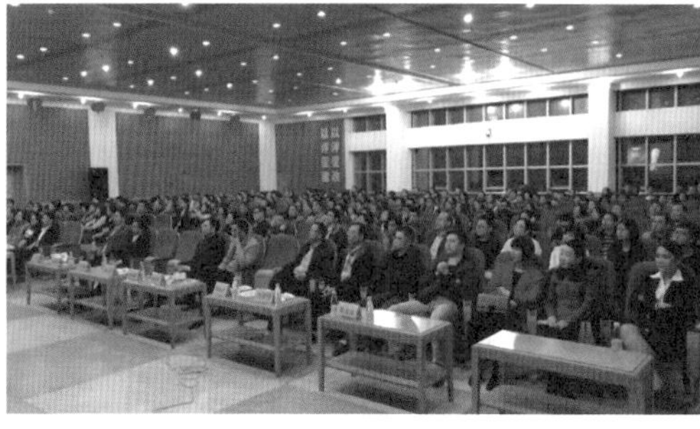

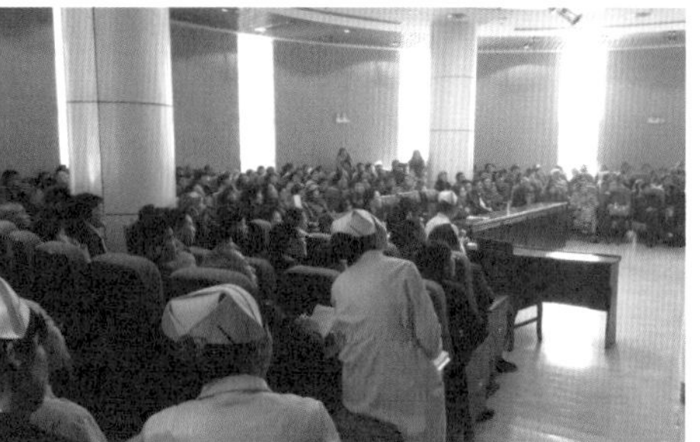

1 恭城縣站：在恭城人民會堂，為縣領導和醫療衛生人員演講。
2 北京站：在第三屆國際瑤醫藥傳統醫學學術大會中演講，地點為北京人民大會堂。
3 澳門站：在開平市中心醫院演講，參與人員包括衛計局、教育局、政協及統戰部等領導
4 武漢站：為武漢協和腫瘤醫院的醫療人員演講。

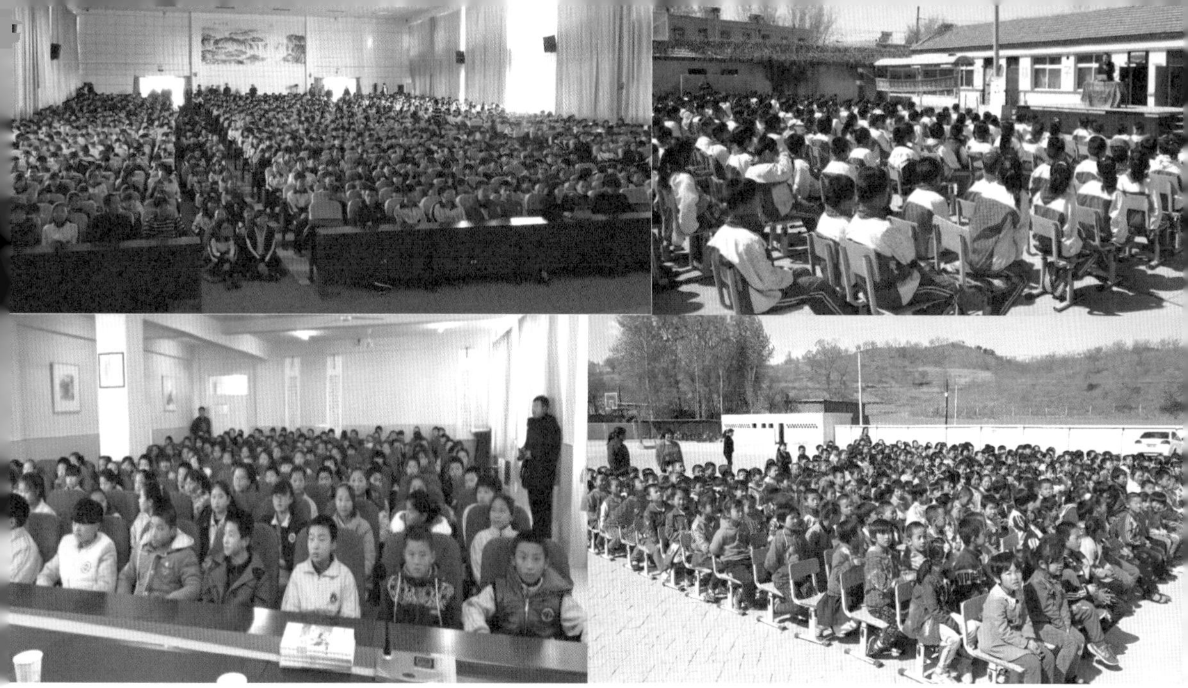

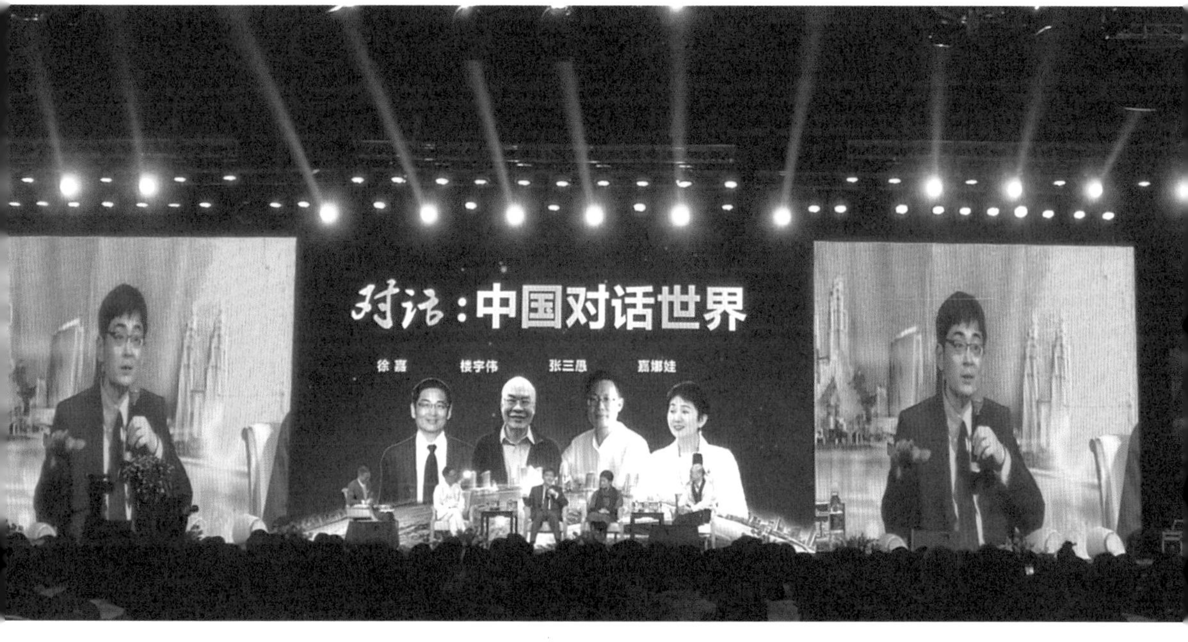

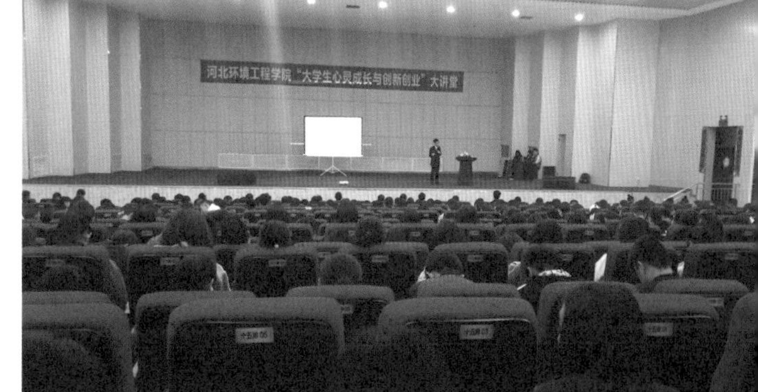

1 葫蘆島站：為建昌縣各中小學校學生健康巡講。
2 海南博鰲亞洲論壇會議中心
3 秦皇島站：河北環境工程學院

媒體
報導

iDEAL HANGZHOU
day 14 December 2017
/ CULTURE / TOURISM / BUSINESS
B5

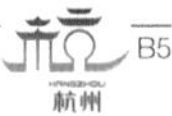

Veganism is more than just a statement of health

Shi Jia

It would be fair to say in a largely carnivorous, meat-eating country you would be hard pushed to find a vegetarian. So imagine what the likelihood is when encountering a vegan. Yet there are vegans in China and they do, contrary to popular opinion, enjoy delicious, mouth-watering food.

In a recent forum held in Hangzhou, nutritionists, restaurant owners and practitioners clarified the myths and misconceptions of being a vegan.

"Ten years ago, when people told you there were vegan, you might guess it was for religious reasons. Five years ago people became vegans because they wanted a healthy diet. But now it's a quite trendy thing to do," said Chef Adrian Wu, who was invited to share his experiences in Austria to make vegan recipes more appealing to non-vegans and vegetarians.

Wu came from a vegan family and has been a vegan since the age of 2. This was due to his mother choosing a strict vegetarian diet when she was having a troubled pregnancy and her constitution was rejecting everything. As a consequence she used to vomit regularly.

"At that time, people, especially the elderly, had a lot of doubts," said Wu. "They would say how can you not eat meat when you are carrying a baby? You need more nutrition!"

Another common misconception is that protein can be only found in animals, when in fact it can also be obtained from grain, beans and corns.

"Actually 95 percent of animals get protein from plants," Xu Jia, a nutritionist and specialist on a healthy vegan diet, told Shanghai Daily.

According to the standards set by the Academy of Nutrition and Dietetics in the US, a recommended consumption of protein for one person a day is 0.8 grams per kilogram weight. That is to say, a person weighing around 60 kilograms needs around 48 grams of protein.

"And that can be easily achieved by simply taking a bowl of rice," said Xu.

But avoiding meat does not guarantee a healthy and balanced diet either. Xu also asserted that there are a couple of things that vegans should be aware of.

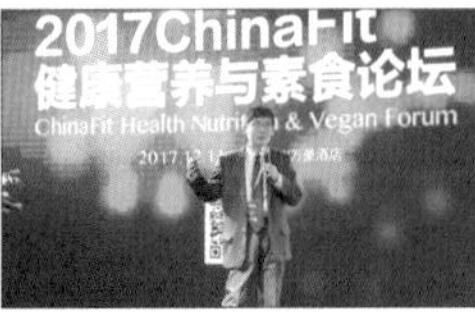

Xu Jia, a nutritionist, speaks at 2017 ChinaFit Health Nutrition and Vegan Forum.

The first thing is to remember taking in enough calories, since the same amount of meat carries more calories than the same amount of vegetables. Many people ignore this when they first become a vegan.

"My advice would be to eat when you feel hungry and vice versa," Xu said. "You don't really have to starve yourself."

The second thing is to eat whole grains instead of refined grains. The bran of grains contains multiple nutrients and fiber needed for the human body while the refined ones purely provide carbohydrates.

Xu also warned against the culinary culture of using too much oil in China. The percentages of monks suffering from diabetes, high blood pressure or high blood lipid levels are not as low as you may have thought. And the last thing vegans have to ensure is getting enough vitamin B12, vitamin D and Omega 3, which can not be supplemented from eating vegetables, fruits, beans and grains.

"Vitamin B12 can't be acquired from plants or animals. It is only existent in bacteria. So it's easier for us to take pills," Xu revealed.

While exposure to sunshine is a good way to attain vitamin D, Omega 3 can be found in flaxseeds or chia seeds if you are vegan.

While having a healthy diet is important for more and more busy city dwellers, so is to eat and enjoy it in a fancy environment.

In his speech, Wu recommended several Michelin-starred restaurants in Europe, many of which he visited when learning his culinary skills in Austria.

Wu believes vegan recipes are now becoming more integrated and accommodating to the tastes of a more diversified group.

For example, Swing Kitchen is a vegan restaurant in Vienna, Austria, which features deep-fried, fast-food style vegan menus, that are popular among the young people.

In Wu's recent vegan cooking class in Hangzhou, he found out that over half of his participants were non vegans, but they were interested in cooking and bakery.

"Statistics already show that China will be the fastest growing market for vegan products between now and 2020," said Wu.

"And I hope more people will realize in the future that vegan cuisine can be as tasty and delicate as meaty meals. I'm working toward that."

Recipe Collector

Maltese spaghetti

A winter vegan recipe recommended by Chef Adrian Wu

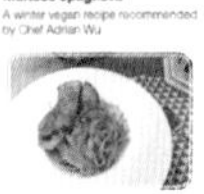

Ingredients:

2 tablespoons of plain flour
2 tablespoons of olive oil
2 cups of water
1/2 can of dried tomatoes
15 pieces of sage
1 piece of onion
5 pieces of garlic
A little salt
A little black pepper
A little paprika
4 pieces of flat pasta
2 pieces of king oyster mushrooms

Method:

1. Stir fry the flour with olive oil, then mix it with water and set aside.
2. Put dried tomatoes, sage, sliced onion and sliced garlic into the wok and pan-fry until the aroma of the spices comes out.
3. Add salt, black pepper and paprika to item 1 and 2, and mix well with water in a mixer.
4. Cook the pasta and drain well.
5. Boil the pasta together with the sauce we have prepared until it's drained.
6. Carve the king oyster mushrooms with cross patterns on surface, pan-fry the mushrooms with sage until they turn gold, sprinkle some salt as you like.
7. Put the mushrooms and sage on top of the pasta to garnish.

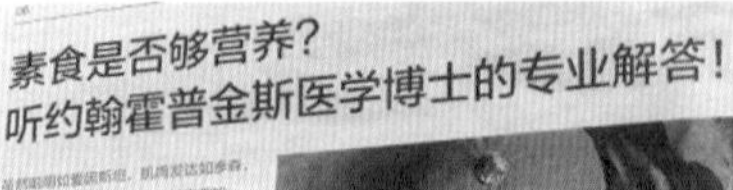

素食是否够营养？
听约翰霍普金斯医学博士的专业解答！

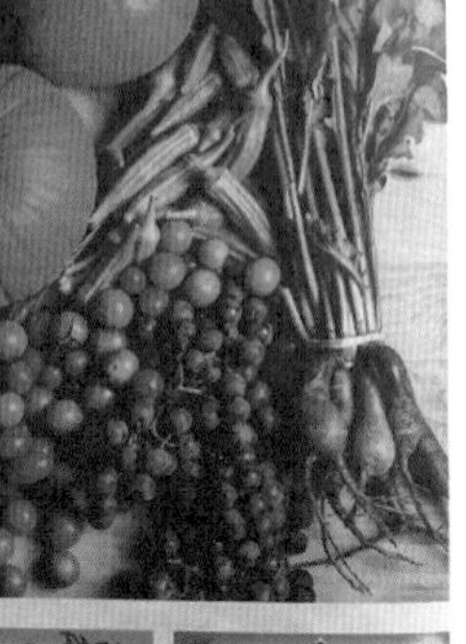

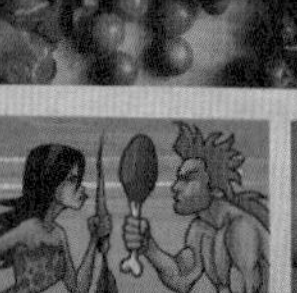

徐嘉 博士

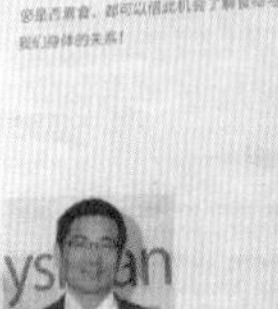

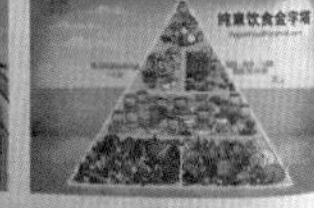

素食VS杂食，到底哪个好？

素食应该怎么吃？

素食如何摄取足够的营养？

钙

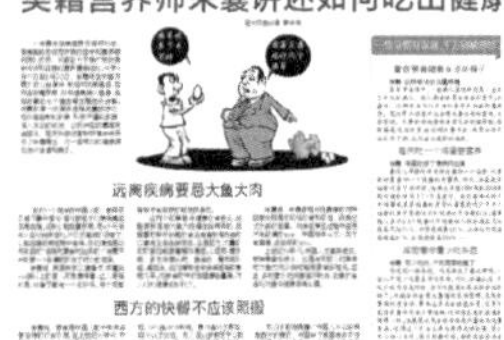

美籍营养师来襄讲述如何吃出健

远离疾病要忌大鱼大肉

西方的快餐不应该照搬

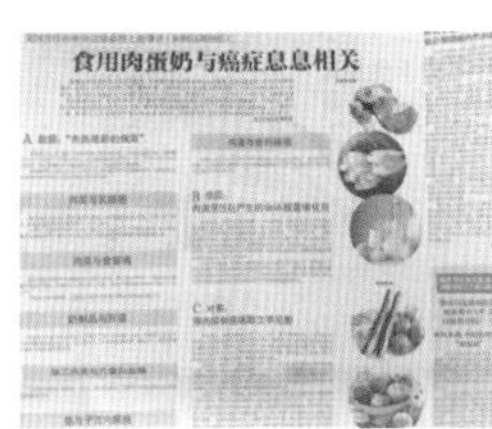

食用肉蛋奶与癌症息息相关

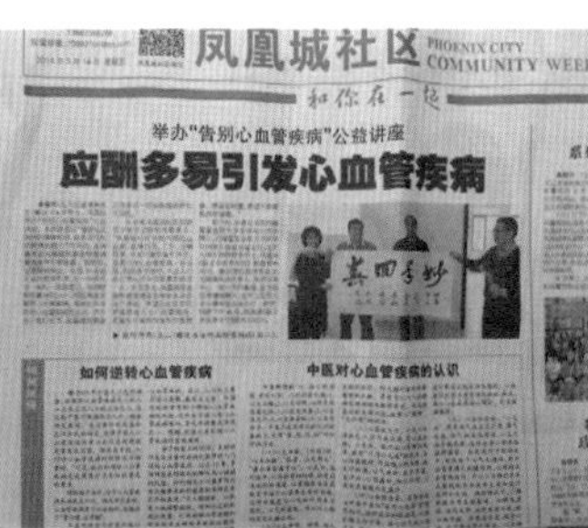

凤凰城社区 PHOENIX CITY COMMUNITY WEEK

和你在一起

举办"告别心血管疾病"公益讲座

应酬多易引发心血管疾病

如何逆转心血管疾病

中医对心血管疾病的认识

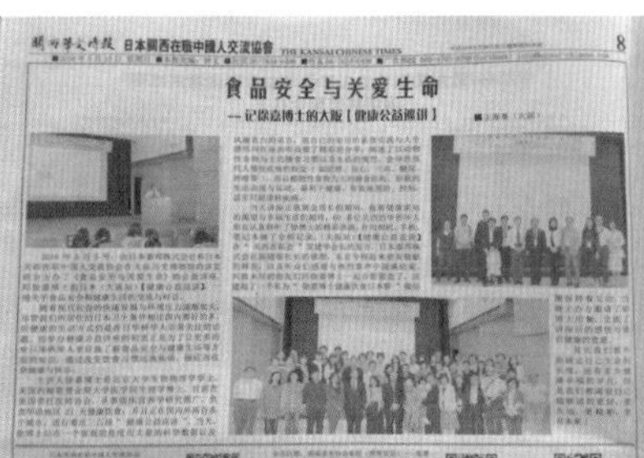

關西華文時報 日本關西在職中國人交流協會 THE KANSAI CHINESE TIMES

食品安全与关爱生命

—记徐嘉博士的大阪【健康公益讲座】

眾多媒體採訪報導：中央人民廣播電台、CCTV、湖南經視、成都電視台、紹興電視台；北京晚報、廣州日報、溫州晚報、長江日報、貴陽晚報、揚州時報、中國社會科學學報、台灣南華報；新華網、人民網、光明網、中國網、浙江新聞。

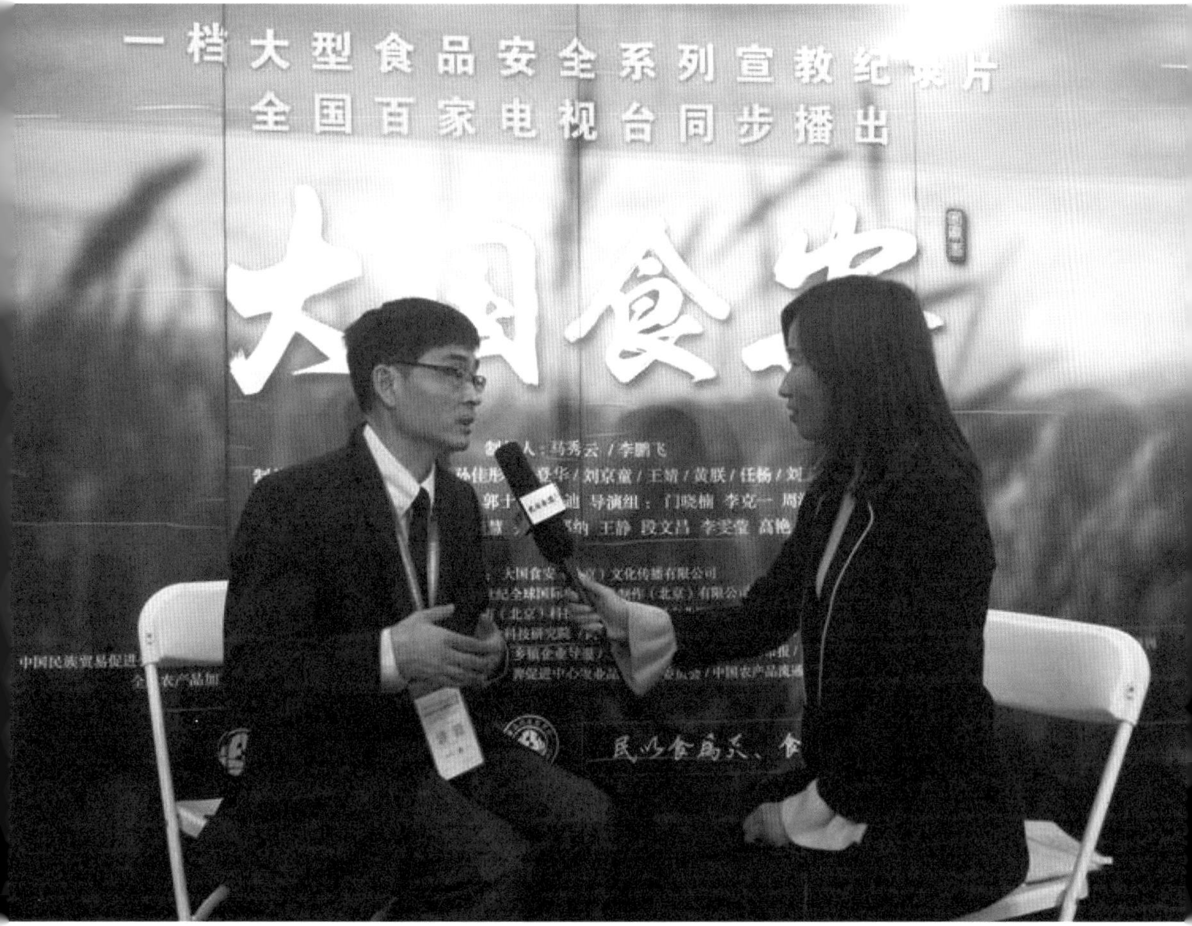

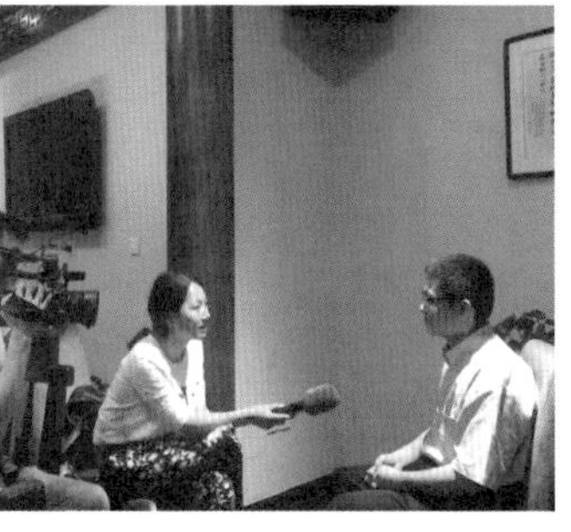

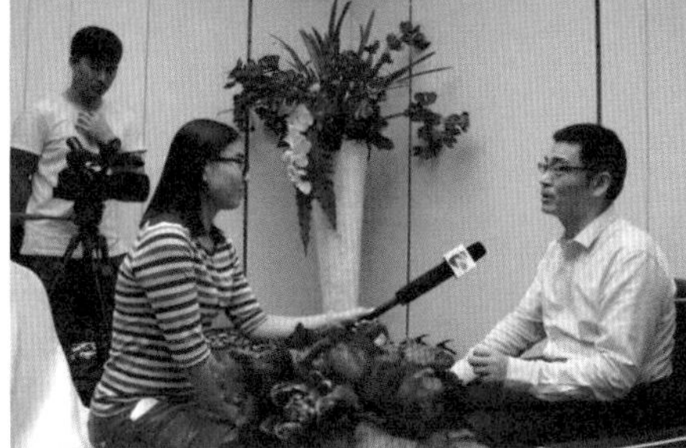

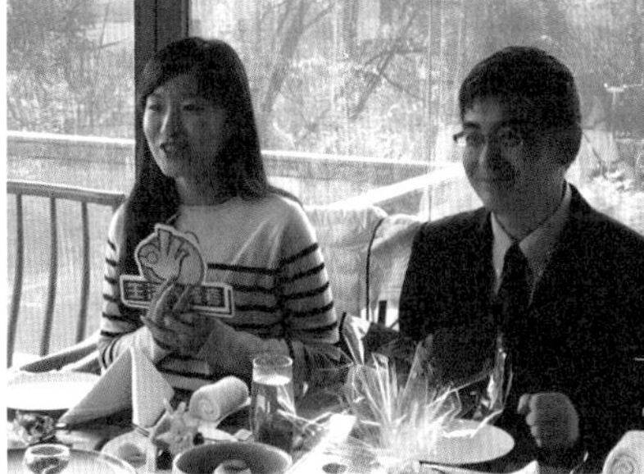

徐嘉博士接受電視台採訪。

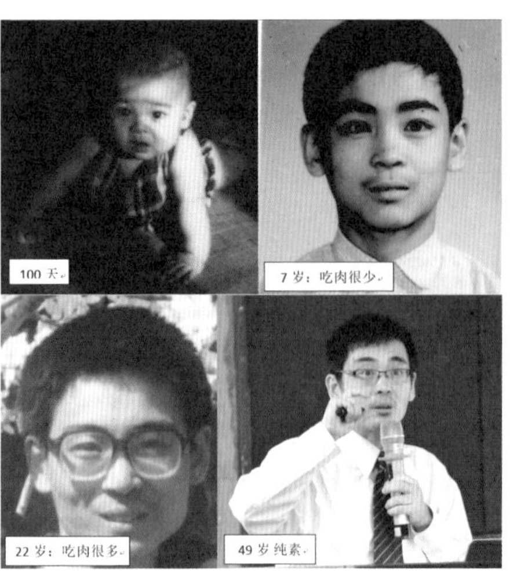

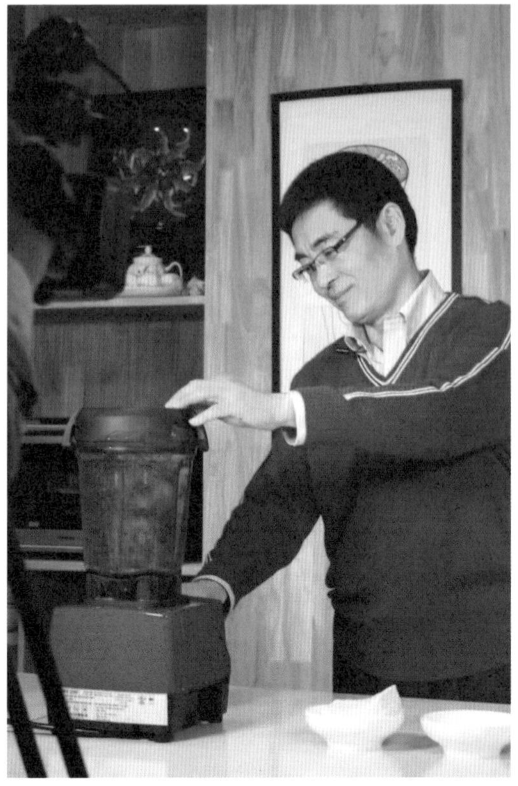

1 出生 100 天
2 7 歲：很少吃肉
3 22 歲：吃很多肉
4 49 歲：純素飲食
5 2017 年 3 月 25 日，在睦穀接受廈門電視台採訪，並製作了一款 21 天健康挑戰的食譜：巧克力慕斯。
6 萬里素騎行，從上海至拉薩，一路宣傳健康飲食理念。

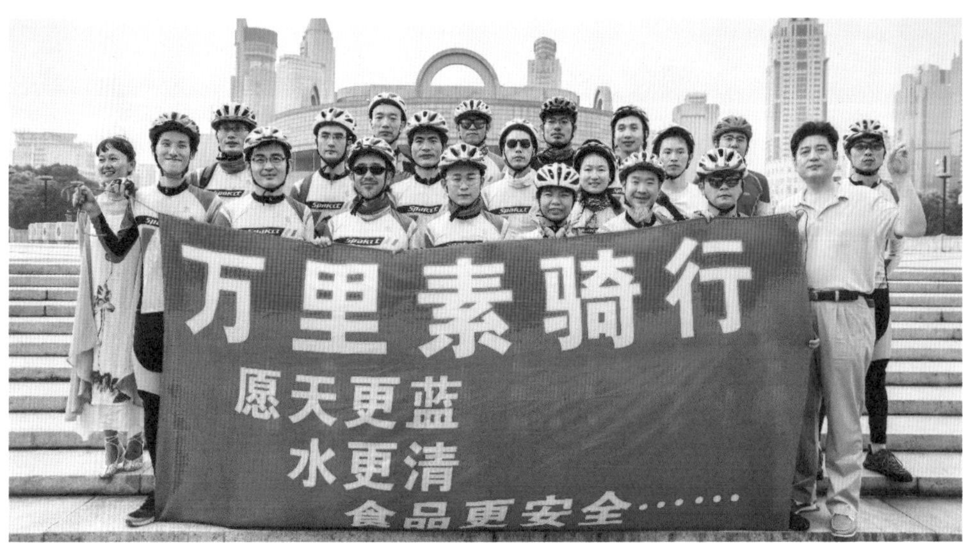

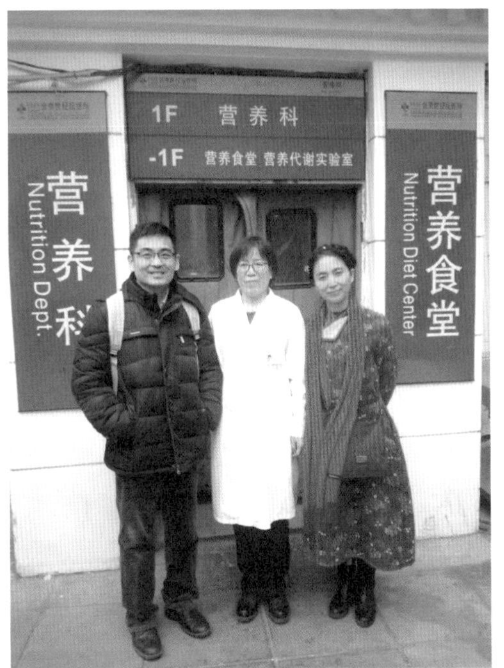

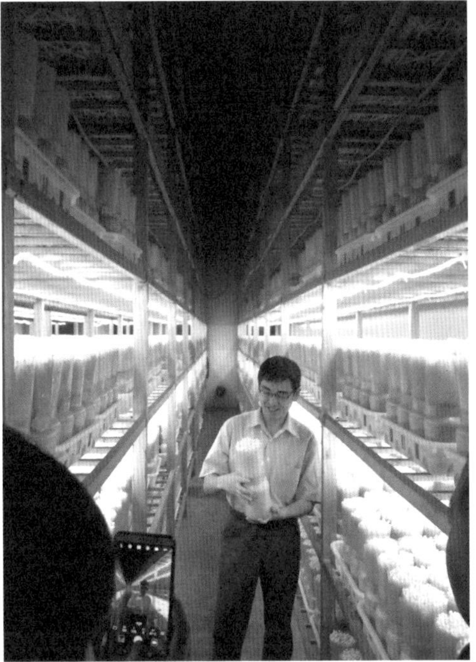

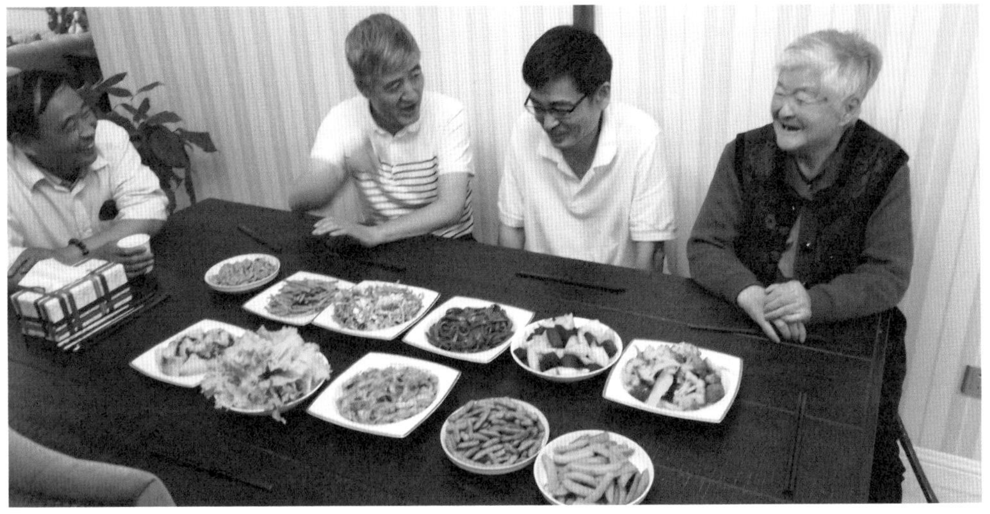

1 2016 年 12 月 21 日，與陝西第四人民醫院營養科主任張劍琴拜訪北京世紀壇醫院營養科。
2 2018 年 5 月 28 日，參觀位於陝西楊淩的國家智慧植物工廠創新聯盟示範基地蘑菇種植。
3 低脂純素飲食是讓人吃得健康又友善身體的長壽飲食。

博爱发展论坛 暨上
2017年10月26-27日
组织机构：上海素博会组委会、中华素食协
总 冠 名：葵诗纳108素食营养早餐
赞助单位：ChinaFit.com、万霞素砂、浙江绿达农业开
福建九都生态农业发展有限公司、君临素食
合作媒体：CCTV发现之旅、就吃素网、绿色星期一Gree
嘉宾
签到处

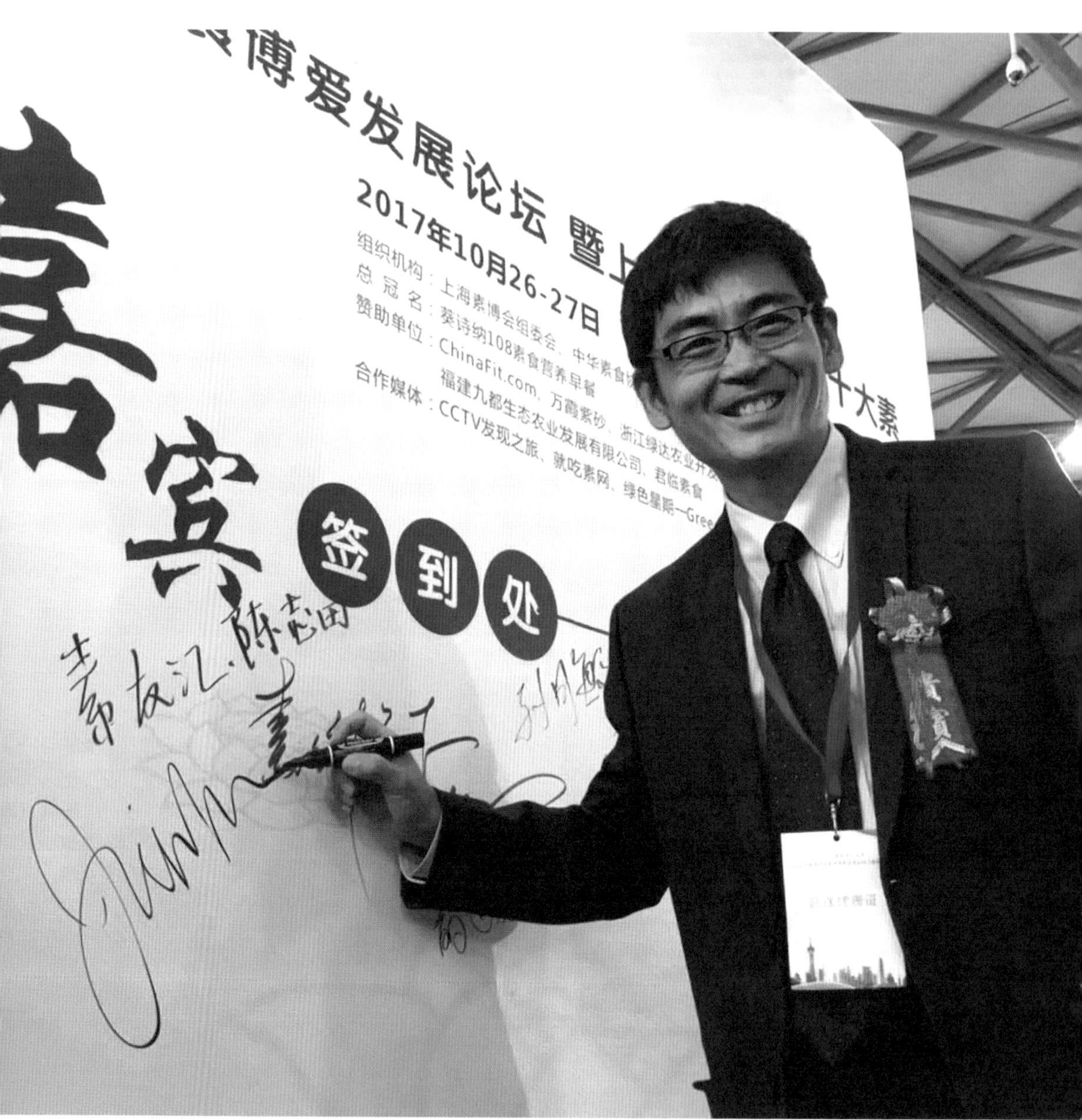

徐嘉博士積極致力健康素食巡講，並邀請大家與他一起經歷神奇的 21 天挑戰。

CONTENTS / 目錄

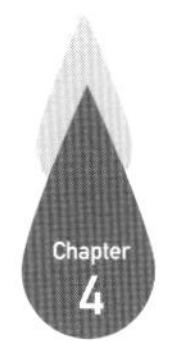

Chapter
4

第五章 這些病症可以透過飲食調理 —— 173

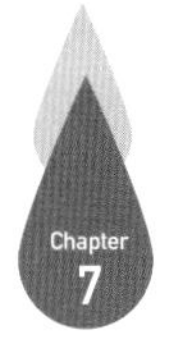

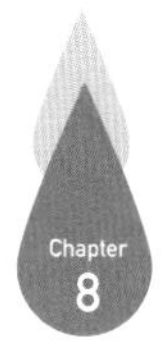
Chapter
8

Chapter
10

《繁體版推薦序 1》

帶領大眾遠離疾病的健康寶典

中華全人健康促進協會前理事長／**劉湘琪**

若問：「人生最大的財富是什麼？」每個人的答案都直指「健康」！

大家都明白健康是極其珍貴的，可絕大多數人卻以各種錯誤的方式殘害自己的健康，其中傷害最劇的，莫過於飲食。

影響健康的因素很多，包括：飲食、睡眠、情緒、運動⋯⋯，每一項都很重要，飲食尤為重中之重！要存活就一定要飲食，要活出好的生命品質就得要選擇對的食物。

什麼是對的食物？當然是含有豐富均衡營養，能夠支持身體進行所有生化反應、維持身心整體健康的食物。然而檢視現代人的飲食內容，不但無法提供身體所需的營養，反而還會傷害身體、毀壞健康，衍生出各式各樣的慢性病，帶給身心巨大的痛苦、造成沉重的經濟負擔。

到底是什麼原因讓大家吃錯了呢？

第一，是追求口慾。現代的加工食品充斥著成本低廉的人工合成添加物，味道強烈的化學香精、味素以及過多的糖、鹽，動物性食物和油脂，長期攝食有致人「成癮」的作用，於是飲食的選擇就被「口腔」的刺激與滿足感所主導。

其次，是錯誤的營養知識。大多數人都有「動物性食物比較營養」的迷思，尤其是「肉類才能提供完美蛋白質」的觀念讓許多人深信不疑。

以上就是造成各種慢性疾病罹患率節節上升，發生年齡快速下降的兩大原因。

過去 20 多年來，來找我做疾病諮詢的人，幾乎都會問相同的問題：我該吃什麼？我的回答和徐嘉博士完全一致：最重要的是不吃什麼！

既然絕大多數的疾病都是吃出來的，要逆轉疾病，首先就是「停止傷害」。化學食品添加物和動物性食物都會導致體內產生毒素、細胞基因損傷。毒素長期累積，細胞基因持續受損終將引發疾病。

因此，去除這類食物就能停止對身體的繼續傷害。當身體不須疲於奔命的處理不斷產生的毒素和損傷，就能夠節省大量的能源，再配合正確飲食提供的均衡充足的營養，協同去做身體的修復與再生，自然能夠「不藥而癒」！

與許嘉博士結識於數年前在杭州舉辦的一場健康飲食論壇，幾年來我們多次同在大陸各地的健康論壇受邀擔任講者而成為好友。對於徐博士戮力傳播健康飲食知識的熱情極為敬佩，曾多次敦促徐博士出版影音及文字書籍幫助更多人獲得正確的健康知識。

得知徐博士不久前才剛出版的大作《非藥而癒》即將在臺灣發行，實在為兩岸的讀者們慶幸！這一本健康寶典，將帶領大眾遠離疾病，開創幸福美好的人生！

（本文作者為身心整體健康諮詢師，中華科技大學講師，〔湘琪的桃花源〕廣播節目製作＆主持人）

《繁體版推薦序 **2**》

體驗蔬食帶給身心的健康與喜樂

全球動物權運動幕後英雄獎得主／**張家珮**

初見

第一次有幸聆聽到徐嘉博士的演講，是在 3 年前參與由亞洲太平洋蔬食聯盟（APVU）及台安醫院主辦的「2016 台北國際蔬食論壇（2016 Taipei International Vegan Forum）」。這是我從 2008 年於美國接觸到動物權運動，進而成為一位 Vegan（**註** 1）後，第一次看到在臺灣出現以 "Vegan" 為名，非由宗教團體主辦的論壇，非常震驚！當天還特地向公司請假去參加。在此要特別感謝朱建華博士主導該次的論壇發起，吸引許多有志推廣植物性飲食的優秀行動者聚集，而後更共同合作舉辦「素浪─台北國際蔬食嘉年華~催生之夜（Vegan Fever）」，揭開臺灣純素推廣之新頁！

註 1：VEGAN 定義

「Vegan」是一種生活方式，志在盡可能排除對動物的所有剝削虐待。除了採取純植物性飲食以外（無關宗教或五辛限制），並避免使用所有動物性材料，或參與傷害動物的消費行為。如：食用肉（包含魚類、甲殼類及昆蟲）、奶製品、蛋、蜂蜜；或消費支持海生館、動物園、購買動物；以及使用如皮草、皮革、羊毛、羽絨或經動物實驗之產品等。

徐嘉博士當時分享的題目是「食品安全」，在這之前，我和許多大眾一樣，對蔬食有錯誤的認知和偏見，以為只有喜好清淡飲食的長者、宗教人士、或非常愛護動物的民眾才適合吃素。而徐嘉博士在演講中，平實地從科學角度點出動物性食品對人體造成的巨大危害，簡直如暮鼓晨鐘般敲醒了我和在場許多推廣者：原來蔬食除了對動物的慈悲以外，居然也與我們的健康如此息息相關！原來我們平日的飲食對健康的影響程度，遠遠大於過去的認知或想像。當時多麼希望，所有我愛的人們，也都能聆聽到這一場特別的講座。

2016台北國際素食論壇
富集
有機環境毒素：
－DDT、多氯聯苯、農藥
無機環境毒素
－汞、鎘、砷
放射性環境毒素
－鈽、釙
http://www.quanyy.com/?Main/detail/tid/6/list_id/113/detail_id/3115.html

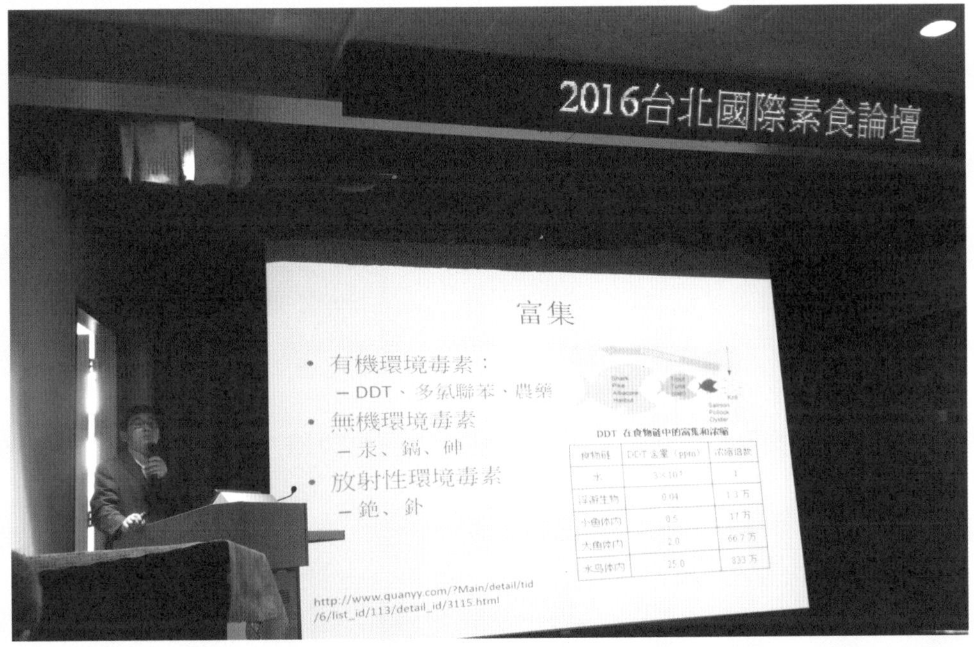

徐嘉博士傳遞的重要訊息：大部份的疾病與死亡，是可預防且與每天攝取的營養息息相關。

醫藥人員普遍缺乏專業營養學知識

我本身為藥學背景，深深體會到大眾很容易有「醫療人員對健康相關知識（包含營養學）都瞭若指掌」的錯覺。但其實第一線接觸病人的醫藥人員，從學校所習得之專長多在診斷、治療已知疾病的工具及技術，目的是讓病人能「恢復健康」，而並未接受過與「如何讓健康民眾遠離疾病」相關的營養學訓練。雖然不清楚其他學校的情形如何，但至少在我自己的求學時代，我所就讀的醫學系、藥學系皆未修習營養學課程。而在各種科學研究和教育皆被認為相對先進的美國，醫學生平均只有受過 19.6 小時的營養學教育（**註 2**），可見營養學在醫療教育中並未受到重視。

換句話說，你的醫生對營養的了解程度，可能跟你差不多！除非他是位會自主認真進修的用功醫師。

好在我們有專業營養師，為民眾把關營養相關問題。可惜大部分民眾仍不太知道可利用營養門診等資源，已習慣等到生病了才去看醫生。而即使是正規的營養學教育，目前也尚未納入動物性飲食會帶來的健康危害，或植物性飲食能提供的巨大好處。但我們有信心，醫療教育的改革，勢必會慢慢跟進與更新。相關科學實證書籍或影片，目前有中文版的部分如下列表，歡迎參考：

- 由柯林．坎貝爾博士所著的《The China Study》，中文版《救命飲食》於 2007 年問世；

註 2：How Much Do Doctors Learn About Nutrition?
https://health.usnews.com/wellness/food/articles/2016-12-07/how-much-do-doctors-learn-about-nutrition

- 2017 年，麥克．葛雷格醫師的著作《How not to Die 》也被翻成中文版《食療聖經》引進臺灣；
- 紀錄片《What the health—健康不可告人的祕密》也於同年登陸 Netflix，並且有繁體中文版字幕；
- 在美國已被廣泛使用的植物性飲食營養教科書（Becoming Vegan: Comprehensive Edition: The Complete Reference to Plant-Based Nutrition），也由臺灣蔬食營養學會引進，預計今年（2019）將譯成中文版，為中文界的營養教育注入新血；
- 當然還有徐嘉博士的《非藥而癒 》，為中文界第一本震撼著作，令人相當期待！

引進《非藥而癒》

從觀察歐美的發展可知，在不久的將來，相關的科學研究結果在亞洲區也必定會受到越來越多重視。而這本基於科學實證的《非藥而癒 》，在推動華人界的預防醫學教育上，勢必將啟發更多相關人士，扮演舉足輕重的角色。這也是為何在得知該書於中國大陸出版，並且在短期內登上暢銷書排行後，我迫不及待地聯繫了專門出版醫療健康類書籍的原水出版社，而負責該案的林小鈴總編輯，也非常慧眼識英雄，立刻積極與非藥而癒的原出版單位聯繫，並修訂出繁體增訂版。本書集結了相當多人的努力及用心，希望能讓大家了解到，要得到健康或逆轉疾病，原來是每個人都能透過學習，和調整飲食習慣而達到的。

在推廣蔬食的這條路上，我和許多推廣者，都被一位了不起的小人物——吳智輝先生，所深深感動（他在我心中是大人物）。過去的兩、三年，他自掏腰包發起「純素30天」的挑戰活動，已鼓勵數千民眾嘗試體驗，而今終於要成立組織，以期推動更多。下方有活動相關訊息，歡迎有興趣的朋友多加詢問！祝大家都能藉由蔬食飲食，在身心方面都能得到健康、平安、以及喜樂。

（本文作者為國家高考藥師，美國善待動物組織（PETA）前實習生，臺灣友善動物協會〔純素 30〕創會理事）

歡迎嘗試純素 30 天！

英國重量級期刊《經濟學人》指出 2019 將會是純素之年，全世界數以千萬的年輕人開始嘗試純素生活，越來越多的好萊塢明星、NBA 球星、運動員開始以純素飲食作為增進表現的生活方式。

誠摯邀請各位一起來嘗試這個充滿魅力的生活方式，只要您對純素飲食不排斥，充滿興趣，都歡迎參加純素 30 天挑戰活動。

在這 30 天的挑戰生活中，我們將盡全力的幫助您邁向純素之路，除了有專業的導師幫助您解決生活的相關問題，更有專業的營養師為您解答您營養上的疑惑。更重要的，您將會發現，純素生活對您的身心靈帶來多美好的改變。

挑戰為自主性安排飲食方式，唯一要求是盡力將動物性製品排除在您的生活之外。並不需要特別回報或任何其他要求。若您有興趣參與挑戰，請在 LINE ID 搜尋：@ vegan30 或是 FB：純素 30 天。

《繁體版推薦語 1》

香港蔬食協會主席兼國際素食聯盟 IVU 亞太區代表／**伍月霖**

這本書是推廣蔬食的朋友們必備的工具書。從 10 多年前推廣植物性飲食，就得依靠責任醫師協會的科學資訊提供給大家，後來徐嘉博士的出現，為華語地區帶來科學實證和有依據的中文醫學和營養知識。細讀書中的內容就能掌控自己和家人的健康，從我們祖宗就已經承傳給世世代代，我們家園土地上長出來的食物，就能滋養我們的生長，帶來健康。

這本書是全世界愛護健康的朋友們期待已久的作品，大家都希望能夠打破醫療界多年來植根深厚的概念，不要再利用實驗室製造出來的藥物，經過無數殘忍的動物測試和不少病人的臨床實驗，再用這些毒性猛烈的藥物治療一個個吃錯食物的慢性病人。期待所有人都能細心閱讀裡面的內容，很快我們就能有一個永續的地球，給每個家庭健康的環境。

《繁體版推薦語 2》

香港執業外科顧問醫師＆《我醫我素》作者／**盧麗愛**

這是本結集多項臨床醫學數據作舉證的健康飲食知識書籍。健康是無價的，對於還在疑惑如何掌握真正健康的你，這將會是一本價值非凡的參考書。

《繁體版推薦語 3》

香港中文大學醫學博士／**梁淑芳**

「讓食物成為你的藥物，你的藥物就是食物。」

這句名言出自西方醫學之父希波克拉底。很可惜，隨著藥物與手術的快速發展與應用，飲食對健康的重要性已經漸被西醫淡忘，有待復興。

美國責任醫師協會就是一群有所突破的西醫，他們擔負著積極傳承這個概念的責任，目前已經在美國開設多間診所，標榜以飲食調理身體和逆轉慢性疾病。我亦以此為模範，見證了願意改變飲食習慣的病人確實能免去長期依賴藥物。

不少非醫學界人士，由於在這方面願意鑽研學習，結果自己重拾健康，亦幫助了不少病患。徐嘉博士就是其中一位，深受我敬佩。

在這商業為主導的社會，飲食營養資訊中有不少誤導。天下父母無一不愛自己子女，可是在飲食上，容易好心做壞事，不自覺地誘導甚至強迫孩子進食傷害健康的食物。若要做個精明的父母，必須學習科學知識，裝備自己，使自己及家人都擁有健康。

徐嘉博士的《非藥而癒》一書是必讀之作。

《繁體版推薦語 4》

馬來西亞中華素食協會會長／**王皓永**

得健康者得天下！感謝徐嘉博士再次以他的智慧寫出一本能夠「喚醒」我們健康的書。尋找健康的答案就在《非藥而癒》，非常值得推薦的一本書。

《繁體版推薦語 5》

香港首家純素食健身中心聯合創辦人／**陳家杰**

《非藥而癒》是我在亞洲看過的健康書本中，少見能從科學、專業，而又脫離商業利益角度，真正良心造福人類健康的出版品，純素健身室所有蔬食教練，都真心誠意力推薦給客戶必讀的好書。

《簡體版推薦序 **1**》

一本科學性和實用性都很強的營養學科普讀本

中醫主任醫師／**蕭長江**

隨著經濟和科技快速發展，人們的生活方式卻日益惡化，具體表現在高血壓、心臟病、中風、糖尿病、癌症、骨質疏鬆等因生活習慣造成的慢性病患者越來越多。這些慢性病與大魚大肉以及烹調不當的飲食方式有著密切關係，因此改變生活方式是防治各種慢性病的根本之路。

本書大膽提出「餐桌革命」理念，引用大量營養學和臨床醫學資料證明蔬食更營養、更健康。

由於營養學知識普及不足，包括專業醫療相關人員在內的各界人士對蔬食存在著較大的疑慮，或認為吃蔬食營養不夠，或認為吃蔬食沒有力氣，或認為蔬食農藥殘留量高，這些問題在這本書中均有詳實的解惑。本書是一本科學性和實用性都很強的營養學科普讀本，適合醫務人員、營養學工作者、慢性病患者以及社會大眾閱讀參考。

（本文作者為中國湖南省中醫藥研究院附屬醫院心血管大科主任，國家中醫藥管理局中醫藥文化科普巡講專家）

《簡體版推薦序 2》

此書可成為良師益友，時刻提醒我們

亞洲生活方式醫學會主任委員／**胡子輝**

健全的生活習慣需要良好和正確的指引，並且重複執行，方能得以「養成」及鞏固。世界衛生組織的資料顯示，百分之八十的疾病都與生活習慣相關。例如，飲食不當、缺乏運動，以及一些不良的個人習慣，如吸毒、吸菸、酗酒等。

這本書很切實際而生活化，並以平易、精確且科學的敍述，引導讀者以天然完整全食物為原則，攝取健康的素（蔬）食。凡是期望實踐健康生活習慣的人們或家庭，此書值得一讀，這是一本非常實用的好書！

持續性的、健康良好的生活及飲食習慣，需要一而再、再而三的提醒及不斷的鼓舞激勵！因為現今社會普遍性的不良飲食文化太有誘惑力了，太多有衝擊性的美食廣告充斥著大街小巷。此書可成為我們的良師益友，時刻提醒我們。

（本文作者曾任香港港安醫院董事長、臺灣臺安醫院董事長，現任臺灣三育健康教育管理中心執行長）

《簡體版推薦序 **3**》

自己的健康，自己做主！

自然療法醫師／**溫秀枝**

每一個人都想要健康，但大多數人都把健康交給了別人。其實健康是自己可以做主、也應該自己做主的事。

吃，是直接影響健康的一件事情。為什麼吃？如何吃？吃什麼？這些最基本的問題，在大口咀嚼的時候有哪一個人會思考呢？當然，這些問題也有不同的答案，那什麼樣的答案是有利於健康的呢？

作者是個很勇敢、很有擔當的人，我非常敬佩他。這幾年他在中國不遺餘力地宣導健康飲食，讓大家有機會瞭解到飲食與健康的關係，瞭解疾病怎麼來又怎麼走，這是大家可以為自己的健康做主的一個良好開端，也可以說是打開了一扇邁向健康自主的大門。

這本書，是健康的一個緣，大家要珍惜。要知道，「健康」從來不是別人的事情，是每一個人自己的事情，所以大家要為自己的健康負百分之百的責任。

有一句話是這樣說的：「吃什麼就會成為什麼！」你的健康，是你吃什麼的結果！

讓我們一起做自己生命的主人吧——行動起來，做到就能得到！

（本文作者為人智學學者，酵素公益全球宣導者，中國酵道孝道顧問及導師）

《簡體版推薦語 1》

香港知名演員賢伉儷＆環保及愛心大使／**呂頌賢＆麥景婷**

徐嘉博士身體力行、踏遍五湖四海去倡導健康蔬食，用豐富的學識讓大眾正確認識蔬食，實在令人敬佩！今天他的著作出版，更是一大喜訊，可讓大眾透過不同的渠道，更深入地了解蔬食的各種好處及對身體健康的重要性，可喜可賀！

《簡體版推薦語 2》

素食星球創辦人／**張斯**

把這本書送給你的頑固理性派親友，或患糖尿病、心臟病的親人，或許會改變他的人生。

《簡體版推薦語 3》

中國知名演員／**黃俊鵬**

從 2007 年起，11 年的蔬食經歷令我實現與自身、與外界的和平相處。個中體驗，無以言表。有幸的是，《非藥而癒》恰如其分地傳遞了這份由愛與健康、由固有觀念更迭帶來的幸福感，值得我們實踐及珍藏。

《作者序》

覺醒吧！啟動你我的健康自癒之路

徐嘉

十多年以前，我和很多人一樣，過著朝九晚五，家庭和職場汲汲營營的生活。雖然工作上有些建樹，但是總覺得哪裡不對勁。學習了這麼多年醫學相關的專業，卻看不到誰真正受益。

眼看著身邊病人越來越多，看病吃一輩子的藥也未必治得好。我知道那和不健康的飲食生活習慣有極大的關聯。我究竟能幫助他們什麼？

內心的呼喊越來越強大，直到有一天我下決心放棄了從事多年的事業，開始了健康飲食傳播之路。

而後我有幸進入了預防醫學最頂尖的美國責任醫師協會（Physicians Committee for Responsible Medicine, PCRM），2012 年開始負責華文區推廣，2014 年開始在中國各地進行健康飲食巡迴講座。

2014 年起，我也曾受邀至臺灣的臺安醫院、臺北穗科；香港港安醫院、香港營養師協會、香港蔬食協會；澳門志願者協會、馬來西亞亞洲素食論壇等組織或機構之邀，數次來到臺灣、香港、澳門、馬來西亞、新加坡等地演講，推廣健康低脂純素理念。

據了解臺灣約有超過 250 萬的人口吃蔬食，換言之每十人就有一人是蔬食者，亞洲善待動物組織（PETA Asia）還選出亞洲十大「素食友善」的城市，臺北和香港就占據全亞洲的第一名和第六名，可見臺灣積極致力推廣蔬食，相信很多臺灣民眾也因健康飲食而受益。很高興這本繁體中文版能夠在臺灣出版上市，如果這本書能影響更多人加入健康低脂的蔬食行列，能夠幫助更多人吃出健康，我就感到非常欣慰了。

2017 年底，我的公眾號（**編註**）問世了。特別感謝我的合作夥伴閃耀從一開始就對公眾號的積極推動。有了這個平臺，健康飲食的傳播更有效率了。

從一開始，公眾號的定位就是做大家的圖書館，我把最先進、大家最關心的營養學知識寫成短文，注明文獻出處，以便大家可參考查閱。也因為有許多人想知道如何從每天眾多的網路資訊中辨別出真正有用的資訊，於是我專門寫了幾篇關於科學性的文章。越來越多的研究發現，健康飲食對我們賴以生存的環境也有重要的影響。為了開闊視野，我也分享了這方面的資訊。感謝許多後援團隊的默默辛苦付出，協助將迄今為止在公眾號發佈的這些文章，去蕪存菁統整許多我曾發表過的論述，有系統地歸納收錄在這本書中。在這裡，我替讀者向他們表示深深的感謝。

這本書的核心思想是覺醒。之所以我們的疾病治不好，不在於外因，而在於我們自身。我們的身體是一個強大的自癒機器。我們唯一需要做的就是去除阻礙它自癒的原因。

這些阻礙包括行為上的，也包括認知上的。而行為上的阻礙往往也是認知的局限性造成的。所以去除認知阻礙，即覺醒（和喚醒），是我們的首要工作。

覺醒非常簡單，瞬間就可以達到。其實，一切病苦的出現就是提醒我們要覺察，要改變自己的行為。當我們在正確的方向上作出改變時，我們

編註：非藥而癒微信公眾平臺，類似臉書粉絲專頁

會很快「奇蹟般」地康復。反之，當我們任由習慣和舊認知擺佈，我們就會受苦或繼續受苦。

澳洲的自然療法大師湯姆．喬克（Tom J. Chalko）曾說：「……你犯最大的錯誤就是接受某人的『忠告』，說你得了不治之症。如果你接受了這樣的想法，你的恐懼最終會破壞自癒的過程。……恐懼將阻礙所有的想法，大大降低你自我療癒的能力。」

「宇宙中我們無須害怕任何事情，除了我們自己的無知和無知的後果。不幸的是大多數人懷疑所有人和事，除了他們自己的無知。」

《前　言》

5年海內外150個城市，900多場公益演講是什麼體驗？

一切都是最好的安排

人生的前40年做得更接近學術，中間40年還不好說（應該不止活80歲吧，所以說中間40年），至今推廣健康蔬食已逾10年了。

1990年我畢業於北大生物系後，在中國中科院生物物理所實習了2年，繼續研習我的專業；1992年去美國繼續攻讀，可能是哪輩子積了點福報，最後拿到約翰霍普金斯大學醫學院生理專業的博士。到1998年開始第一份正式工作，人生已經走過了30個年頭。

之後的路很順利，先後在兩個美國公司就職。勤奮加一點運氣，我每年晉升，到了2004年做到公司副總裁，後來同時在中國分公司做總經理。

我負責的項目都是從研發到市場，全新的技術，革命性的產品，很刺激。當時我帶領的自動化膜片嵌生物晶片技術是業內的領頭羊，所以從那時候就習慣了到處演講。該類技術被《自然（Nature）》雜誌請的幾10名專家評為10年來推動離子通道領域迅速發展的兩大成果之一（另一項成果「鉀通道結晶」更是由MacKinnon於2003年獲得了諾貝爾獎的殊榮）。

然而，事業成功後就失去了刺激，就像攻到山頂後，欣賞一會兒風景，自然就該折返下山了。

我的人生需要一個新的動力

那時我已經吃蔬食 10 幾年了，早就知道植物性飲食對身體好。而之前的工作雖然能獲得成就感，也能幫助每天在顯微鏡下做電生理的「高級勞工」的工作更輕鬆些，但是沒有真正地利益到人們的健康。

這和我早年學習生命科學的初衷不一致。上大學時可是想著「幫助全人類解決健康問題」才報的生物系。

回頭看，那時能這麼想也是醉了。

當時公司內部變化的契機使我決定離開以前的事業，開始了植物性飲食與公益的推廣。

2010 年考慮要去一個既可以從事植性物飲食的推廣，又能運用專業知識的機構。美國責任醫師協會（Physicians Committee for Responsible Medicine, PCRM）是在科學推廣健康蔬食這個領域最有名的，於是我查了協會網上所有招聘資訊，只要符合我的都申請了。協會主席尼爾柏納德（Neal Barnard）醫生很快就錄用了我。

到責任醫師協會以來，一開始做的是臨床研究，一項多中心的職場減肥與逆轉糖尿病的課題。透過這項工作，我熟悉了臨床營養學的各個環節。在這個過程中我像海綿吸水一樣學習了當代營養學的相關知識。後來定期更新文獻，了解業界的最新進展已經成了我工作的一部分。

2012 年開始透過微博傳播植物性飲食，在全球華語地區推廣「21 天健康挑戰」，這給了我實現長期以來想貢獻社會的機會。這個挑戰項目的原型是協會在美國做的很成功的一個定期活動，幫助了很多人。要把這個專案在中國落地，需要研究食譜，與明星合作，翻譯和寫資料，發微博，還要編輯網頁。做各種各樣的事，真是很刺激。

之間每年回到中國都安排一些小規模的講座，分享健康蔬食。

2014年有緣遇到ChinaFit（中國健身行業最權威、最有影響力的交流平台）的總經理閆四海先生，一場講座使他決定邀請同仁，開始在健身界展開公益巡講。後來逐漸受到社會各界的邀請，一路走來已經超過5個年頭。

一開始吃蔬食是因為身體的原因

其實大學期間我是個不折不扣的食肉動物。畢業後在中科院的那年，一次在食堂買了溜肉片，卻怎麼也咽不下去，於是就把飯菜全倒了。從那天起我開始嘗試蔬食。

但是當時的資訊很不發達，沒有互聯網，找不到關於蔬食的資訊。我的教育告訴我人不吃肉會缺乏營養的。

在這種擔心下，我很快又回到吃肉。可是肉食後感覺不好，就又吃一段時間吃蔬食。就這樣吃蔬食或肉食，反反覆覆，一直到1993年。我終於下決心完全蔬食了。

做出這個決定的主要原因是每次吃肉食都會便血，也就是痔瘡發作。在吃蔬食或肉食之間擺盪，相當於我用自己的身體不斷做實驗，我發現除了肉類，蛋類也會令我便血，所以後來雞蛋自然就不吃了。

而奶類會使我輕微拉肚子，但當時沒有意識到奶也不能吃。不過我自小就不喜歡奶的味道，偶爾吃一次也僅僅是應個景。一直到2006年的某一天才完全戒了奶，成為純素者了。

就這樣，我吃蔬食已經逾25年了。

感到責無旁貸，於是義無反顧

多年來目睹周邊人們的健康狀況普遍越來越糟，心腦血管疾病、糖尿病、癌症、自體免疫疾病越來越多，越來越年輕化。可是這些現代文明病，醫院是治療不完也治療不好的，中國如此，美國也是如此。於是醫院越蓋越多，病人越治越多。

幾年前我的一個中學同學因中風到醫院搶救，因此我們又重新取得了聯繫（感謝恩師周越老師）。他們倆口子都是事業有成，在各自的單位起著舉足輕重的作用。可惜他家裡人因為照顧病人，至今沒有時間來聽我的課。不知道他們怎麼樣了。有些忙想幫也幫不上，真的很無奈。

之後又有我的一位大學同學死於心肌梗塞，年僅 48 歲。至今還記得大學的時候，他的宿舍和我的對門，每天晚自習回來很晚。他很勤奮。

後來又一個多年的朋友卵巢癌去世，49 歲，留下還沒長大的孩子。

關於健康飲食，關於疾病預防，關於現代文明病的營養醫學，我覺得自己是可以使上勁的，而且有推廣的責任和義務。

在美國，植物性飲食的理念從 80 年代就開始了，並且出現了一大群提倡用餐叉代替手術刀的學者和醫生。

比如坎貝爾博士（Dr. T. Colin Campbell）、奧尼士博士（Dr. Dean Ornish）、埃索斯坦醫生（Dr. Caldward Esselstyn）、柏納德醫生（Dr. Neal Barnard）、麥克杜格爾醫生（Dr. John McDougall）、葛雷格醫生（Dr. Michael Greger）。還有很多人，恕我不能一一列舉。他們都是我的老師和偶像。

西方人很多因為動物保護和環境保護因素而吃純素（Vegan）。比如電影〈鐵達尼號〉和〈阿凡達〉的導演卡麥隆（James Francis Cameron），比如美國前副總統高爾（Al Gore），還有很多前輩。

他們站出來大聲告訴世人，地球上的其他生命和我們的生態環境正在面臨前所未有的浩劫，地球脆弱的平衡隨時都可能被打破，等待人類的是未知的命運。如果不懸崖勒馬，我們將如何面對子孫？難道祖先留下來的美麗家園終將毀在我們這一代人的手裡嗎？

在巡迴講座的初期，ChinaFit 閆總經理和我有著共同的想法，只要有人想聽，能受益，我們就講。但有的時候真的很難。

記得有個城市，承辦安排五場講座，只成功講了一場，人也不多。接下來的幾場都因為各種原因取消了。這其中一場還真的只來了一個人，我和他聊了一會兒，送了他一本巡講小冊子。另一場聽眾到了，但是負責帶鑰匙開門的人沒到，只能取消。（你們盡情想像一下畫面）

有的時候安排的很緊張，因為有加場，一天四場，同一個城市四個不同的地方。就這麼一路講過來了，我一直深信，只管做我應該做的，一切都會安排得很好。

其實，最難受的是在高鐵站和其他人流密集的場所遇到吸菸的人。菸飄過來時躲也躲不過，肺都要翻出來了。（我膽子小，別笑我）有時真的想上前問問吸菸者，你為什麼要這麼自我傷害，還對侵害他人健康的行為無動於衷？

推廣植物性飲食一路走來，深刻感受或許因為接受資訊管道受限，大多民眾沒有進行辯證思考的機會和辨別能力。

一些專家分析沒有足夠樣本調查的科學資料做依據，誤導了很多還未建立科學觀念的人。有時候遇到人們的懷疑心比較重，有些朋友怕被騙，認為我們講課一定有什麼商業或其他目的。

現在大家對待知識有個普遍現象，付費的爭著要去，免費的不願意來。但是**我一直認為我的健康巡講對聽眾不應該付費，因為真理是無價的。每個人的覺醒也是他們自己的決定，我們只提供了一些資訊而已，也沒有什麼可自豪的。**

改變一個人的觀念不容易，當他關閉自己，自以為是；

改變一個人的觀念也不難，只要他敞開胸懷，願意聆聽。

最開心的是，經常有聽眾告訴我，在聽了分享後，開始植物性飲食，身體越來越好，疾病不治而癒。這使我知道，我的工作真的有價值。

一年有九個月在路上，除了演講，也接觸很多人和事，可以學到很多，也逐漸習慣了這種生活方式。

現在又開始嘗試寫作，也開始寫公眾號！每天交作業，彷彿又回到了上世紀 80 年代當學生的日子；有這樣一個平臺，可以督促我把要寫的東西逐步積累起來，可以很容易地分享給更多的夥伴，可以統一發表我對當前營養界很多誤區的個人看法與澄清。歡迎大家和我探討你們的困惑，分享你們在健康飲食實踐中的收穫。

未來很美好，要保持學習，隨時分享，免遭淘汰。很開心一年後，就出現了你正在讀的這本書。

感恩新老朋友們多年來的支持。有大家，我心裡暖暖的；我會繼續往前行。

Chapter 1

飲食指南指向何方

成也蕭何，敗也蕭何。

當一個建議升級為指南的時候，就獲得了權威性。

如果指南編寫得好，會將健康推廣得更順利；

如果編寫得不好，就會造成更廣泛的負面作用。

我們的認知有局限性，

但是如果我們真心為了大眾的福祉，出現了問題也會主動修正；

如果我們首先考量的是其他因素，問題就會隨之而來。

飲食指南真的取消對膽固醇的限制嗎？

2015年之前，美國飲食指南建議每天膽固醇攝入不要超過300毫克（相當於1.5個雞蛋）。最新的飲食指南不再對膽固醇攝入量進行限制，於是又有各種推文紛紛出爐為膽固醇「平反」。如果真的因為這些資訊而忽略之前對膽固醇攝入的警告的話，你會後悔的。

膽固醇是動物細胞的必要成分，所以它存在於所有動物性食物中，而且只存在於動物性食物中。因為膽固醇的必需性，所有動物，包括人，可以合成100%自身所需的膽固醇。核心技術一定要掌握在自己的手裡！如果我們的身體不能合成的話，兩天不吃就會餓死的！

不幸的是人體沒有分解膽固醇的能力，只能透過較為複雜的途徑排出膽固醇。所以在完全能夠自身合成的情況下，如果大量攝入，會面臨體內膽固醇升高的危險。

高血液膽固醇與動脈硬化和心腦血管疾病的關係已經很明確。3個美國大型臨床研究追蹤了8萬人，發現當血液膽固醇大於6.2毫莫耳／升時，冠心病死亡率比低於5.2毫莫耳／升的人高出1至2.6倍[1]。為減少高膽固醇血症的風險，300毫克膽固醇曾經被定為每天建議攝入的上限。

可是2013年發表的一項綜合研究顯示，飲食膽固醇與血液膽固醇（**編註**1）之間沒有顯著關係[2]，於是在2015年初發佈的為《美國2015-2020飲食指南》徵求意見的科學報告中，原來對膽固醇攝入的限制被取消了[3]。

飲食膽固醇和血液膽固醇真的不相干嗎？這不合乎邏輯！科學家已經知道，長期少攝入或不攝入膽固醇的人，比如說蔬食者，他們的血液膽固醇遠低於長期吃肉的人。**不同人群的膽固醇數值，隨食肉—食魚—蛋奶素—純素的順序遞減** [4]。

健康新生兒、野生靈長類動物沒有或基本沒有攝入過含膽固醇的食物（動物性食物），他們的血液膽固醇在 2.6 至 3.6 毫莫耳／升的範圍，遠遠低於當前約 4.9 毫莫耳／升的中國人平均值 [5]。而 20 世紀 70 年代，中國人平均血液膽固醇為 3.3 毫莫耳／升，當時我們攝入很少的動物製品 [6]。

實際上，一項 1992 年發表的綜合研究發現，飲食膽固醇越高，血液膽固醇就越高，直到飽和（如圖）[7]。

飲食膽固醇與血液膽固醇含量關係圖

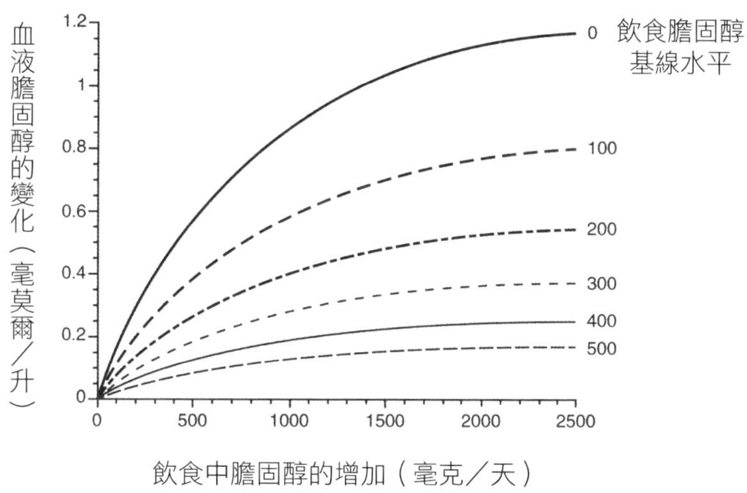

編註 1：飲食膽固醇存在於大部分動物性食物，血膽固醇則是脂類與蛋白質合成的脂蛋白，負責在人體內輸送三酸甘油酯及膽固醇。

是什麼造成了 1992 年和 2013 年兩篇文章的區別？主要有兩點：

1. 當血液膽固醇趨於飽和時，飲食膽固醇對血液膽固醇的影響變得不敏感，所以飲食膽固醇多一些或少一些，對血液膽固醇影響不大。近年來進行臨床試驗的對象，主要是現代西方人，剛好屬於這種情況。
2. 在一頓動物性餐食後，血液膽固醇會迅速飆升，但是由於高膽固醇對血管壁有很大傷害，我們的肝臟會努力工作，儘量把血液膽固醇拉下來。這個過程需要幾個小時。也就是說，在餐後的數小時內，升高的膽固醇真的會對血管壁造成破壞。

因為多數臨床研究使用受試者空腹膽固醇的指標，也就是抽血的時間距離上一餐有 8 個小時以上，這時膽固醇已經回到較低的範圍了，於是飲食膽固醇對血液膽固醇的改變沒有被記錄下來。

短期沒有顯著變化不等於長期不出現顯著變化。此外，在動物製品中，膽固醇和飽和脂肪是相伴相隨的，攝入膽固醇就意味著同時攝入了飽和脂肪，攝入飽和脂肪也會升高血液膽固醇。因此取消對膽固醇攝入量的限制，並不等於取消對動物性食物攝入量的限制。

2016 年發表的《美國 2015-2020 飲食指南》最終版本，仍然取消了對膽固醇攝入量限制，但是後面還有一句 [8]：

"Individuals should eat as little dietary cholesterol as possible while consuming a healthy eating pattern."

即：「每個人應當儘量避免從食物中攝取膽固醇。」

因為膽固醇只存在於動物性食物中，實際上新的飲食指南建議大家要儘量吃蔬食！

雖然動物性飲食導致的高血液膽固醇不一定會產生明顯的不適感，但是長期下去引發的血管硬化，是多種致死或致殘疾病的根本原因，包括中風、心肌梗塞、冠心病、部分老年失智、腰椎間盤退化等。

當今，心血管疾病已經是十大死亡原因前五名之列，而且仍處於上升的趨勢。保護我們的血管，是對自己的健康負責，也是對家人的負責。若干年後，當周圍的人因為心血管病而痛苦時，你會慶幸當初有人提醒你對美國飲食指南的正確解讀。

飲食指南背後
那些你可能不知道的事

2015 年 2 月，美國飲食指南顧問委員會發佈了 500 頁的科學報告，其中最受關注的就是取消之前對膽固醇每天 300 毫克的限制。這條消息掀起了軒然大波，相繼有文章出爐，為膽固醇平反。

這裡面的科學問題和科學性的問題以前已經討論過了。其實，這份報告僅僅是「徵求意見稿」而已，最終版到 2016 年 1 月才由美國健康與公眾服務部和美國農業部共同發佈。在最終版中，又多了一句話——「儘量避免從飲食中獲取膽固醇」。

為什麼攸關全國民眾健康的飲食指南可以有這麼明顯的前後矛盾？

美國飲食指南的每一句話背後，有哪些力量在相互平衡？

今天我們從美國飲食指南的歷史開始說起。

01

美國官方的飲食營養建議已經有 100 多年的歷史了 [1]。1894 年的第一版是以農夫公報的形式發表的。當時人類還沒有發現維生素。

1941 年，「每日推薦攝入量」RDA（**編註** 2）出現了，這個概念一直沿

編註 2：RDA（Recommended Dietary Allowance），意思是「推薦飲食營養供給量」，就是推薦我們該吃多少營養素。

用至今。在隨後的戰爭年代（1943—1956 年），美國農業部為了保障特殊時期國民的營養需求，推行「基本 7 類食物」。這 7 類食物包括綠 / 黃色蔬菜，柳丁 / 番茄 / 柚子或捲心菜—生菜，馬鈴薯和其他蔬果，牛奶和乳製品，肉禽魚蛋 / 豆類堅果，穀物，奶油 / 人造奶油。

從 1956 年至 1992 年，「基本 4 類」食物，即蔬果、奶、肉、穀的方案推行了將近 40 年，直到飲食金字塔的出現。值得注意的是，100 年來美國肉類消費一路飆升。心臟病、糖尿病、癌症等文明病也逐漸成為民眾死亡的主要病因。

02

現代美國飲食指南是從 1980 年的第一版開始的，每 5 年修改一次。飲食指南不僅關乎民生，也關乎諸多農產品和食品行業的利益。指南的內容決定了營養教育、學校午餐、食品救濟，以及其他社會福利項目資金的去向，所以美國飲食指南的每一次修訂，都是各個利益方表達意見的機會。

1999 年 12 月，一起法律訴訟引發了對美國農業部等 3 個飲食指南發佈單位的調查。因為在飲食指南顧問委員會的 11 位會員代表中，有 6 位與肉蛋奶企業有經濟利益關係 [2]，其中一些人是食品集團的前官員。這起訴訟案獲得了多個民間機構的支持。

2000 年 10 月，美國法院裁決美國農業部和健康與公眾服務部在組織飲食指南委員會的時候違反了聯邦法律，挑選和食品行業有已知經濟利益關的人員作為飲食指南顧問委員會的成員 [3]。這起案件的終審判決確立了飲食指南要為人民，而不是利益服務的原則。

在 2015 年飲食指南科學報告發佈以前，美國肉蛋奶業面臨科學數據和輿論的多重危機。美國肉類消費處於連續下滑的趨勢。相較於 2007 年的消費頂峰，2011 年美國的肉類消費已經下滑了 20%，是 30 年來美國肉類消費最低的一年。同年，世界衛生組織宣布加工肉類和紅肉分別是 1 級和 2A 級致癌物。美國心臟病學會主席金．威廉斯（Kim Williams）明確鼓勵民眾放棄肉類。美國飲食營養協會在幾年前也發表了立場性文件，支持植物性飲食的科學性。在這個背景下，飲食指南委員會根據一項很有爭議的綜合研究 [4]，建議取消對膽固醇的限制。這對肉蛋奶企業無疑是一劑回春藥。

但是這個徵求意見稿在美國社會引發了強烈的反彈，多個學術和專業組織提出反對意見 [5] [6] [7]。在社會輿論的壓力下，飲食指南委員會最終在 2016 年初發佈的美國 2015-2020 飲食指南中加上了那句「儘量避免從食物中獲取膽固醇」。

03

20 世紀 80 年代，美國政府聘請營養教育專家露易絲．萊特（Luise Light）博士組建團隊，研發一個更能客觀地表達飲食指南內容的視覺工具。這就是 1992 年推出的第一版飲食金字塔的前身。這個金字塔對之前的 4 類食物引入了量化的概念。

令萊特博士遺憾的是，雖然最終推出的金字塔在視覺上採納了她團隊的建議，其內容卻與他們推薦的大相徑庭，多處都留下了為了不同利益方而修改的痕跡，很多地方甚至被改得面目全非 [8]。

美國聯邦農產品補貼金字塔與聯邦飲食金字塔對比圖

聯邦農產品補貼比例

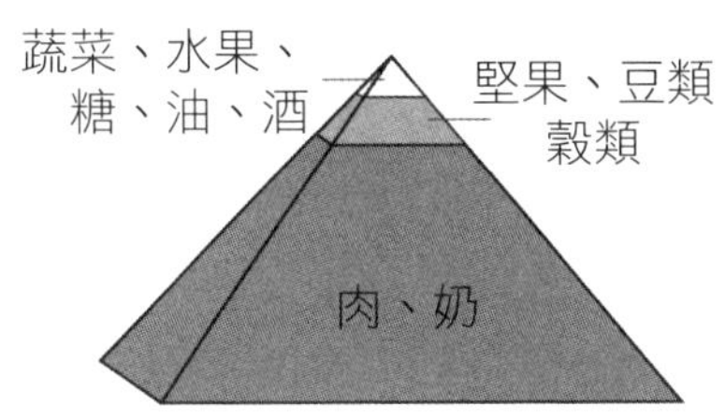

聯邦飲食推薦比例

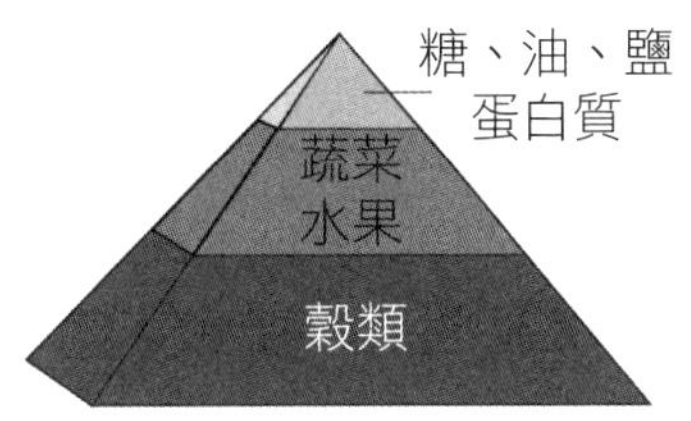

在執行聯邦飲食推薦時，還有更加令人難以置信的問題。美國的很多政策受到前政府官員遊說的嚴重影響，農業是遊說最多的10個行業之一。1995年至2005年之間，美國政府對農業一共補貼了700億美元，其中520億給了肉蛋奶和飼料的生產，蔬菜水果只得到不足1%。

這個比例剛好和飲食金字塔的比例相反。如果向相反的方向執行，即使有最好的政策，結果也是相反的。從1990年至2005年，美國的肥胖率從12%猛增到25%，雖然美國人整體上運動量增加了[9]。

2005年，飲食金字塔新版出爐，之前的多層結構變成了堆在一起的楔形結構。老百姓更加不知道該怎麼吃了。

有趣的是，設計這版飲食金字塔的公關公司同時也效力於麥當勞和零食協會。用萊特博士的話說，美國人民的營養需求再一次被拍賣給了出價最高的一方。

04

值得欣慰的是，總的來說，最近10年美國的飲食政策越來越透明化。

2009年，非營利組織美國責任醫師協會推出了基於科學資料、沒有經濟利益衝突的「能量餐盤（The Power Plate）」。這張圖把基於蔬、果、豆、穀的飲食結構簡單明瞭地表達了出來，令人眼前一亮。

2009 年美國責任醫師協會推出的「能量餐盤」

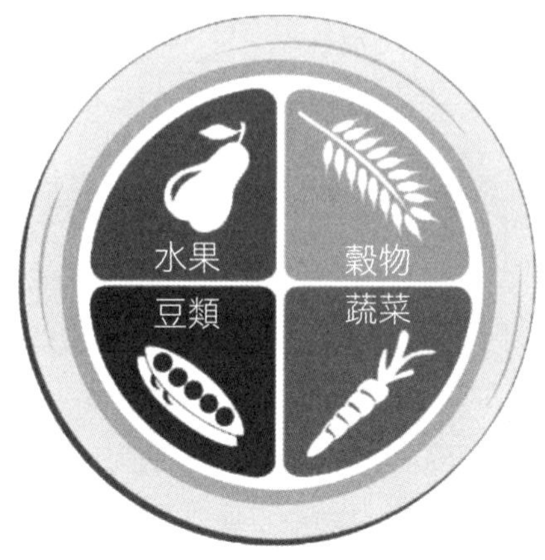

2011 年，在美國第一夫人蜜雪兒·歐巴馬（Michelle Obama）的推動下，美國農業部發佈了「我的餐盤（MyPlate）」，蔬菜、水果、穀類和蛋白質的配置和責任醫師協會的能量餐盤幾乎完全一樣。雖然旁邊加了一杯奶，但是在解釋的文字中說明了可以選擇植物奶。

2011 年美國農業部發佈的「我的餐盤」

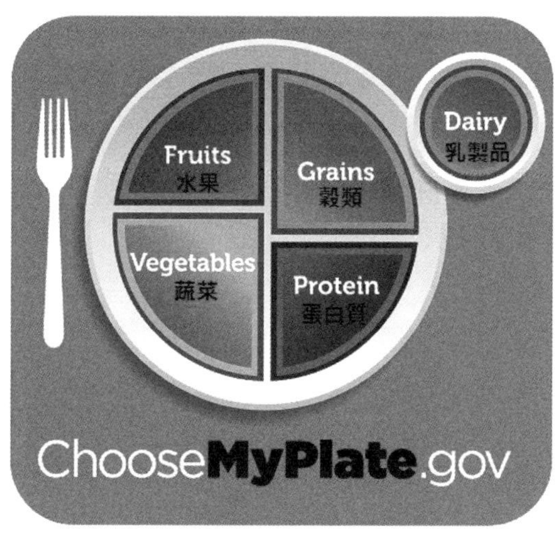

2016 年初，《美國 2015-2020 飲食指南》出爐。**最大的亮點是，該版本把植物性飲食列為推薦的健康飲食模式之一，並歷史上首次提出飲食與環境的關係。**

同年 5 月，中國國家衛生和計劃生育委員會（衛計委）發布新版飲食指南，同時也提出了中國化的平衡飲食餐盤，其四分的太極結構酷似「我的餐盤」和「能量餐盤」。臺灣國健署則在2018年公布國人的「我的餐盤」。

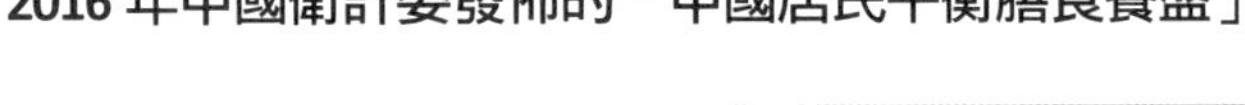

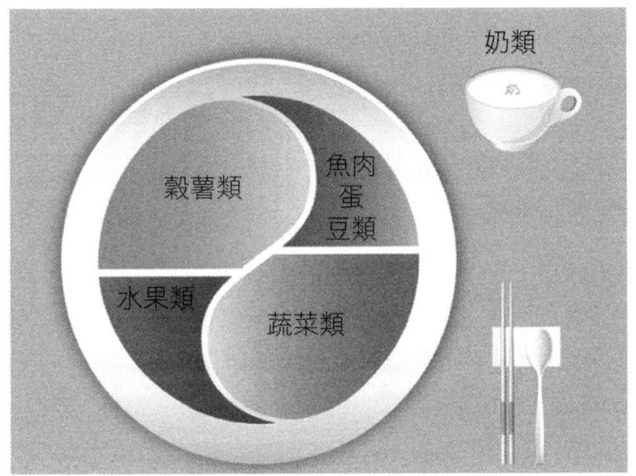

2018 年臺灣國健署發佈的「我的餐盤」

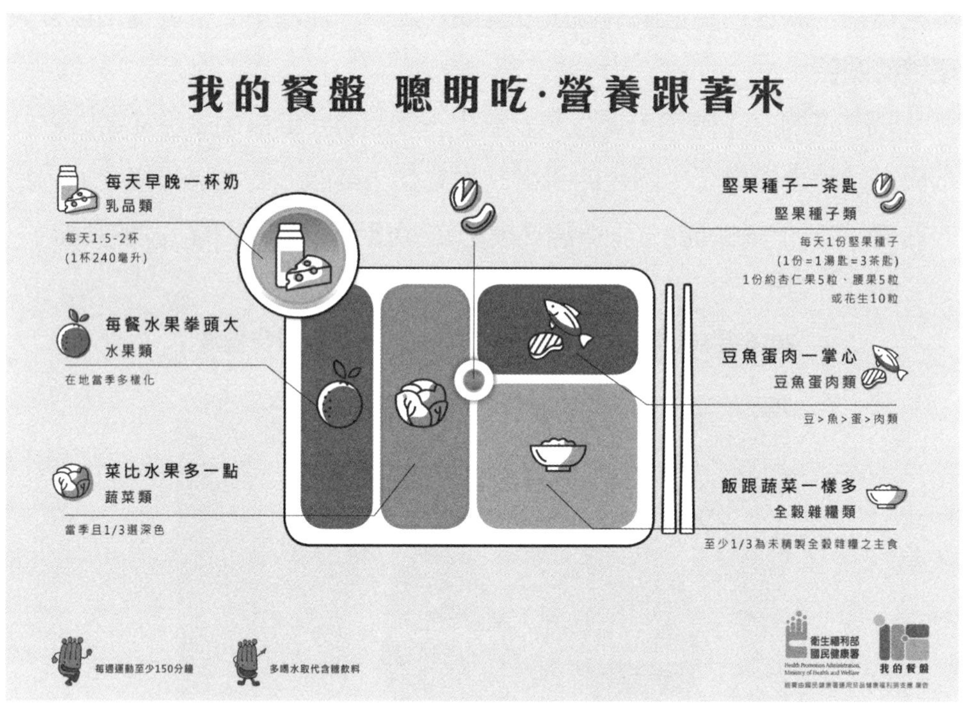

05

中國的飲食指南始於 1989 年。1997 年的第一次修訂提出了 5 層的飲食金字塔結構，2007 年第二次更新，在之前的飲食金字塔上加了水和運動 [10]。

2016 **年的飲食指南同時給出金字塔和餐盤的視覺選項，並且首次列出了蔬食人群的營養需求。**這是巨大的進步。雖然我們仍然面臨著慢性病肆虐的危機，但是曙光已經出現。在普遍提倡預防和營養的大環境下，我相信健康飲食的春天馬上就要到來。

Chapter

2

健康飲食的基本邏輯

病從口入。

吃對很多人來說，是很感性很私密的事，

但是一旦吃錯了，我們的身體就會出問題。

在慢性病叢生的現代社會，理性的科學飲食尤為重要。

本書自始至終以邏輯和科學數據詮釋健康的飲食方式，

當我們吃對了，很多吃出來的疾病其實可以不藥而癒。

你在吃食物，藥物，還是毒藥？

自從呱呱墜地，我們做的第一個動作就是吃奶。吃是一種本能，甚至是重要的本能，因為這個動作維繫我們的生命。可是你有沒有想過，什麼樣的東西才能成為食物？食物應該具備或者不具備什麼特性？

以負作用的大小，可區分：食物、藥物、毒藥

專家們喜歡在電視上講各種食物的營養價值，但是很少提它們的負作用。食物會有負作用嗎？

有人說，有負作用不就是藥物了麼？我同意。俗話說，是藥三分毒。也就是說，我們用某一種藥是因為它有毒性的一面，而這種毒性往往正是其藥效的另一個表現。

從中醫角度來說，有的食物存在一定的「屬性」，而這些屬性形成了利用它們調理我們身體的藥用價值，這叫「藥食同源」。如果一種東西吃了只有害處沒有好處，我們管它叫毒藥。

在營養學範疇，有些食物中的某些物質有營養和傷害雙重特性。比如膽固醇是身體所需的，但是過多會造成傷害。那麼含有這些成分的食物我們應不應該吃？有些食物同時含有營養成分和有害物質（不同於上面說的一個成分的兩面性），雖然這些有害物質的毒性不像毒藥那麼明顯、那麼

快。這些食物我們應不應該吃？

所以從食物到藥物到毒藥是一個連續的特性譜。這個特性譜的哪一段可以定義為食物，是我們每個人需要深思的。

食物、藥物、毒藥利弊關係圖

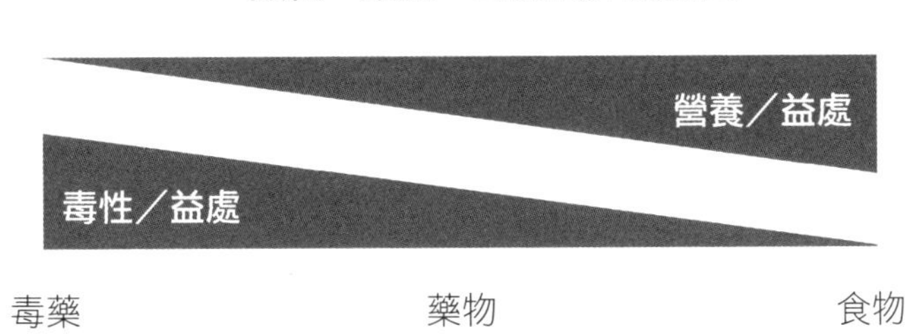

但有一點是肯定的，**藥物不同於食物，是不能隨便吃的，要根據醫囑在特定的情況下服用，而毒藥是不可以吃的。**最好的情況是像現代醫學之父希波克拉底說的那樣，**讓食物成為藥物。**

我需要這份食物嗎？

當我們拿到一份食物後，第一個問題應該是：**「我需要這份食物嗎？」**

如果我們的身體不需要這份食物，那麼吃對於我們的身體就沒有幫助，甚至有傷害。現在太多人無意識地吃，沒節制地吃，為了口味吃，為了貪欲吃，總之不是為了健康或維繫這個身體而吃。

另一種過食情況是因為不捨，怕浪費，強迫自己吃。如果吃飽了，身體不需要了，多吃也一樣是浪費，甚至影響健康。肥胖和很多其他病痛都是因為沒有搞清楚這個問題。

如果我們不需要，就不要吃，因為這時的吃是一種自我傷害。

這份食物健康（有毒）嗎？

如對第一個問題的答案是**「是，我需要」，並不表示就可以吃了**。下一個問題要問自己：**「這份食物健康（有毒）嗎？」**

希波克拉底說，醫生首先要 "Do no harm." ，也就是「不傷害」。顯然現代醫學在某些方面已經偏離了其鼻祖提出的基本原則。

連醫生都不可以做有傷害的治療，食物就更不應該有負作用了，畢竟食物是我們天天要吃的。這些傷害很多是累加的，有些是不可逆的，還有一些是傷害程度不能確定的。

對於不能確定的風險，有一個 "precautionary principle"，即「保守原則」。保守原則的意思是，在推出一個新產品或過程的時候，如果其最終效果有爭議或不明確，我們就不應該推出。這個原則意在強調，我們不能為了其他因素，比如小集團的利益，而放下社會責任。在歐洲的法律體系，保守原則是基本的要求。所以如果對自己和家人負責的話，對於有明顯兩面性，或有爭議的食物，明智的決定是選擇避免。

但是在實際生活中很多人，包括健康教育工作者，只強調一種食物有什麼營養，卻隻字不提它的問題，和已知的負作用。這叫**「選擇性失明」**。這種情況之所以發生，是因為他們被自己的偏好和立場影響了，失去了客觀性。在做健康推廣時，這是大忌。

有沒有替代食物？

如果我們需要，且食物也沒有負作用，就可以吃了。**如果有負作用，我們需要問第三個問題：「有沒有替代食物？」**

畢竟我們首先要保證活著，才能談到做其他事。所以在沒有辦法的情況下，比如，在我們需要，但食物有負作用，同時又沒有替代食物的時候，為了生存，我們還是要吃，同時明確地知道這種食物對我們有傷害。我們是不得已而吃。

更多的情況是，我們可以找到替代食物。這時候，當替代食物沒有毒，或者毒性小得多，我們就選擇替代食物。這樣我們建立了吃的邏輯。這個邏輯的出發點是在自我傷害最小化的情況下，滿足身體的需要。這一點在當今社會尤其重要，因為絕大多數的疾病都是自我傷害的結果。

進食邏輯圖

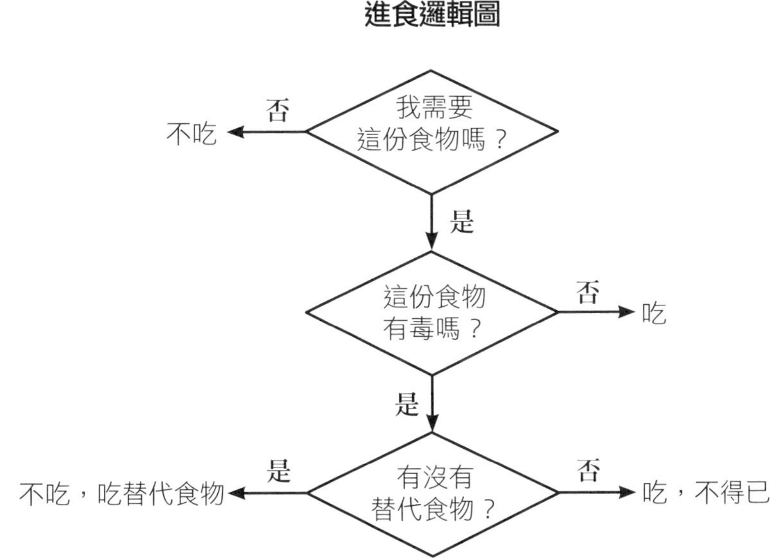

讓我們舉一個雞蛋的例子來說明如何運用這個邏輯。假設我們面前有一個雞蛋，我們要依序問自己：

- **我需要吃東西嗎？**如果不餓，已經吃飽了，我們選擇拒絕這個雞蛋，因為我們不需要。如果我們真的餓了，就需要吃東西。
- **雞蛋有沒有毒？**答案是雞蛋與心腦血管疾病、糖尿病、癌症都有很大關係（關於雞蛋的負作用後面有詳述），所以我們還不能做出吃的決定。
- **有沒有其他食物替代這個雞蛋？**實際上很多沒有負作用，或者負作用小得多的植物性食物都可以替代雞蛋，雞蛋不是必須吃的食物。沒有人因為不吃雞蛋而死或生病。所以，我們決定選擇其他更健康的替代食物，如豆腐。

當一輛燒汽油的車加了柴油，它會冒煙，會發出「咚咚」的爆裂聲，會無法起火，會出現一堆狀況。其實，這麼多狀況都是加錯了油的結果而已。一旦我們用汽油替代柴油，我們的汽車又可以正常駕駛了，和沒有使用柴油之前一樣。

同樣，我們的身體是為吃植物性食物設計的（參見本書第十章第一篇〈進化到食物鏈頂端的我們該認真思考了〉）。因為攝入動物製品造成了自我傷害，才有了心臟病、糖尿病甚至癌症。只有我們停止自我傷害，回歸攝取為身體設計的食物時，才可能健康起來。所以如果還在吃肉或者吃假素的話，就不要抱怨為什麼我們得了這樣或那樣的疾病，甚至抱怨命不好。

停止在飲食上自我傷害，是走向健康的第一步。今天問問自己：我在吃食物，藥物，還是毒藥？

葷素搭配：科學還是偽科學？

▼

主張「葷素搭配」是了無新意的。因為誰不在葷素搭配呀，除非你是那不到 1% 的 vegan（純素食者）。

正因為如此，它也是影響最深遠的詞之一，因為其直接效果是鼓勵大家接受現狀，不做任何改變。不改變的結果是，我們的病人越來越多，醫院越蓋越多。因為現代文明病大都是吃出來的。

01

不管是養生節目還是社區講師，不管是營養師還是一般群眾，葷素搭配總是掛在嘴邊。在美國也是這樣，只是他們說的沒有這麼冠冕堂皇罷了。

記得 2017 年在華盛頓召開的國際營養醫學年會（International Conference on Nutrition in Medicine）上，一位資深營養專家在台上介紹關於抗衰老的研究，她將營養素一個一個分析研究得很全面。當然，她發現吃得越素越有利於抗衰老。

但是仔細看她的食譜設計，雞肉赫然在目，只是比例少一些而已。課後我到前面請教她要在食譜裡加入雞肉的依據為何？她無法自圓其說，結論就是，沒有什麼科學依據，僅僅是習慣性加進去而已。

最嚴格的學術研究都受到個人飲食習慣的影響，就更不用說日常生活了。我們的工作和生活往往被沒有根據的看法或偏好所左右，這就是「想當然」。我們必須改變這些錯誤的思維方式。

02

其實主張葷素搭配的人也有他們的邏輯：葷食提供一些營養素，蔬食提供另外一些營養素，搭配在一起，營養是不是更齊全？根據這個邏輯，我也可以說：葷食裡面有一些毒素，蔬食裡面有另外一些毒素，搭配在一起，會不會更毒？所以「想當然」是得不到客觀結論的，我們需要做的是深入分析，到底葷食和蔬食在我們的飲食結構裡各搭配了什麼東西，這些東西對我們的健康有沒有益。

植物性食物可以提供什麼？碳水化合物、蛋白質、不飽和脂肪；維生素、礦物質；膳食纖維；抗氧化劑、植物生化素……這些最重要的營養素，植物性食物都可以提供。

而動物性食物可以搭配什麼？

- **膽固醇**：堵塞我們的血管……
- **飽和脂肪／反式脂肪**：導致糖尿病、肥胖、心腦血管疾病、腸漏症候群……
- **動物蛋白**：促進癌症、鈣流失、腎結石……
- **激素、抗生素**……

維生素 B_{12}、維生素 D 和 Omega-3 不飽和脂肪酸對健康很重要，但是科學合理的全植物性飲食完全可以滿足我們的需求。

由此看來，動物性食物並沒有搭配出什麼植物性食物不能提供的營養，搭配進來的都是毒！

03

著名的羅馬林達大學（Loma Linda University）的基督復臨安息會教友健康研究（Adventist Health Study-2, 簡稱 AHS-2）涉及近 10 萬人，發現糖尿病、高血壓、肥胖、癌症、代謝症候群的發病率隨純素食—蛋奶素—魚素—半葷半素—非蔬食的飲食結構趨勢遞增[1]。換句話說，葷素搭配充其量僅僅處於這個譜系的中間而已，並不是最佳的飲食結構。

飲食方式與健康關係圖

飲食方式與糖尿病發病率之關係

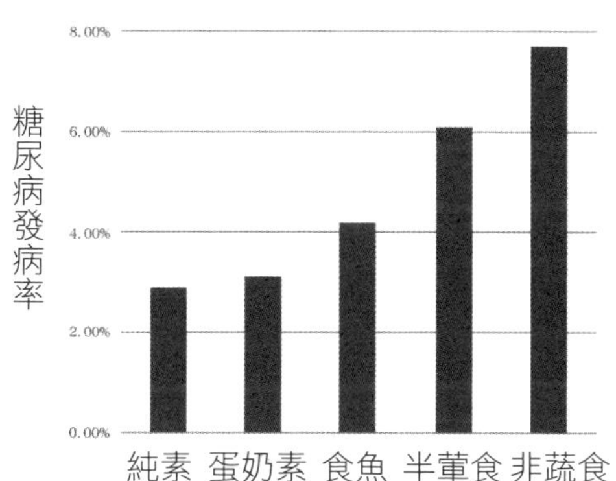

飲食方式與癌症發病率之關係

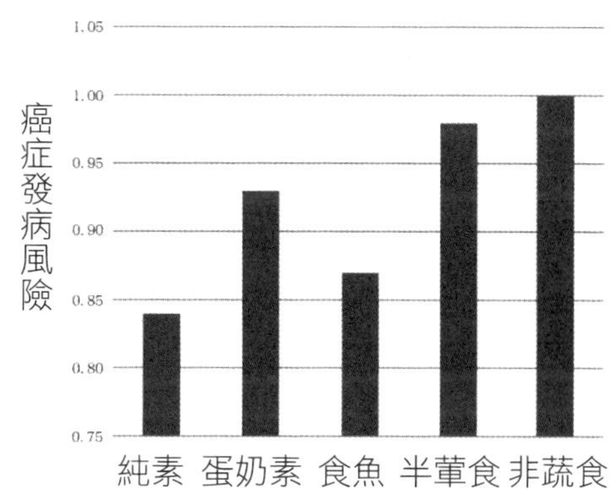

飲食方式與身體質量指數之關係

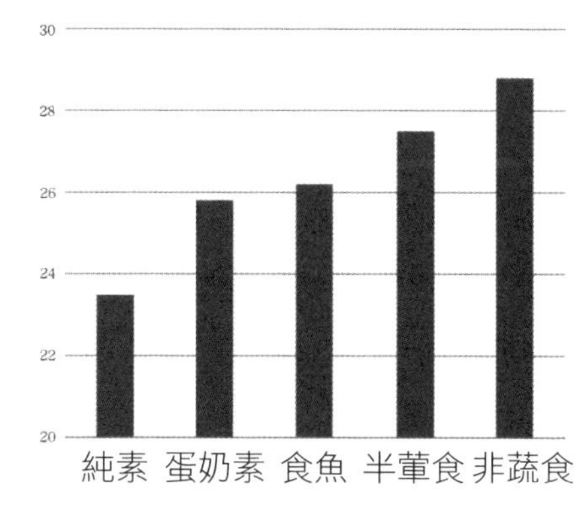

飲食方式與高血壓風險之關係

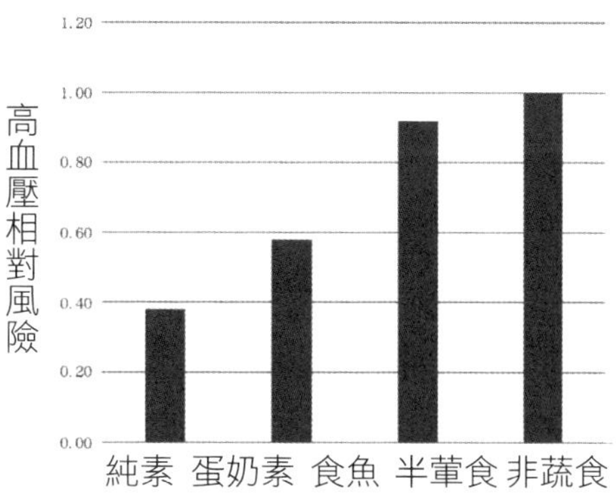

坎貝爾博士（T. Colin Campbell）在《救命飲食（China Study）》裡指出，20 世紀 70 年代時中國普遍的飲食結構更接近於低脂蔬食。他發現，即使某些地區的飲食中加入很少量的動物性食物，都對癌症等多項健康指標造成很大影響[2]。

坎貝爾博士得出結論，**最健康、最科學、最合理的飲食結構是純的全食物植物性飲食。**

其實不僅僅坎貝爾博士，很多最有貢獻的營養學家都持這種觀點，包括：班傑明．斯波克（Ben Spock）、丹尼斯．伯基特（Denis Burkitt）、狄恩．歐尼斯（Dean Ornish）、大衛．詹金斯（David Jenkins）、卡德威爾．埃索斯坦（Caldwell Esselstyn）、尼爾．柏納德（Neal Barnard）……

04

記得有篇發表在美國某醫學雜誌上的論文，在得出蔬食更健康的結論後，繼續寫道，可是普通老百姓不會接受植物性飲食，所以還是忘了這件事吧！（言下之意：不用對他們建議蔬食更健康了。）

這句話可是出自一個醫生之筆！醫生應該是健康飲食的引領者，醫生有義務把最健康最科學最合理的飲食結構告訴患者，能否做到，做到多少，這是患者的事。我們沒有權利替患者做選擇，我們不能因為自己的飲食偏好失去客觀性。或許這位醫生的想法很有代表性，葷素搭配才大行其道。

「少吃點肉」的意思是「少吃點毒」。佛萊明心臟研究（Framingham Heart Study）發現[9]，有 35% 的心臟病突發，發生在膽固醇 4 至 5.2 毫莫耳／升的範圍，只有指標在 4 毫莫耳／升以下才比較安全。也就是說，即使我們體檢膽固醇讀數「正常」（<5.2 毫莫耳／升），仍然有很多人會死於心臟病。

20 世紀 70 年代，85% 的中國人膽固醇低於 3.9 毫莫耳／升，那時大眾的飲食接近於低脂純素。所以相較於純植物性飲食，「少吃點肉」意味著中國每年多死 19 萬人（**編註**）。

05

退一萬步說，假設我們的目的是要引導大家調整一下飲食結構而已，多吃些蔬食，那也應該宣導全素。**葷素搭配可以指 10% 葷加 90% 素，也可以指 90% 葷加 10% 素。主張葷素搭配無異於告訴大家要維持現狀，這是不做生活方式改變的最好藉口。**

即使人們完全同意我們的純素建議，在執行中，多數人會做這樣或那樣的修改，也不一定做得到完全素。所以作為健康教育工作者，我們不需要擔心大家都吃全素了，導致賣肉的丟了工作，而更需要擔心大家不做任何改變。

這就好比宣傳戒菸，如果我們建議吸菸者少抽，我們的建議是無效的。因為少抽無法定量；即使定量，也是簡單地被習慣和菸癮牽著走。說穿了，「葷素搭配」不過是給我們的口腹之欲找藉口罷了。正是在這種自我放縱思想的指導下，我們的營養教育沒有結果，病人還是越來越多。

舉心腦血管疾病為例，低脂純素是唯一一種被科學證明可以逆轉治癒的方法 [4] [5] [6] [7] [8] [9]。既然如此，低脂純素是不是應該成為我們最基本的飲食模式？

鑑於無可辯駁的臨床證據，美國的醫保結合體：凱薩醫療（Kaiser Permanente）要求其體系下面的所有醫生向病人介紹蔬食的重要性，不管

編註：是指中國每年有 58 萬心臟病突發的 35%；臺灣 2017 年統計心臟疾病死亡率，則是每 10 萬人有 87.6 人

那個醫生本人吃不吃蔬食。

作為健康天使，醫生首先就應該做表率，選擇最健康的飲食。現在，美國至少有數百名不但自己親身實踐，而且使用植物性飲食治療疾病的醫生[10]。

在各國，用植物性飲食治療的臨床醫生也越來越多。不遠的將來，我們將真正回歸醫學鼻祖們教導我們的：

「夫殺生求生，去生更遠。」——孫思邈

「讓食物成為你的藥物。」——希波克拉底

我們來理解吃肉或吃素的邏輯

隨著文明疾病越來越多，或出於對食品安全的關心，越來越多的人開始嘗試蔬食。有些人可能會擔心，蔬食者會不會缺乏只有動物製品中才含有的營養素？

如果你有這個疑問，請問自己一個問題：這種營養素，動物能不能合成？如果能的話，那說明，我們自己也可以。我們是動物大家庭的一員，所以我們不需要吃動物。如果不能的話，那麼動物一定是從某種食物中獲取的，最終一定可以追溯到某種非動物性來源。所以從邏輯上，人類是不需要吃動物製品的。

比如維生素 B_{12}

比如維生素 B_{12}，人們認為這種營養素只存在於動物性食物中，所以一定是動物合成的。錯！如果動物能合成，我們自己也能合成！所以動物一定是從某個來源獲取的。

仔細分析研究後，我們發現，維生素 B_{12} 是微生物合成的，比如我們每個人腸道中的細菌。腸道細菌合成了 B_{12}，那為什麼我們蔬食者還缺乏呢？這是因為人類吸收 B_{12} 的腸段在合成 B_{12} 的細菌所在的腸段的前面。所以 B_{12} 是一種很特殊的營養素，需要先排出再攝入才能被吸收。

這是不是要我們吃 × 的節奏！？（呃呃，理論上是這樣，但這是不現實的。）自然環境中也有很多可以合成維生素 B_{12} 的細菌。過去農耕用的是農家肥，其成分包括人和動物的糞便，所以使用農家肥培育出來的作物是含有 B_{12} 的。現在我們用化肥了，化肥不但沒有細菌和 B_{12}，還殺死了土壤中原有的細菌，所以現在的農作物基本上不含 B_{12} 了。

長期的都市生活中，我們被各種消毒劑如肥皂、洗衣劑、洗手液包圍著，也令我們直接從食物和環境中獲得 B_{12} 的機會越來越少。所以 B_{12} 缺乏是現代農耕和衛生條件造成的。

那麼動物性食物中為什麼含 B_{12} ？反芻類動物比如牛和羊，牠們的胃裡含有可以合成 B_{12} 的細菌，這樣 B_{12} 到了腸道可以直接吸收。其他動物如豬和雞，在過去放養的時候可以自食其糞便中的 B_{12}，但是在現今大規模養殖的環境下，由於擔心糞便的汙染和瘟疫的爆發，衛生條件更加嚴格，也不能自然獲得 B_{12}，於是 B_{12} 被常規性地添加在飼料裡。其實全球每年生產的 40 餘噸維生素 B_{12}，一大半進了養殖場。（可參考第八章第二篇〈人體必需的營養元素——維生素 B_{12} 解惑 Q&A〉）

比如 Omega-3 不飽和脂肪酸

再比如 Omega-3 不飽和脂肪酸中的 DHA，主要存在於魚的體內。因為其普遍存在於大腦細胞中，與神經系統的健康相關，於是我們被建議常吃魚類。

按同樣的邏輯，我們首先問自己：動物能不能合成 DHA ？如果能的話，人類也可以，因為我們是動物。如果不能的話，魚類一定是從牠們的食物中獲取了 DHA。實際上魚類的 DHA 來自於水生的藻類。當然我們畢竟不是魚，天天吃水藻，但是我們可以透過服用海藻 DHA 來補充。**在陸地植物中，亞麻籽、紫蘇籽、奇亞籽都含有另一種叫 ALA 的 Omega-3 不**

飽和脂肪酸。ALA和DHA略有不同：ALA含有18個碳原子，DHA有22個。人體內有一套酶的系統可以把ALA轉化為DHA。

需要注意的是，我們常吃的植物油，如花生油、菜籽油和葵花籽油，其主要成分為18或20碳的Omega-6脂肪酸。這些脂肪酸在體內也需要透過同一套系統轉化為22碳的結構，於是和ALA形成了競爭轉化酶的關係。所以我們吃這樣的油越多，我們的ALA轉化效率越低，這是我們建議少吃或不吃植物油的原因之一。

在橄欖油和茶油中，多半Omega-6脂肪酸被單不飽和脂肪酸所取代，沒有太高的Omega-6含量，所以這類油被認為是更好的油。

比如維生素C

有邏輯也有特例，比如維生素C。雖然很多動物可以自身合成維生素C，但是人類、猩猩、猴子和食果蝙蝠失去了合成維生素C的能力，而必須從環境中獲得維生素C。

科學家認為，這種能力的丟失正是他們飲食習慣造成的。由於我們高等靈長類是天然的食果動物，我們的食物裡含有大量的維生素C，所以在進化中失去了合成維生素C的能力。

所以，對於個別人類必需又不能合成的營養素，其共同特點是自然界裡有豐富的植物性來源。

比如維生素A

同樣由於飲食方式的不同，天然蔬食的動物可能會失去對動物製品中有害物質的解毒能力，於是這些蔬食動物在攝入動物性食物時，可能會出現中毒的現象。

我們看看維生素 A 的例子。通常，維生素 A 只存在於動物性食物裡，過量的維生素 A 在人體內是有毒的。而且，人類的肝臟不像肉食動物那樣能解維生素 A 的毒（所有蔬食動物都沒有維生素 A 的解毒能力），所以吃多了富含維生素 A 的動物性食物，我們可能會出現中毒情況。

在自然情況下，人類的維生素 A 是透過在體內轉化 β- 胡蘿蔔素而生成的（所以 β- 胡蘿蔔素又叫前維生素 A），這個轉化過程是受到嚴格控制的。因為素（果）食的飲食方式，我們的天然食物中不含維生素 A，所以我們失去了維生素 A 的解毒能力。同時因為我們的食物裡有大量的 β- 胡蘿蔔素，我們保留了轉化 β- 胡蘿蔔素的系統。同樣的邏輯，我們很容易理解為什麼肉食動物沒有將 β- 胡蘿蔔素轉化為維生素 A 的能力。

長期的進化在人類的基因裡留下了蔬食的印記。如果背離了這種生活方式，我們的身體就會出現這樣或那樣的疾病。就像燒汽油的車加入柴油時，會無法發動，遇到這種情況，我們馬上換油，車就可以開動了。同樣，遇到健康問題，尤其是現代文明病，若能由葷轉素，大多數的健康問題就會改善。

為什麼現代人吃那麼多肉還長壽？

經常有人問我這個問題：既然蔬食這麼好，為什麼現代人肉吃得越來越多，反而平均壽命越來越長？

其實用同一個邏輯，你也可以問：既然 PM2.5 有害健康，為什麼空氣汙染越來越嚴重，反而平均壽命越來越長？

決定壽命的因素

壽命是由多種因素綜合決定的，不同因素可能在壽命等式中發揮不同的作用，有的加分，有的減分，單拿出一個因素來恐怕無法解釋綜合的結果。

在計算一個族群的預期壽命時，所有成員各種原因的死亡都計算進去了。拉低預期壽命的主要因素有：嬰幼兒死亡率、戰爭、非正常死亡、營養不良和傳染性疾病等。當這些因素減弱了，預期壽命就增加了。社會福利的改善，生活水準的提高，以及醫療、診斷技術的進步會延長預期壽命。另一方面，不健康的生活方式、環境惡化、生活壓力等會減少預期壽命。遺傳因素可能加分，也可能減分。

從 1990 年至 2015 年，中國人口的預期壽命從 69 歲升高到 76 歲[1]。（**編註** 1）嬰兒死亡率從 5% 下降到 1%[2]。不要小看這 4% 的下降，因為死亡的嬰兒壽命小於 1 歲，將他們和成人一起平均就會把預期壽命拉下一大截。嬰兒死亡率下降 4% 對平均壽命增長的貢獻超過 30%[1]。

嬰幼兒死亡率的下降與經濟發展、醫療保障改善和醫學進步相關。除此以外，傳染性疾病，尤其是呼吸道傳染性疾病的有效防治也對中國預期壽命的增加有重要的作用。

健康與長壽

另一方面，減分的因素也隨著中國經濟的發展不斷積累勢能。比如中國的心腦血管疾病發病率在迅速飆升，它對預期壽命的影響形成負增長[1]；癌症發病率也顯著增加。這些疾病屬於非傳染性疾病，或慢性病或文明病，與生活方式密切相關。

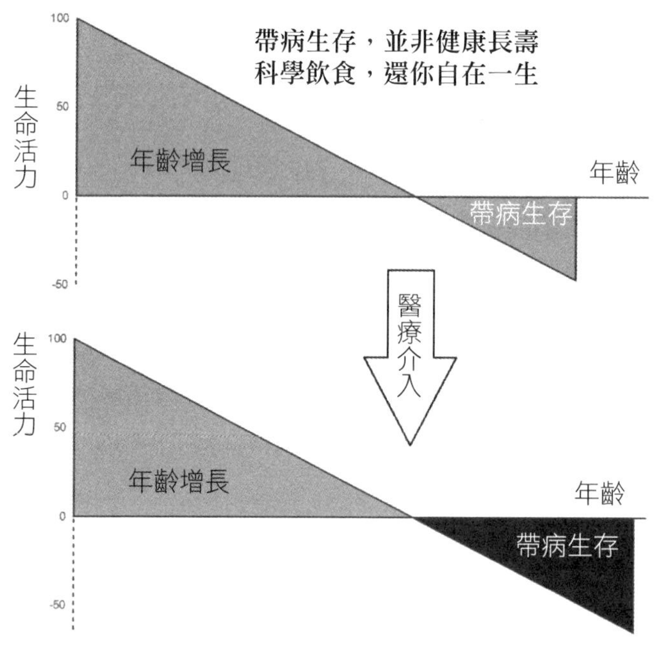

慢性病的特點是帶病生存。因此雖然我們的預期壽命增加了，但是健康的生命年數不一定增加，甚至減少了。健康和長壽是兩碼事。長壽不一定健康，健康不一定長壽。長壽但不健康是個世界趨勢。過去 30 年，全球人均壽命增加了，但是增加的主要是帶病生存的年數，健康的年數並

編註 1：臺灣人口平均壽命從 2007 年的 78.4 歲增至 2017 年的 80.4 歲。

沒有增加，甚至在減少[4]。

隨著時間的推移，所有非慢性病因素趨於充分改善。比如嬰幼兒死亡率降到一定程度，就很難進一步降低。這個因素在預期壽命的提升中所占的比重也隨之降低。這樣，加分的專案越來越少，同時生活方式和飲食等減分專案越來越占主導。如果我們任由其發展的話，我們的生命預期可能會出現負增長。

這種情況已經在美國發生了。2005 年《紐約時報》提及，當前這一代美國人將是 200 年來第一次比他們的父母活得更短的一代[5]。所以說，長壽不一定健康，而不健康的生活和飲食方式可能還會縮短壽命。同時，健康也不一定長壽。這是因為嬰幼兒死亡、戰爭、饑荒、傳染病等因素提高了夭折率，拉低了平均壽命。比如 20 世紀 70 年代，南非黑人出生時的預期壽命比美國黑人、美國白人等人群要短，但是如果統計 50 歲以上的人群中 70 歲的人所占的比例，南非黑人會勝出所有以上提到的人群。這說明一旦通過了夭折高發的嬰幼兒階段，健康的生活方式比如飲食，將占據生命預期的主導。

所以，**我們真正要追求的是既健康又長壽，無疾而終。**

巴馬神話的破滅

對全球長壽之鄉的分析可能會給我們一些啟發。

2014 年，中國廣西巴馬地區健在的百歲老人數量達到了 90 人，占該地區總人口 0.03% 以上，是國際長壽區標準的 4 倍多。巴馬是中國長壽老人密集度最高的地區[6]，也是世界五大長壽地區之一[7]。

廣西巴馬長壽研究所所長陳進超說，1991 年巴馬長壽的人大多數都非常健康，那時的百歲老人高血壓或冠心病患病率僅占 4.3%[8]。

但是2017年發表的一項研究證實，這種情況正在改變。在巴馬地區註冊的90歲高齡以上當地居民中，總代謝症候群發病率為28%，高血壓發生率為61.1%，高血糖發生率為39.1%，高血脂發生率為28.0%。

我們已經知道這些亞健康問題的主因是動物性飲食。隨著經濟的發展，生活方式，尤其是飲食方式的改變正在悄悄地侵蝕著巴馬的榮譽。可見，巴馬正在從健康長壽往不健康長壽發展。實際上現在巴馬的預期壽命僅為78歲，雖然高於全國平均生命預期（76歲），但是遠低於排在前三位的香港（84歲）、上海（83歲）和北京（82歲）[3][9]。

巴馬式轉變已經在另一個世界級長壽地區——日本沖繩發生過。從1949年到1972年，隨著經濟的發展，沖繩人的飲食和體力勞動模式發生了巨大變化，隨之而來的是亞健康的增加以及帶病生存人口的上升[10]。

健康長壽的祕訣

因此我們要學習的是發生改變前長壽地區生活方式的共同特點。

2008年時，前國家地理頻道探險家丹．布朗特（Dan Buettner）寫了一本全美暢銷書《藍色寶地：解開長壽真相，延續美好人生（The Blue Zones: Lessons for Living Longer from the People Who've Lived the Longest）》，書裡分析了世界上四個被稱為「藍色寶地」，世界人瑞最多、最長壽的地區，即日本的沖繩島、義大利的薩丁尼亞島、美國加州的羅馬林達市，以及哥斯大黎加的尼科亞半島居民的生活方式，並總結出以下共同特點[11]：

- **植物性飲食；**
- **食用豆類；**
- **定期低強度運動；**
- **不吸菸；**

- **良好的家庭／社會關係。**

蔬食或基本蔬食這一點在全球各個長壽地區的特點中驚人地相似。據調查，1991 年以前巴馬百歲老人的飲食特點是「四低一高」：低鹽、低糖、低脂肪、低動物蛋白，高纖維。他們吃的是自己種的無汙染蔬菜和粗糧，主食是玉米、大米，並配以野菜、紅薯等 [8]。

沖繩曾經是日本最長壽的地區。有人說，沖繩人吃很多魚，所以長壽，但是 1949 年的調查結果指出，當地人 98% 是蔬食者，魚類攝入人均每天只有 15 克，還不及日本其他地區的 1/4[11]。

巴基斯坦的罕薩是另一個世界知名的長壽地區。罕薩飲食基本是生的植物性食物，包括堅果、水果、種子和一點點優酪乳 [12]。

美國復臨安息會（**編註** 2）對羅瑪林達市 10 萬居民的追蹤調查顯示，蔬食者在當地的比例很高。蔬食男性的壽命平均為 87 歲，比肉食者高 11 歲；而蔬食女性的壽命平均為 89 歲，比肉食者高 9 歲 [13][14]。

長壽的飲食祕密是蔬食，這一點也在最近發表的大規模研究中被證實 [15]。追求長生的欲望驅使各地的學者和退休人員來到巴馬，希望獲得巴馬人的長壽密碼。不同的研究得出各種各樣的結論，涉及領域從巴馬的水、空氣、微量元素到地磁、負離子、遠紅外線等 [16]。為了長壽，人們煞費苦心，可是很少人關注飲食。或許他們總是選擇忽略關於自己壞習慣的壞消息吧！當然，長壽是多因素的，心態、遺傳、起居、運動都很重要，但是「病從口入」——我們老祖宗這句話在當前社會，更值得深入思考。

編註 2：美國復臨安息會（Seventh-day Adventist）成立於 1863 年，以遵守每一週的第七天為安息日（即星期六）(創 2:1-3) 和宣揚基督再臨為人所知。安息會亦尊崇蔬食療法。

康復最強大的力量，是人體的自癒能力

希波克拉底說：「每個人裡面都有一位醫生，我們只需要協助他工作。我們人體的自然療癒力量是康復最強大的力量。」

關於自癒的條件，經常有人問我：「蔬食是不是萬靈藥？」我回答，蔬食不能治療任何疾病，蔬食唯一能做到的是幫助我們停止自我傷害。這之後，是你的自癒能力療癒了你。當今社會的絕大多數疾病，不論是心臟病、糖尿病，還是癌症、自體免疫疾病，都是自我傷害的結果。

只有我們停止自我傷害，我們與生俱來的自癒力才能發揮作用；只要我們停止自我傷害，我們的自癒力就開始發揮作用。

科學數據顯示，健康蔬食 2 至 4 週，糖尿病患者即可減藥或停藥[1][2]，高血脂患者的血脂大幅下降[3]，高血壓的症狀顯著緩解[4]，體重顯著下降[5]，身體的抗癌能力成倍地提高[6]，類風濕症狀顯著減輕[5]。

找回原本健康的自己

當疾病纏身的時候，我們吃藥，找偏方，補營養品，做手術，甚至求神問卜，我們四處尋找那根救命的稻草。可是經常我們得不到良藥，吃了不見效，切了又長回來。我們忘了健康的鑰匙在我們自己手裡，我們內在的自癒能力才使一切疾病康復成為可能。

每個人是自己健康的唯一責任人。沒有任何其他人或事物可以為我們的健康負責。所以我們只能專注於自己，相信我們與生俱來的自癒能力，而醫生的任務充其量是幫助我們自癒而已。

不要討價還價

既然是第一責任人，我們的態度就決定了結果。好多人跟我說，低脂蔬食很好，但是我愛吃 ×××，能不能少吃一點？我需要應酬，能不能偶爾吃一點？能不能吃鍋邊素？有機的食物太貴……如果飲食不徹底改變，病還是好不了。

我們習慣了做生意，和自己的健康也要討價還價。吃假素，不嚴格執行蔬食，傷害的是自己的健康。我們習慣了跟自己做生意，這種不追求卓越，凡事想打個折的心態，不僅在健康方面，也是我們個人成長、事業發展的最大障礙。

學會和自己的身體對話

西方社會你死我活的叢林法則影響了現代醫學的思想體系。我們視疾病為敵人，我們不斷地與病魔抗爭，我們想要戰勝病魔。但是癌細胞也是我們的細胞，長了結石的膽囊仍然是我們自己的器官。如果我們把自己的細胞、組織、器官當成敵人，最終受傷害的只能是我們自己。何時我們才能明白，這個世上沒有敵人，被我們視為敵人的，往往是為我們承擔最多的，比如父母，比如身體，比如被我們自己汙染了的大地河山。

治病如同治水。大禹治水時，汲取了父親鯀的教訓，用疏導替代攔堵，歷經 13 年最終完成治水大業。戰國蜀郡太守李冰遵循「道法自然」、「天人合一」的思想，建成千古工程都江堰，福澤百世。疾病是危機，也是身體給我們的信號，說明我們的生活方式、情志狀態需要改變了，所以它是我們成長的機會，是必須通過的功課。**善待疾病，學會和自己的身體對話，感謝它多年來對我們的隨心所欲毫無抱怨地承載；心疼它一次又一次被我們忽視，累到無力承擔才會倒下來。對它說聲：對不起，謝謝你，我愛你。**反思自己做了些什麼自我傷害的事，並付諸行動做出改變，停止這些自我傷害。

正面陽光心態，既利己又利他

專注在好的結果上。想像我們康復的狀態，想像我們自癒後能做些什麼有意義的事。正面的事情也是想，負面的事情也是想，為什麼不想好的呢？想正面的事我們又不會失去什麼。

研究發現，**樂觀的心態降低心臟病風險，促進心臟病康復，降低血壓，減少呼吸系統感染，並提升總體健康和存活率**[7]。

當我們專注好的結果時，我們全身的細胞會協調一致，向這個方向努力。當我們用陽光般的心態治癒了自己，身心和諧散發出的光芒，也會像陽光一樣，無分別地照亮身邊的每個人。這是我們每個人都想要的，不是嗎？我們身體的每個細胞都是強大的自癒機器，只要我們提供給它們自癒的條件。**自癒的條件只有兩個：停止自我傷害，保持正念。**

希波克拉底說，如果一個人希望得到健康，他必須首先問自己是否已經準備好斷除造成他疾病的原因。只有準備好了，你才有可能幫助到他。

Chapter 3

食品安全漫談

什麼是安全的食品？每個人的定義可能不一樣。
但是安全的食品不應該對健康造成傷害，
不管是短期的還是長期的。
所以理論上，本書自始至終寫的都是食品安全的問題，
本章內容僅僅是其中一小部分。

都說雞蛋是最有營養的食物，可是……

▼

常聽人們說，雞蛋含有豐富的蛋白質、必需脂肪酸、維生素、礦物質、卵磷脂……，雞蛋是最有營養的食品。

對於發育中的雞胚胎，這句話是千真萬確的。雞蛋產下來的唯一目的就是在 21 天中孵化出一隻小雞。在孵化過程中，雞胚胎沒有其他的營養來源。因此，一個雞蛋裡面含有小雞迅速生長所需的所有營養物質。

但是對於人來說，這麼多營養可能是致命的。著名的哈佛醫師研究對 2 萬多名志願者追蹤隨訪了 20 年，發現每天吃一個雞蛋或更多，提高死亡率 23%[1]。

01

雞蛋是膽固醇含量最高的食物之一，一個中等大小的雞蛋含有接近 200 毫克的膽固醇，這已經達到美國對三高患者建議的最高值了。

雞蛋 50 至 60% 的熱量來自脂肪，其中 30 至 40% 是飽和脂肪。攝入飽和脂肪會促進我們的身體合成更多的內源性膽固醇。同時雞蛋不含可以幫助膽固醇排出的膳食纖維，膽固醇和飽和脂肪攝入的綜合指數是預測冠心病死亡率最好的指標之一[2][3]。

哈佛大學和同濟醫學院合作的一項綜合研究發現，對於糖尿病患者，吃蛋可以增加冠心病的風險 54%[4]。

加拿大醫生斯賓賽（Spence）說：「在腦猝死和心肌梗塞猝死之後再停止吃蛋，就好比得了肺癌才戒菸，有必要，但是太晚了。」[5]

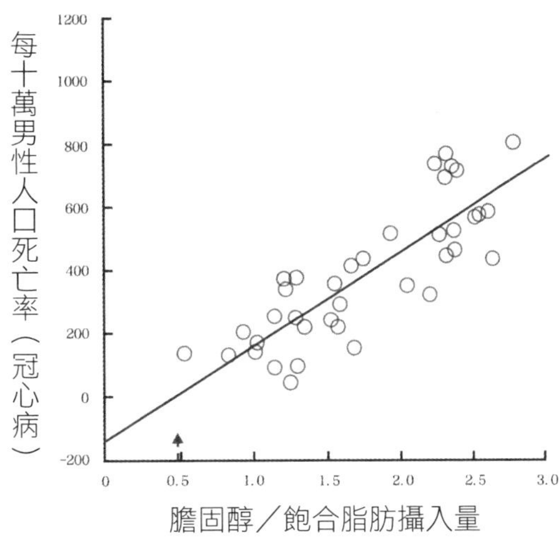

鑑於膽固醇與心腦血管疾病相關的證據，美國 2015-2020 年飲食指南建議：「每個人應當儘量避免從食物中攝取膽固醇。」（參考第一章第一篇〈飲食指南真的取消對膽固醇的限制嗎？〉）

02

雞蛋與糖尿病之間的關係證據確鑿[6][7][8]。每星期吃 2 至 4 個雞蛋，患二型糖尿病的風險會提高 20%，而每天吃 1 個雞蛋提高的風險是 60 至 80%[9]。

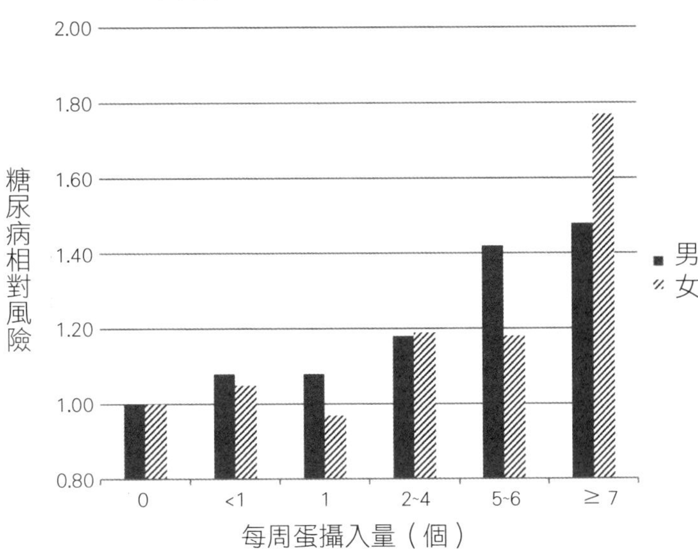

對於妊娠型糖尿病，每天 1 個雞蛋可以提高風險 1.4 倍[10]。哈佛醫師研究發現，糖尿病患者每天吃 1 個雞蛋，20 年內的死亡率提高 100% ！雞蛋中富含的脂肪，特別是飽和脂肪可能是雞蛋促進糖尿病的原因之一。細胞內脂肪與胰島素敏感度的降低密不可分。比如，醫學上透過膽胰分流手術減少脂肪吸收，確實可以有效地逆轉糖尿病[11]（不過，手術的副作用您可要先行了解並考慮清楚）。雞蛋的脂肪、飽和脂肪和動物蛋白也是促進腸道非益生菌生長、導致腸漏的主要因素。腸漏導致腸道毒素入血液，誘發系統性炎症和胰島素阻抗（高血糖）[12]。

03

雞蛋與癌症之間的關係一直備受科學家關注。一項研究發現，每天攝入多於半個雞蛋相較於不吃蛋，其罹患各種癌症的綜合風險提高 71%[13]。綜合分析的結果顯示，雞蛋攝入提高了患乳腺癌[14][15]、卵巢癌[16]和直腸癌[17]的風險。

對於膀胱癌和攝護腺癌，雖然綜合分析資料不顯著，但仍然有多項研究顯示其與吃雞蛋之間的正相關關係。消化道癌症占人體各器官癌症的一半以上。一項研究包括了 44 項相關研究，一共 40 餘萬受試者，發現雞蛋可以提高消化道癌症的綜合風險 15%，其中直腸癌的風險提高 29%。而且這種關係有劑量效應，也就是說，隨吃蛋的數量增加，消化道癌症的風險相應增加[18]。

雞蛋與癌症的相關性可能與其含有動物蛋白相關。動物蛋白的攝入可以提高體內促癌因子 IGF-1 的濃度。

再者，雞蛋富含膽鹼（卵磷脂）。臨床上在不同組織的癌症中，發現膽鹼濃度提高，膽鹼濃度升高可能與癌症惡化轉移的過程相關。這個特點已經被應用到癌症的檢測當中。正電子標記的膽鹼被患者服用後，能可靠地在正子斷層造影（PET/CT）中標識癌組織[19][20]。

04

近年來，雞蛋引起的沙門氏菌感染有快速增長的趨勢。在歐洲，沙門氏菌是第二常見的消化道感染的原因，而雞蛋與沙門氏菌的關係最大[21][22]。為了便於通過氧氣，本來就脆弱的雞蛋殼表面有很多小孔，這也給細菌，尤其是沙門氏菌的生長提供了便利。在高密度養殖的條件下，雞蛋成了沙門氏菌的最佳宿主。

沙門氏菌是美國每年食物中毒的頭號原因。動物性食物的富集作用（**編註** 1）也發生在雞蛋中。雞飼料中不容易分解，又不容易排出的環境毒素，如二噁英（戴奧辛）、重金屬等會濃縮在雞的機體裡，包括雞蛋。

其實，雞蛋所含的營養素和烹飪特性可以很容易被其他植物性的食材替代。大豆製品如豆腐、天貝（**編註** 2），以及亞麻籽、鷹嘴豆等富含蛋白質和有益的脂肪酸。此外，除了以上食材，香蕉、蘋果泥、馬鈴薯泥、熟燕麥等也可以在烹飪中模擬雞蛋成分的蓬鬆效果。

編註 1：Biomagnification，也稱生物放大作用或生物濃縮，意指自然環境中的有毒物質含量沿生物鏈，在各級生物體內逐漸遞增的現象。

編註 2：天貝 (Tempeh) 是印尼傳統的大豆發酵食品。製作時是將黃豆去皮煮熟後，接種真菌再發酵而成，是蔬食者的優良蛋白質來源，被譽為上天恩賜的寶貝、取代魚肉奶蛋類的最佳替代品。

吃飯贈送興奮劑？這個生意要不要做？

2018 年初的這條新聞引起大眾關注：一位國家隊運動員在集訓期間違反紀律規定，擅自外出就餐，結果在第二天的興奮劑尿檢中，被發現克侖特羅陽性。該運動員被從國家隊開除[1][2]。

什麼？好好地出去吃頓飯就被開除了？這克侖特羅是什麼物種，這麼厲害？克侖特羅是英文 clenbuterol 的翻譯，俗稱瘦肉精，因其能夠增加養殖畜類的瘦肉比例而得名[3][4]。

01

動物和人體有一個應激反應系統。在某些刺激，尤其是突發狀態發生時，腎上腺會分泌腎上腺素。腎上腺素可以在短時間內升高心跳、血壓，並調動體內的快速能量儲備，升高血糖。

比如說掠食性動物追擊獵物時，掠食性動物和被追動物體內都會出現這種反應。人體內有幾類腎上腺素受體，其中 beta2 受體與「戰或逃反應（fight or flight response）」直接相關。beta2 受體分佈於肺、消化道、肝、子宮、骨骼肌和血管平滑肌，當 beta2 受體被啟動後，除了心跳、血壓和血糖效應外，呼吸道和骨骼肌血管的平滑肌也會擴張，脂肪分解加速，骨骼肌合成增加；由於代謝提高，體溫也會升高。臨床上 beta2 的啟動劑被用於擴張支氣管，「治療」哮喘和呼吸障礙。瘦肉精就是這類藥物的一種。

02

由於其減脂增肌的作用，瘦肉精廣泛被用於養殖業，培養瘦肉比例高的豬。

可是人吃了餵過瘦肉精的豬肉，尤其是內臟，可能出現中毒現象，甚至死亡。現在瘦肉精的使用已經被許多國家禁止了，然而還是有不肖業者仍從事不合法的瘦肉精生產和使用。

03

豬吃了瘦肉精能長瘦肉，那麼人吃了瘦肉精呢？也會的！但是要付出健康的代價，而且任何正面效果都不長久。瘦肉精的副作用包括肌細胞死亡、心臟肥大、心律不整，還有肌肉震顫、血壓升高、失眠、頭痛、噁心、嘔吐等[5]。即便如此，還是有一些人，包括好萊塢明星和一些健身運動員，為了減肥增肌鋌而走險[6]。

04

瘦肉精對於運動員來說，是違禁藥物。如果尿液被檢查出瘦肉精，運動員的比賽成績會被取消，還會被禁賽，甚至永遠無緣參賽[7]。

西班牙自行車運動員亞伯特．孔達多爾（Alberto Contador）在 2010 年環法自行車比賽中奪冠，隨後因為尿檢瘦肉精陽性，被取消成績[8]。

加拿大自行車運動員邁克．爾羅傑斯（Michael Rogers）在 2013 年的日本杯比賽中，同樣因為瘦肉精的原因被取消金牌[8]。

中國某位獲得世界冠軍的著名游泳運動員，也曾因被檢出瘦肉精陽性被禁賽一年[9]。

顯然職業運動員是不會主動吃瘦肉精來長肌肉的，更有可能的是，在他們吃肉時，被附帶偷偷贈送了一份小小的「禮物」。

澳洲自行車運動員湯姆・帕瑪（Tom Palmer）在北京奧運會接受採訪時曾說：「吃肉就是服用興奮劑。這是真真切切的。我開始吃純素了。」[10]

北京奧運會餐飲總執行杜蘭表示，20% 的奧運選手是蔬食者。原因之一可能就是要避免興奮劑。另一個重要的原因是，蔬食會提高運動成績。關於這一點我們後面會再詳細討論。（見第七章第二篇**〈這麼吃或許能幫助運動選手多拿幾枚獎牌〉**）

加工肉類是 1 級致癌物

▼

誰還記得，2015 年 11 月，世界衛生組織發佈了一項駭人聽聞的研究成果 [1][2]：加工肉類（指加工過可以長期常溫保存的肉類，如火腿、香腸、燻魚等）是被確認的 1 級致癌物！紅肉（指豬牛羊等哺乳類的肉）緊隨其後，是 2A 級致癌物！這項研究成果是來自 10 個國家、22 位癌症專家對 800 餘項研究綜合分析後得出的。

我們的大腦對於這類重要的資訊，通常會選擇性忽視或假裝失憶。因為它會影響到幾乎每個人的生活和健康，所以我們有必要討論一下世界衛生組織得出這項結論的背景和意義。

紅肉、加工肉類與直腸癌

關於加工肉類和紅肉致癌，最確定性的結論來自直腸癌的研究。關於胰腺癌、攝護腺癌、乳癌、膀胱癌和其他器官的癌症，也有很多資料支持這個結論。限於篇幅，這裡只討論直腸癌。早在 20 世紀 70 年代，阿姆斯壯（Amstrong）在研究每個國家直腸癌發病率時，把這些資料和各個國家的肉類消費量作了一個對照。結果發現，這兩組資料相關性非常強。當一個國家的人均肉類攝入量越高，這個國家直腸癌的發病率就越高 [3]。

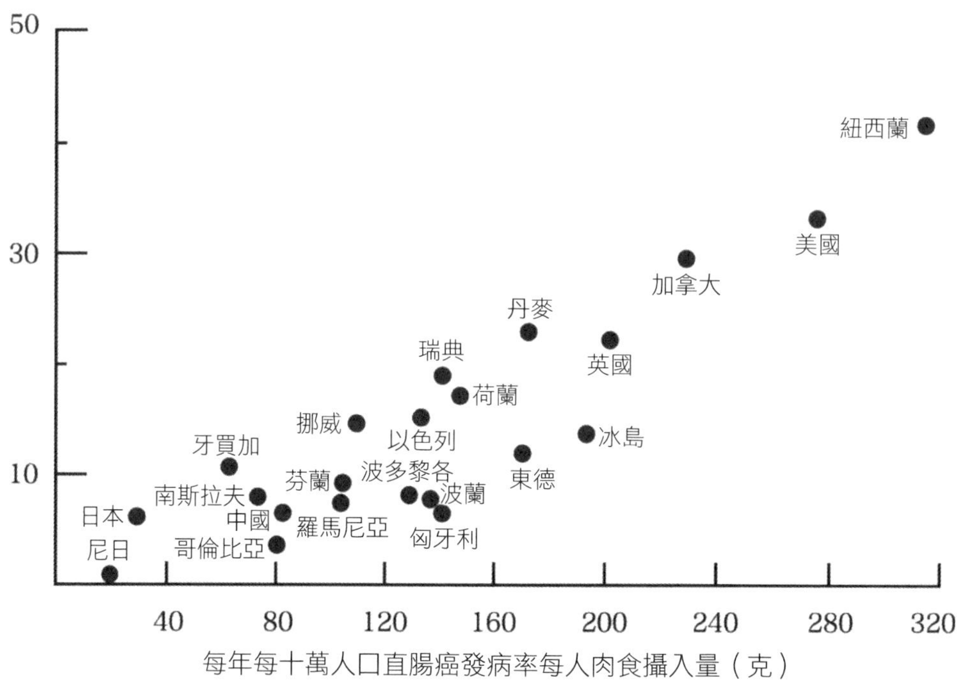

當然這項研究結果並不能說明肉類與直腸癌之間有什麼必然的因果關係，但是強相關性激發了科學家進一步探索的好奇心。

之後全世界範圍不同的研究小組做了多項關於肉類攝入與直腸癌關係的臨床研究，比較有名的是瑞典拉爾森（Larsson）領導的團隊對 6 萬多名婦女追蹤 14 年的調查。他們發現每天平均攝入 2 兩紅肉比少於 1 兩的人患直腸癌的風險提高 28%，遠端結腸癌的風險提高 120%[4]。

世界各地的臨床結果資料雖有所出入，但總體的趨勢都指向：**直結腸癌與紅肉和加工肉類之間有不可否認的關聯**[5][6]。較新的一篇來自倫敦帝國大學的分析，涉及 20 幾項研究，幾萬病例和數 10 萬受試者，發現每天攝入 100 克紅肉直結腸癌風險提高 17%，每天攝入 50 克加工肉類直結腸癌的風險提高 18%[7]。

這是迄今為止資料量最大、最嚴謹的研究之一。不僅如此，這種影響是長期的，可以追溯到青少年時的飲食習慣！哈佛大學的研究發現，高中時候較多紅肉和加工肉類的飲食模式，使幾 10 年後直腸癌的風險提高 78%[8]！

不要搞錯了：亞硝酸鹽並非致癌物

為什麼攝入紅肉或加工肉類導致直結腸癌發病率上升？這要從我們經常談論的亞硝酸鹽說起。

首先，不要搞錯了，亞硝酸鹽不是致癌物！亞硝酸鹽之所以常常被認為是致癌物，是因為亞硝酸鹽和蛋白質在一定條件下，可以轉化為真正的致癌物——亞硝胺。

亞硝酸鹽與亞硝胺轉化關係圖

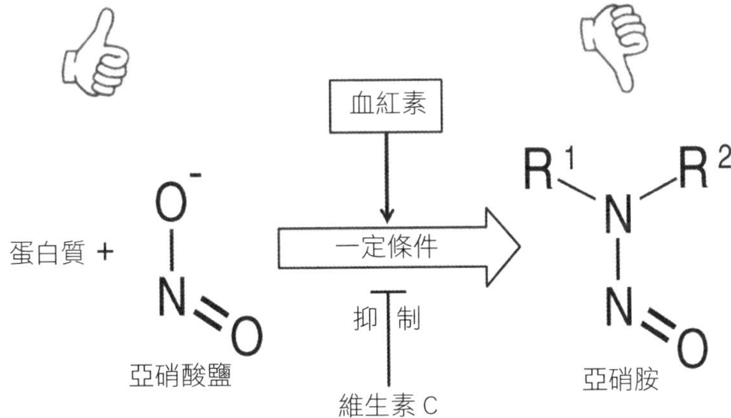

亞硝酸鹽可以有兩個來源：

- 在製作加工肉類的時候，經常人為加入亞硝酸鹽作為防腐劑；
- 食物中天然存在的硝酸鹽在消化道細菌的作用下，可以轉化為亞硝酸鹽。

在亞硝酸鹽和蛋白質的反應中，雖然蛋白質可以來自動植物，但是有兩個因素導致亞硝胺大多數情況下，是由肉類蛋白和亞硝酸鹽反應產生：

- 肉類裡面的血紅素，可以催化亞硝胺的轉化 [9]；
- 植物中富含的抗氧化劑如維生素 C，可以抑制亞硝胺的生成 [10]。

因為紅肉和加工肉類富含血紅素，而幾乎不含抗氧化劑，所以攝入後在腸道內生成大量的致癌物亞硝胺。也就是說，亞硝酸鹽因為隨肉類吃進肚子的動物蛋白，替亞硝胺背了很多年的黑鍋！

我們不僅吃得多，還想得美

有些人開始動腦子了：如果我們在吃肉類的同時攝入大量蔬菜水果，或者直接服用大劑量的維生素 C，能不能抑制致癌物亞硝胺的形成？很不幸，實驗數據告訴我們，同時攝入維生素 C，不能阻止亞硝胺在肉類蛋白存在下的合成 [11]。

科學又一次告訴我們，重要的不是吃什麼，而是不吃什麼。我們常聽說肉類中的鐵比蔬菜裡面的更容易被吸收，這是真的。但是它對我們的身體到底有沒有好處？這是值得我們深思的問題。動物來源的血紅素鐵不但在腸道催化致癌物亞硝胺的形成，進入血液後，也更容易造成鐵過量，大幅增加癌症死亡的風險 [12]。相反，透過放血減少身體內的鐵儲備，可以大幅降低癌症的死亡率。（你說，這是何苦呢？）

大腸癌是第三大癌症

亞硝胺僅僅是肉類與直結腸癌之間的聯繫之一。肉類在高溫烹飪的過程中會生成強致癌物雜環胺（HCA）和多環芳香烴（PAH）。這些物質可以嵌入正常細胞的 DNA 結構，導致 DNA 在複製時候出現錯誤，也就是突變，引起細胞癌化。

大量研究還發現，廣泛存在於烹飪過的肉類裡的雜環胺，還可以促進癌細胞增生、血管生成和入侵轉移 [13]。這個議題以後再討論。（見第四章第十四篇〈雜環胺：這種致癌物大家每天都在吃……〉）

即使不經過烹飪，肉類裡面的動物蛋白也能夠提高人體內的促癌因子 IGF-1。這類因子在實驗條件下可以促進癌細胞的增長。近年在都市白領人群中該病罹患率有顯著上升趨勢，且患者逐步年輕化 [14]。我們在癌症面前有沒有主動權？答案就在每個人的餐桌上。

為什麼要盡量避免白米、白麵、白糖？

和動物性食物一樣，植物性食物中的白米、白麵、白糖也屬於垃圾食品。不光是因為它們的熱量高營養低，還因為它們有較高的升糖指數[1]。

認識升糖指數（GI）

為了尋找糖尿病患者最適合的食物，1980 年，加拿大的大衛・詹金斯（David Jenkins）博士發明了「升糖指數」（GI）的概念[2]。

升糖指數定義為空腹 12 小時，攝入含 50 公克碳水化合物的某種食物後，2 小時內血糖反應的累加值（相對於標準食物，如葡萄糖）。

升糖指數反映了在攝入一種食物後血液葡萄糖濃度（血糖）升高的快慢。在攝入高 GI 的食物後，血糖迅速上升；相反，低 GI 的食物使血糖緩慢上升。

高、低升糖指數食物對血糖之影響對比圖

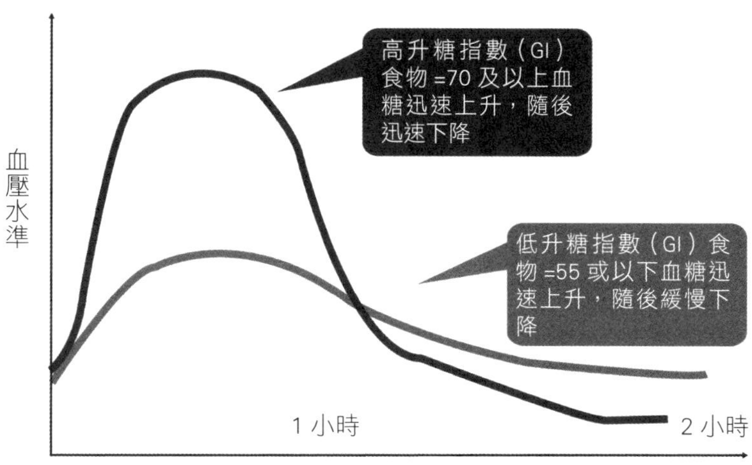

在具體應用 GI 時，還要乘以食物的含糖量，得出糖負荷（GL）。
糖負荷 GL=GI× 含糖量（%）
比如：西瓜的升糖指數為 72，含糖量為 5%，糖負荷 =3.6，並不算高。但是西瓜吃多了還是會升高血糖。

高 GI 食物的影響

一般情況下，**高 GI 的食物會促進胰島素的迅速分泌。對於糖尿病患者來說，這無疑加重了他們胰腺的負擔。**對於不能有效控制血糖的病人，發生糖尿病併發症的風險提高。

高 GI 食物還會導致體重增加。一方面，這類食物引起血糖迅速上升，使得胰島素大量分泌，造成血糖迅速下降，這是因為胰島素的主要作用就是降血糖。**因為血糖升高得快，下降得也快，血糖降下來後我們又感覺餓了，最終導致過食。**

另一方面，胰島素的作用之一是指揮肝臟細胞把葡萄糖吸收到細胞內，合成脂肪，然後運送到脂肪組織，導致脂肪堆積。

高 GI 食物也是癌症患者應該避免的。癌細胞迅速生長需要很多能量，葡萄糖是提供這些能量的來源，所以能夠迅速提供葡萄糖的食物都是癌細胞喜歡的。臨床上，正電子標記的葡萄糖在 PET/CT 造影技術中被用於標識癌組織。

除此以外，高 GI 食物與冠心病、老年黃斑退化，以及粉刺等健康問題密切相關 [3]。

什麼因素決定了食物的升糖指數？

最重要的是食物所含的碳水化合物分子的大小。**簡單碳水化合物，如單糖或雙糖，很容易被消化吸收，能夠迅速升高血糖；複雜碳水化合物（多糖），因為有複雜的鏈狀結構，更不容易被消化，升糖速度較慢。**

水果裡面含的天然果糖，其升糖指數比較低，因為果糖作為單糖是透過專門的途徑被吸收的，吸收後的果糖必須轉化為葡萄糖才能影響血糖。

其次是多糖糖鏈的分支程度：分支越多，越容易消化，越容易升高血糖；分支越少，越不容易消化，越不容易升高血糖。

食物中不能消化的膳食纖維和不易消化的蛋白質和脂肪含量越高，升糖指數越低。這些食物成分在胃裡停留的時間較長，能夠放慢澱粉和糖類物質進入小腸後被消化吸收的速度。

米麵被充分研磨，或者用酵母發酵，都會提高食物的升糖指數。這是因為研磨使澱粉與消化酶接觸的面積增加；發麵的食物裡面生成了很多細小的孔洞，在消化的過程中，消化酶進入這些孔洞，增加了和澱粉接觸的表面積。

盡量選擇低升糖指數的食物

那麼哪些植物性食物是高升糖指數的食物，應該少吃；哪些是低升糖指數的食物，應該盡量多吃呢？

高升糖指數的食物包括：白糖、白米、白麵（「三白」）、含糖飲料、西餐甜點、糯米、發麵食物（包括全麥）、餅乾、多數早餐麥片、馬鈴薯，水果則如西瓜、鳳梨和葡萄等。

低升糖指數的食物包括：豆類、多數蔬菜、藜麥、燕麥、蕎麥、山藥、含油種子類、不太甜的水果等。

大衛・詹金斯博士的名言

大衛・詹金斯博士發明了升糖指數的概念，對糖尿病患者的血糖控制，乃至普通老百姓的飲食健康都做出了重要貢獻。詹金斯本人是個純素食者。2014 年，他成為第一個獲得健康生活促進獎（**編註**）的加拿大人。在領獎儀式上，他鼓勵所有人嘗試純素飲食，因為這種飲食可以預防心臟病，並且對保護環境有重要的意義[4]。

以下是詹金斯博士的名言：「社會的意義在於當我們透過審視他人而反觀自己，我們對自己的了解會更加深入。」、「當我變老，我好像相信的東西越來越少，但是我越來越相信我相信的東西。」

編註：健康生活促進獎 (Bloomberg Manulife) 是由麥基爾大學（McGill University）於 2011 年成立的獎項，旨在推動積極健康生活。其得獎範圍包括運動、營養、健身、有關個人健康福祉之社會心理學等研究貢獻。每年獎金約台幣 115 萬。https://www.mcgill.ca/manulife-prize/prize

農藥殘留與有機食品

根據中國國家統計局的資料，從 1991 年至 2014 年，中國化學農藥產量從 25 萬噸上升到 375 萬噸。同期，農藥使用量從每年不到 80 萬噸上升到 180 萬噸[1]。

比起 1978 年，2016 年中國糧食產量翻了一倍到 6 億噸；同期化肥施用量提高了 8 倍，達到 7100 萬噸[1]。這相當於每年人均攤到 1.3 公斤農藥和 51 公斤化肥；每公頃耕地 14 公斤化肥。（**編註** 1）

因為存在差異性，某些地區和人群攤到的量更多。大量化學品的使用造成農業汙染。根據中國國土資源部和環保部 2014 年的聯合報告，全國土壤鎘超標率 7%，總土壤超標率 16%，耕地點超標率 19%[2]。標準是人定的，由於可能存在的認識局限性，這些化學品的使用對人體的影響程度也可能更高。

編註 1：臺灣的食品中農藥殘留狀況很嚴重，2015 年底的抽樣調查，發現 70% 的食品事有農業殘留的。雖然有些農藥殘留是在法規容許範圍內，但每天同時攝取多種蔬菜，可能會有加總累計效應，這樣的高農藥殘留比例，讓我們的飲食生活陷入惡質且危險的狀態中。摘自《心轉，癌自癒》P.68-69。

什麼是有機農耕？

一個世紀以前，由於意識到化學汙染的危害，人們提出了有機農耕的概念：

有機農耕在生產中利用全自然、非合成的物質，不採用基因工程獲得的生物及其產物，不使用化學合成的農藥、化肥、生長調節劑、飼料添加劑等，並採取生態、可持續的方法如輪種、間種、生物害蟲控制等手段。

農藥和化肥對農產品都會造成汙染。一項基於300餘篇國際論文的分析發現，比起有機作物，普通作物的殺蟲劑檢出率平均高出4倍[3]。

一項美國研究在一年中的兩個季節，連續5天用純有機食物替代3至11歲孩童的普通飲食。結果這5天中，兒童尿液的有機磷代謝物降至背景水準[4]。

很多農藥不但汙染作物表面，還會被吸收，進入食物內部。比如蟲蟎磷在馬鈴薯內部的檢出率比馬鈴薯皮高出40倍[5]！用於生產磷肥的磷鹽岩通常含有鎘、砷、鉛等重金屬[6]。中國中科院土壤科學研究所的報告顯示，長期施用磷肥導致鎘在耕地裡積累[7]。

大型分析發現，磷肥的使用可顯著提高作物的鎘含量[3]。攝入被鎘汙染的食物，可提高腎臟損傷、骨密度降低和細胞癌化的風險[8]。

農藥的危害

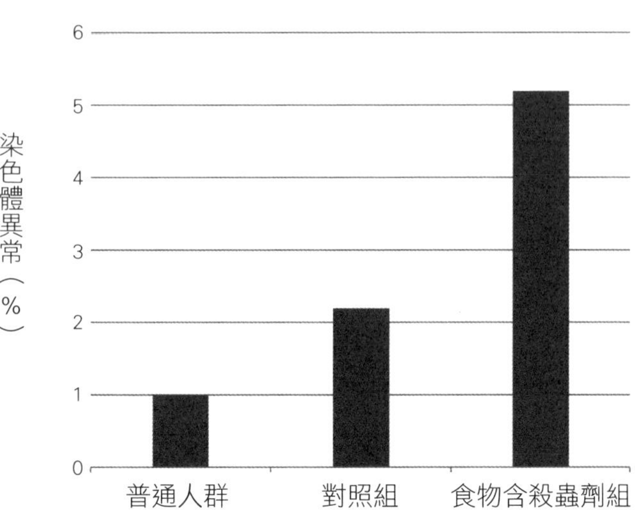

一項基於 124 篇科學報告的綜述研究顯示，殺蟲劑與神經毒性、基因毒性和生殖缺陷有很強的關聯[9]。攝入被殺蟲劑汙染的食物可使外周血細胞染色體異常率加倍[9]。

成人食用農藥噴灑過的食物會提高患糖尿病[10][11]和帕金森氏症[12]的風險。使用最廣泛的農藥是有機磷製劑，在除草劑和殺蟲劑的名單上有機磷都赫然在目。近年的研究發現，有機磷可能造成多方面的健康風險。

- 有機磷除草劑顯著影響出生 24 個月內嬰兒的神經發育[13]。
- 對 7 歲兒童的研究發現，有機磷殺蟲劑影響兒童認知發育、運動神經、記憶力、智商的發展，甚至影響大腦結構的正常發育[14][15][16]。
- 5 至 15 歲的兒童中，過動症與尿液中有機磷濃度升高呈正相關[17][18]。

2015 年，隸屬於世界衛生組織的國際癌症研究所（International Agency for Research on Cancer, IARC），組織來自 11 個國家的 17 位專家，在法國里昂對 5 種有機磷農藥進行了評估：殺蟲威和對硫磷被評為 2B 級，即可能的致癌物；馬拉硫磷、二嗪農和草甘膦被定為 2A，或很可能是致癌物[19][20]。涉及的癌症包括淋巴癌、白血病、肺癌、攝護腺癌。

有機食物的營養價值

一般來說，採用有機農耕方式生產的作物，其營養成分優於非有機作物。有機耕種的草莓有更強的抗癌細胞增生能力[21]。而食用有機食物可以降低兒童過敏症的風險[22][23]。研究顯示，有機食物的各種抗氧化劑水準比使用農藥化肥生產的食物提高約 20%（10 至 50%）[3]。由於生長環境的影響，有機和非有機種植的蔬菜水果具備不同特徵的菌群[24][25]。

這些菌群有可能影響食用者消化道菌群的平衡。因為現代的非有機農耕方式，來自細菌的營養素如維生素 B_{12} 已經不存在於農作物中。

因此蔬食者需要確保每天至少攝入 2.4 微克維生素 B_{12}，以避免這種營養素的缺乏。因為在動物養殖過程中加入了維生素 B_{12}，所以非素食者不需要特別補充，但是因為每個人飲食中動植物食物的比例不同，同時營養素吸收率隨年齡增長而降低，美國國立衛生研究院（National Institute of Health, NIH）建議 50 歲以上的居民每天都要補充維生素 B_{12}[26]。

去除農藥殘留的方法

根據現有的資料，非有機食品的最大問題在於農藥殘留，而營養素的降低是較為次要的考慮因素。

如何有效地去除非有機食物的農藥殘留？當前施用最多的農藥包括有機磷和有機氯兩大類。

以去除有機磷農藥為例，使用酸性、鹼性，或 5% 食鹽溶液清洗蔬果 10 分鐘，可有效去除（去除率達到或接近 100%）。而自來水清洗 10 分鐘只能去除 12 至 13%[5]。

以去除有機氯農藥為例，酸性和鹼性溶液比食鹽或過氧化氫溶液更有效。酸性溶液中，醋的效果不如檸檬酸或維生素 C 溶液；而鹼水（**編註** 2）比食用醋的效果更好（90%）。自來水的去除能力只有 10%[5]。

環保酵素稀釋液（**編註** 3）在非嚴格設計的實驗條件下，也被發現可有效去除農藥殘留。但這種方法尚未被嚴格的科學實驗所證實。如果有效，酵素本身的酸性可能是原因之一。

值得注意的是，動物性食物對於各類農藥有富集作用，因此其農殘含量一般比蔬菜水果要高很多，尤其是有機氯農藥[27][28][29]。研究發現，動物製品所含的農藥殘留幾乎無法透過日常方法去除[30]。

隨著農藥化肥的使用越來越廣泛，人們對食品安全越來越重視，各國對有機食品的需求在近年來迅速增長。

編註 2：鹼水是一種食品添加物，含有碳酸鉀、碳酸鈉（碳酸蘇打）、碳酸氫鈉（小蘇打粉）、鉀磷酸鹽類或鈉磷酸鹽，四種物質之一。

編註 3：環保酵素稀釋液是指在果皮、菜葉加入黑糖與水發酵而成的酵素，用於生活洗滌和淨化水質。

Chapter

4

植物性飲食
與慢性病的自癒

慢性病有諸多原因是來自自我傷害，
有些自我傷害是不得已的
（如必須長時間在電腦桌前工作導致的職業傷害），
也有些是無意識的（如錯誤飲食）；
有些是明知故犯（如吸菸），另一些是出於無知（如吃肉）；
大多數是可以逆轉的（如三高、多數慢性病），
有些則可能無法挽回（如一型糖尿病）。
如果我們反覆地自我傷害，
縱使再好的良醫良藥也幫不了我們。
最中肯的飲食建議就是：
關鍵在於不吃什麼，而不在於吃什麼。

高血壓、高血糖、高血脂是因為營養缺乏嗎？

我經常聽到這類問題：「我有高血壓，我缺什麼營養？」「我是糖尿病患者，應該補什麼？」

或許我們可以換個思維：**我們已經吃得夠營養了，我們不缺任何營養。我們的問題是因為吃多了或者吃錯了什麼東西造成的。**

所以我們可以嘗試減法，而不是加法。加法思維是當今社會面對健康問題的主流思維。想一想，我們去探望病人是不是總提著禮物去？因為都病了嘛，一定得吃些有營養的，補一補身體！我們去看醫生也是一定要開個藥，打個點滴，做個手術什麼的，否則病怎麼會好？

在這種思維的教育下，我們在醫療上投入了大量資源。例如，從 2002 年至 2012 年這 10 年期間，中國的心臟支架手術猛增了 20 倍，市場規模達到數百億元人民幣[1][2]。

可是耐人尋味的是，從 2005 年至 2008 年，中國的冠心病死亡率卻翻了一倍[3]！這說明心臟支架手術不但沒有減少，反而有可能會提高冠心病死亡率！至少是沒有幫助。其實這很容易理解，今天這個血管堵了，裝一個支架，明天另一個血管仍然可能會堵。如果血管堵塞的原因不去除，心臟支架手術充其量只是個暫時的緩解方法而已。

我們不否認心臟支架在一些情況下的必要性，但是如果以為裝了支架病就會好，可就大錯特錯了。同樣，我們不否認降血糖藥和降血壓藥在某些時候的必要性，可是這些藥並不能帶給我們真正的健康。

造成血管堵塞的原因，造成高血糖、高血壓的原因必須要去除，我們才有可能重獲健康。這就好比開著水龍頭去拖地，不管怎麼拖，地還是拖不乾！我們必須關掉水龍頭，而且關掉水龍頭是讓地板變乾的唯一途徑。

那麼三高、慢性病的水龍頭在哪裡？大量數據指出，在於動物性飲食。從 20 世紀 70 年代末開始，中國的動物性食物消費在 30 多年裡猛增了 10 幾倍，同期糖尿病發病率也增加了 10 幾倍，心臟病、癌症、肥胖等文明病的發病率也都成倍地增加。

如果關掉動物性食物這個水龍頭，我們能不能逆轉疾病，重獲健康？答案是肯定的。1994 年的一項研究中，70% 服用降糖藥的患者在低脂蔬食 26 天後，擺脫了對藥物的依賴 [4]。美國克利夫蘭醫療中心的埃索斯坦（Esselstyn CB Jr）醫生透過低脂蔬食，逆轉了多位嚴重的心臟病患者。他們原來堵塞的冠狀動脈完全疏通了，不再需要吃藥了 [5] [6]。**當我們運用減法原則，停止吃不該吃的食物，停止自我傷害，我們與生俱來的自癒能力就發生作用了。**

相反的，不斷做加法的結果是，病人越治越多，醫院越開越多，我們的醫療系統不堪重負，病人和家庭用盡錢財也治不好病。最後心臟病患者要吃一輩子的藥卻治不好心臟病，糖尿病患者治療一輩子，仍然死於糖尿病併發症。

實際上我們身體的需求很少。每天只需要攝入蔬菜、水果、豆類、穀類，保證足夠的熱量即可。

歸根結底，做加法的觀念是我們的貪欲在作怪。我們總覺得不夠，總覺得自己虧了，總是從自己以外找解決疾病的方法，不從自己身上找原因。當我們覺醒過來，轉念之間，我們突然發現，重要的不是吃什麼，而是不吃什麼。

逆轉糖尿病，關鍵在自己（上）

大約 90% 的糖尿病屬於二型糖尿病。一個人會不會患糖尿病，得了糖尿病後能不能自癒，完全取決於他自己。糖尿病最大的併發症不是腎功能衰竭，不是失明，也不是截肢，而是不相信糖尿病可以逆轉。當我們不相信時，我們就封閉了自己，就不努力尋找治癒的方法了，結果就是糖尿病永遠好不。

中國擁有 1.2 億糖尿病病人，占全球患者總數的 1/3[1][2]。可是 1980 年，中國只有 0.7% 的成人是糖尿病患者，在 30 多年中猛增到 11.6%。更令人憂心的是，除了已確診的糖尿病人，處於糖尿病前期也不在少數。這些人是糖尿病的候選人，隨時可能變成糖尿病患者團體中「光榮」的一員。即便是 18 至 29 歲的年輕人群裡，也有 40% 處於糖尿病前期。

糖尿病的典型治療方式

血糖高了，我們首先想到去看醫生。在標準治療中，如果僅僅是糖尿病前期，醫生會建議先不急著吃藥，先進行生活方式的改變，也就是運動和飲食的調整。什麼樣的飲食？控制熱量攝入，控制體重。每天 1 顆雞蛋和 1 杯牛奶，保證優質蛋白的攝入，多吃魚禽。

但是往往這種飲食並不能阻止病情發展，於是開始得口服糖尿病藥了。過一段時間，1 種藥控制不住血糖，開始吃 2 種、3 種藥。當 2、3 種藥還是控制不了血糖時，得開始打胰島素。胰島素還不能有效控制血糖怎麼辦？提高胰島素的注射劑量和頻率。已沒有更好的辦法了，所以我們被告知：「根治糖尿病，是個美麗的謊言。」[3]

這實際上是個美麗的陷阱。在這個陷阱中，不光病人是受害者，醫生也是受害者，因為醫生也不相信糖尿病可以痊癒。

我曾見到過一位內分泌科的主治醫師，自己背著一個胰島素泵（**編註**）。我當時想，如果患者找這位醫生看病的話，他最好的結果是什麼？也背一個泵！所以我們不能怪醫生，是我們自己沒有智慧。如果我們找一位從來沒有治好過糖尿病的醫生去治療，其結果必然是治不好糖尿病。

為什麼總是治不好？

如果把胰島素比作鑰匙，胰島素的受體就是鎖。在二型糖尿病中，我們的鑰匙沒有問題，但是鎖壞掉了，所以出現了胰島素敏感性降低，或胰島素阻抗。如果想要從根本上治療糖尿病，我們需要做的是修鎖。

在中國和臺灣最常用的糖尿病藥是二甲雙胍（Metformin）。這類藥的功能是抑制肝臟的生糖作用。當肝臟不能把糖原轉化成糖，血糖就控制住了。看來這種藥不能治療糖尿病，因為它沒有修我們的鎖，沒有幫助我們的胰島素受體恢復敏感性。

另一類糖尿病藥是硫醯基尿素（Sulfonylureas）。這是一種增泌劑，它可以增加胰島素的分泌。顯然這種藥也不能治療糖尿病，因為它只是提供了更多的鑰匙，還是沒有修鎖。

編註：在糖尿病治療中用於監管胰島素的醫用設備，也稱為持續皮下胰島素輸注治療裝置。

阿卡波糖（Acarbose）也是常用的糖尿病藥，它的作用是抑制澱粉酶的消化。吃了之後，我們攝入的澱粉類食物不能被消化成糖，不能被吸收。揉揉眼睛一看，它也不能治療糖尿病。和二甲雙胍一樣，阿卡波糖作用在與鎖不相干的靶點上。

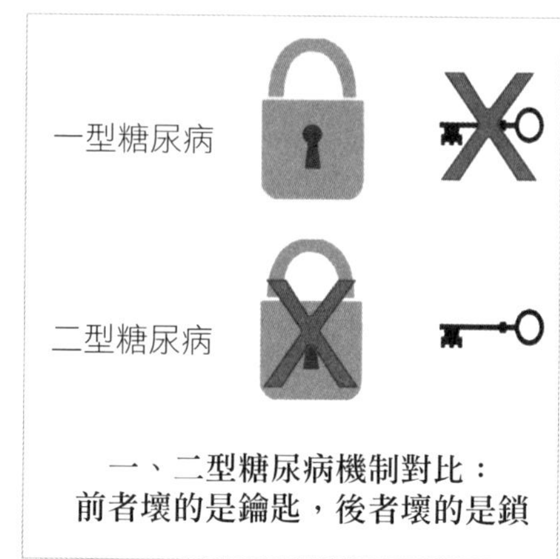

一、二型糖尿病機制對比：前者壞的是鑰匙，後者壞的是鎖

那麼胰島素呢？你肯定猜對了，胰島素也不能治療糖尿病，因為胰島素本身是鑰匙！

以上這些藥物是最常用的糖尿病藥。但是它們都不能治療糖尿病！難怪糖尿病治不好！因為我們從來沒有試圖真正去治療糖尿病！就像這幅漫畫畫的一樣，我們的「治療」方案都只是在控制血糖而已，是做拖地的工作。不關上水龍頭，地永遠也拖不乾。

碳水化合物的不白之冤

因此要想真正治療糖尿病，必須關掉導致糖尿病的水龍頭！那麼這個水龍頭——糖尿病的根源到底在哪兒？有一種觀點，認為糖尿病是碳水化合物攝入過多造成的。因為碳水化合物在消化道被消化成糖，糖被吸收後，升高了血糖，久而久之就得了糖尿病。

如果這真的是糖尿病的根源，那麼我們可以合理地得出一個推論，也就是一個國家的人均稻米攝入量越高，這個國家的糖尿病發病率就應該越高。看看中國的情況從 1980 年到 2010 年，人均稻米消費量沒有總體變化，一直保持在每人每年 100 千克上下[4]。但是同期糖尿病發病率卻從 0.7% 升

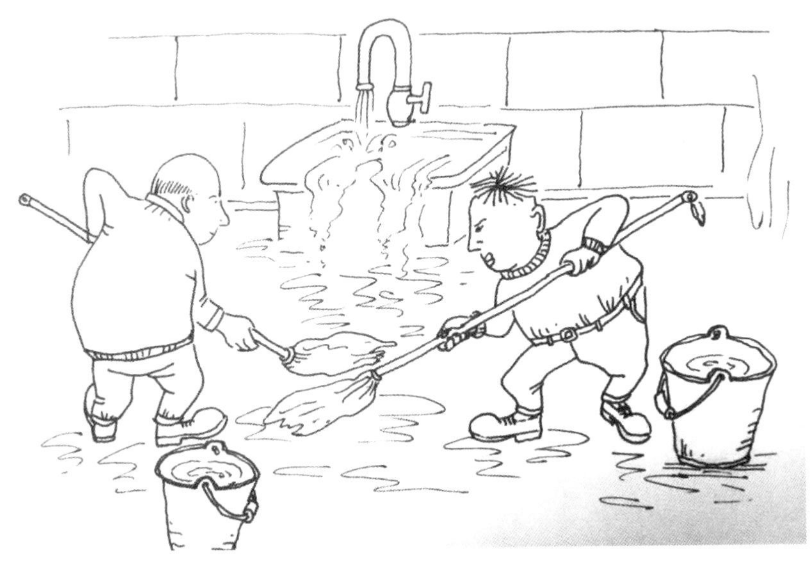

高到 11.6%。顯然糖尿病流行不是米造成的，因為米的消費量沒有變。

還有一種說法，說糖尿病人不能吃水果。於是科學家做了一項研究[5]，他們把糖尿病患者分成高果和低果兩組，然後同時做 3 個月完全一樣的營養治療。這期間，高果組要比低果組多吃很多水果。3 個月後，他們發現，這兩組的總體治療效果沒有差別。也就是說，吃不吃水果對糖尿病病情沒有影響。

既然**米和水果都和糖尿病不相干，什麼和糖尿病最相干呢？肉類！**從 1980 年開始，中國的肉類消費增加了 10 幾倍[4]，糖尿病發病率也增加了 10 幾倍。一項涉及 6 萬多受試者的美國研究發現，隨著動物性食物攝入的種類和數量越多，糖尿病的發病率越高[6]。

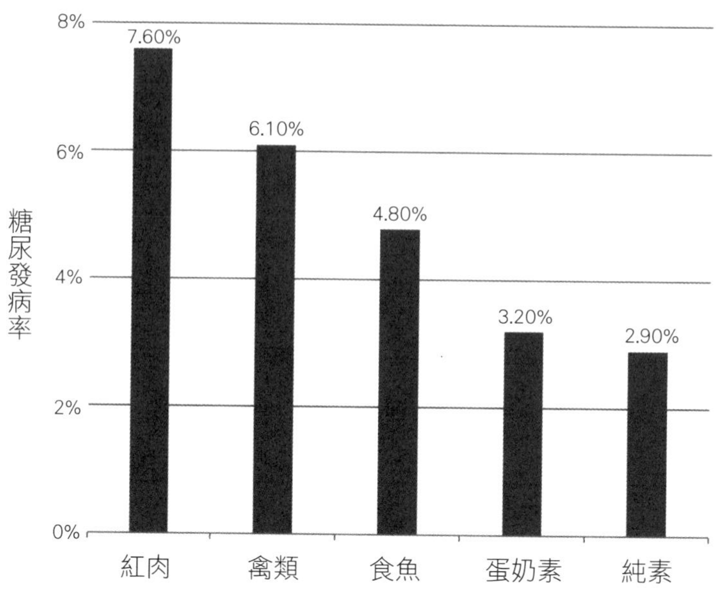

植物性飲食逆轉糖尿病

如果肉類的攝入是糖尿病的水龍頭，那麼停止吃肉就意味著關掉了水龍頭，糖尿病就自然痊癒了。是這樣嗎？

1979 年，研究者讓 20 位注射胰島素的患者進行相當於低脂蔬食的飲食。結果短短 16 天以後，9 位患者不需要打胰島素了，其他 11 位病人胰島素的平均注射劑量從 26 個單位降低到 11 個單位 [7]。

1994 年，197 位口服糖尿病藥的患者進行了非常簡單的生活方式的改變，包括低脂蔬食和步行。26 天以後，需要服藥的患者減少到 57 人，不到一個月的時間，70% 的患者被逆轉 [8]。

中國武漢濟民醫院李琳老師的團隊，透過簡單的飲食控制，可以在 7 天以內使 90% 以上的糖尿病病人實現減藥、停藥。在此前我在公益巡迴演講的過程中遇到，在家裡自己改變飲食逆轉糖尿病的病人也比比皆是。

逆轉糖尿病．關鍵在自己（下）

上一節分析糖尿病治不好的原因是沒有治本；糖尿病的真正根源在於動物性食物；斷除動物性食物可以加快逆轉糖尿病。

高僧大德為何也得糖尿病？

有讀者回饋，為何一些高僧大德長期吃素，怎還會得糖尿病？還有讀者從上一節介紹的實驗裡，發現純素食的人群也有 2.9% 的糖尿病患者！這說明什麼？雖然植物性飲食降低了糖尿病的風險，但是水龍頭還沒有完全關上！

1927 年有個經典的實驗 [1]。科學家把健康受試者分成兩組：一組被要求吃香腸、雞蛋等高脂飲食；另一組吃植物性的高碳水化合物飲食。兩天後，注射葡萄糖，觀察血糖變化。結果之前吃高碳水化合物飲食的一組，兩小時後血糖回到正常值；而高脂飲食一組的血糖卻高居不下。

另外一項研究把 28 位受試者分成兩組，分別給他們連續 12 小時注射 20% 的脂糜溶液或生理鹽水，結果脂肪注射組的胰島素敏感度當即下降 40%[2]！**看來糖尿病與脂肪的關係比與碳水化合物的關係更大！**

脂肪導致胰島素阻抗

那麼脂肪是如何導致胰島素阻抗呢？我們把胰島素比作鑰匙，把胰島素的受體比作鎖。在我們的身體裡，這些鎖存在於我們細胞的表面（肝細胞、肌細胞等）。當鑰匙和鎖相互作用時，激發了一系列細胞內的信號傳遞，最終打開了細胞表面的一扇門——葡萄糖轉運蛋白。當這扇門打開了，細胞外的葡萄糖進入細胞，被細胞所利用，同時，細胞外和血液中的葡萄糖濃度下降。這就是為什麼胰島素可以降血糖的原因。

糖尿病形成機制：細胞內脂肪堆積

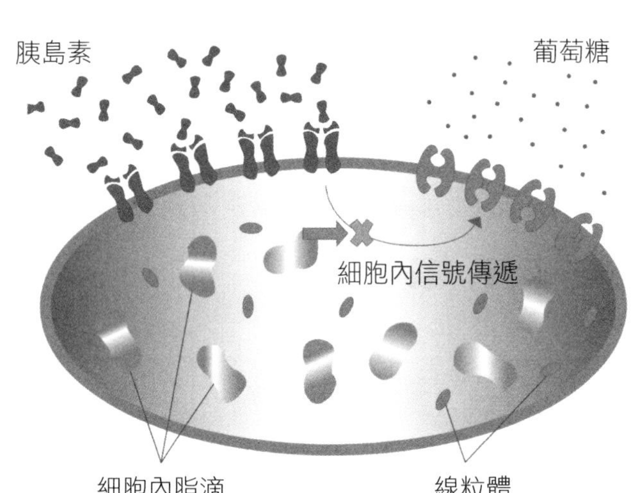

當細胞裡面有很多脂肪時，脂肪的代謝物會阻斷細胞內的信號傳遞[3]。這樣雖然鑰匙和鎖可以正常工作，但信號傳不到門上，門打不開，於是葡萄糖進不了細胞，在血液中積累，這就形成了糖尿病。

同時細胞得不到所需要的葡萄糖。所以糖尿病雖然是個富貴病，但是患者的細胞是被餓死的！

因此逆轉糖尿病的關鍵在於去除細胞內的脂肪。

如何去除細胞內的脂肪？

有一個手術叫「膽胰分流手術」，簡稱 BPD。在這個手術中，病人部分胃和十二指腸吸收脂肪的部分被切除，將餘下的胃和小腸後段連接起來。這樣吃進去的脂肪和卡路里不能被吸收，身體被迫消耗自身的脂肪，於是細胞內脂肪就消失了。研究人員對 30 位超重或肥胖的糖尿病患者做了這個手術，結果術後病人肌細胞內的脂肪明顯減少或消失。他們的體重很快恢復到 70 公斤，或 BMI=25 左右（西方人的正常體重）。（關於 BMI，請參考第七章第四篇〈你的體重達標了嗎？〉）。同時他們的糖化血紅素（HbA1c）迅速降至 6.3；83% 的患者 <7（正常值是 6）[4]。所以這項手術可以有效逆轉糖尿病！

現在中外醫院對於惡性糖尿病和惡性肥胖的病人仍然提供這項手術。可惜這個手術的後遺症太多了，其中最主要的是營養不良。因為被切掉的那段腸子對於吸收脂肪之外的其他營養素也很重要，切掉後，可能一輩子需要透過注射或點滴來補充營養。

不做手術也可以逆轉糖尿病

有沒有不用做手術的方法？能不能透過食物的選擇模擬這個手術？能不能只選擇沒有脂肪，或者低脂肪的食物吃？

根據不同食物的營養價值[5]（見本章第七篇〈吃蛋 VS. 吸菸，跟動脈硬化有關係？〉中的表格），我們發現，動物製品、植物油以及堅果類食物都是高脂食物（脂肪 >30%），而蔬菜、水果、全穀類以及大多數豆類都是低脂食物（脂肪 <10%）。

所以對降血糖最有利的食物是蔬、果、豆、穀，即所謂的低脂蔬食。

最瘦的瘦肉也含有 30% 的脂肪，仍屬於高脂食物。這很容易理解：我們在砧板上切肉和切芹菜的感覺是不一樣的，一個很油膩，一個很清爽。動物製品中蝦的脂肪含量較低，但是蝦的膽固醇和環境汙染物都很高。

豆類除黃豆（包括黑黃豆）和花生以外，其他的基本都是低脂豆類（脂肪 <10%）。所以**要逆轉糖尿病，除了吃蔬，還要低脂，也就是說要避免植物油、堅果和高脂豆類。**

低脂蔬食的奇蹟

逆轉糖尿病的案例比比皆是。一個朋友患糖尿病 10 年，他的父母也都曾經是糖尿病患者。他以為自己的糖尿病是遺傳性的，但其實沒有所謂的遺傳性糖尿病，而是生活方式在家族裡傳遞。以下是進行低脂純素 2 個月後，他發給我的回饋：

「接觸到你的觀念，其實是一種健康意識吧！我覺得非常棒。」

「我媽媽之前已經患了糖尿病，蔬果昔喝了 2 個多月，現在指標都正常了，藥也停了。也去醫院測了糖化血紅素，指標值正常。」

「我老爹也測了，糖化血紅素應該正常。空腹血糖會稍微高一些。但是他現在胰島素的注射劑量也降了。他打了 20 年的胰島素了。所以我覺得特別開心的就是我們接受了你的觀念。」

「我還記得你當時跟我說的逆轉糖尿病的四條：第一條，不能吃肉蛋奶；第二條，少油；第三條，不能吃白米白麵白糖；第四條，水果裡面像西瓜鳳梨這類特別甜的東西儘量少吃。其他的可以適量地吃。」

「我以前水果都不敢吃，現在水果正常吃。每天早上空腹血糖的正常值基本上都在五點幾！偶爾四點幾！餐後 2 小時的血糖一般都在 6.7 到 6.8 這個樣子，我覺得真的很棒。」

科學的證據

遺憾的是，在最新版的《中國糖尿病膳食指南 2017》中，魚禽蛋畜奶仍然被列為推薦食物。

可以預期，接受這種飲食推薦的患者逆轉不了糖尿病。羅馬林達大學做了 2 項實驗，一共收納近 30 萬人。結果發現，每週吃 5 次魚，提高糖尿病的風險 22%[6]。

另一個研究[7]發現，每週 2 至 4 個雞蛋，糖尿病風險提高 20%；而每天 1 個雞蛋，糖尿病風險提高 60 至 80% ！哈佛大學的研究發現，如果糖尿病患者吃雞蛋，20 年內的死亡率多 1 倍[8]。**美國糖尿病協會** 2018 **年新推出的糖尿病患者生活方式指南終於指出，植物性飲食對於糖尿病的控制是有效的選擇**[9]。

脂肪肝是如何發展成糖尿病？

2009 年，英國科學家發佈了一組令人深思的資料 [1] [2]。他們對 6500 名健康人追蹤了 10 年，並定期記錄他們的血糖、胰島素和胰島素敏感性等數據。

在這 10 年期間，一些人先後被確診為糖尿病。研究者拿出這些人確診之前幾年的資料和未得糖尿病者的數據作比較，揭開了一個驚人的祕密。

糖尿病確診前血糖趨勢圖

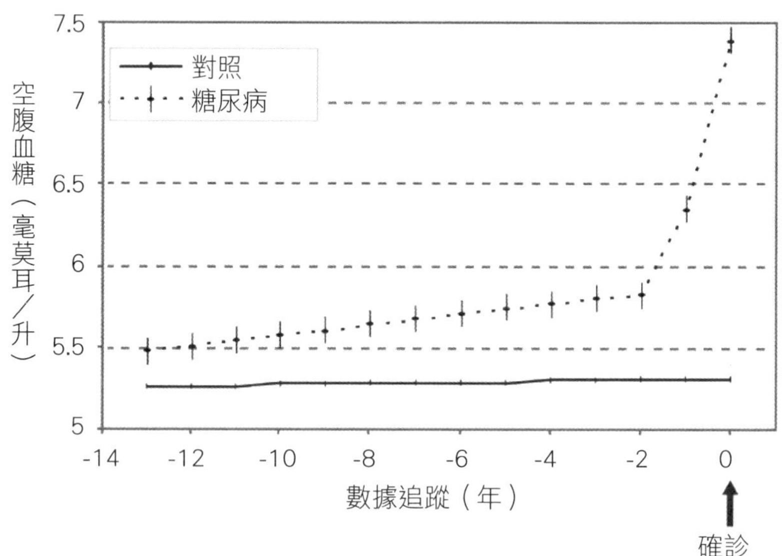

他們發現，患者的血糖在確診前若干年就已經在稍稍升高，但是仍然保持在正常範圍，而明確地升高只發生在確診之前 2 年。更有趣的是，血糖的迅速升高期伴隨著轉氨酶（Transaminase）的升高，這是肝臟功能持續受損的信號！

脂肪肝的形成

肝臟功能受損與肝內脂肪的堆積直接相關。脂肪肝的形成有兩個重要的因素：三酸甘油酯積累 [3] [4] 和炎症。三酸甘油酯是脂肪的儲存和運輸形式，它有三個來源：新攝入的、新合成的和儲藏的。

- 我們三餐攝入的脂肪，在消化吸收後，可以被直接運到肝臟、腹部或皮下儲存起來。因此**脂肪的攝入會鼓勵肝細胞儲存脂肪** [5]。
- 當人體熱量攝入大於支出，**多餘的碳水化合物首先在肝臟被轉化為肝糖。在肝糖庫填滿後，肝臟開始利用葡萄糖合成脂肪**，儲存起來 [6]。
- 另一個合成脂肪的途徑是透過酒精。**大量飲酒導致肝臟生成乙醛，乙醛為合成脂肪提供了最好的原料**——NADPH。
- 在饑餓的時候，全身脂肪組織的脂肪儲備被調動，透過血液循環進入肝臟。其目的是在這裡被氧化，提供燃料。

但是肝臟的脂肪也是一個進出平衡的動態系統。脂肪離開肝臟需要蛋白質載體 VLDL（極低密度脂蛋白）。在極度饑餓的狀態，蛋白質的合成一旦受到影響，VLDL 也會斷貨，於是脂肪不能有效地離開肝臟，進出肝臟的平衡被打破，這時脂肪也會在肝臟儲存起來。但是這種情況很少見。

炎症反應對三酸甘油酯在肝細胞裡的積累有很強的促進作用。造成炎症反應的因素包括動物性和高脂飲食引發的腸漏 [7] [8] [9] [10]、鐵過量以及肝炎病毒、心理壓力等。

總而言之，**高脂、高熱量、動物性飲食和酒精是形成脂肪肝最主要的原因。**

糖尿病前期

那麼脂肪肝與糖尿病之間又是怎麼回事呢？肝臟是調節血糖的重要器官。當血糖下降時，肝臟會把儲存的肝糖透過生糖作用轉化為葡萄糖，釋放到血液裡。這一過程可以被胰島素抑制。我們在前文介紹過，細胞對胰島素的敏感性受細胞內脂肪的影響。在糖尿病前期，肝細胞內脂肪不斷堆積，導致肝功能受損和胰島素敏感性降低，升糖作用不能被胰島素有效抑制，致使更多的葡萄糖進入血液，血糖悄悄上升，所以胰腺必須分泌更多的胰島素才能把血糖壓下來。

這時我們看到的是，血糖正常偏高、高胰島素血症、轉氨酶升高；這些都是肝臟不斷發出的求救信號。

糖尿病爆發

當肝臟的脂肪越來越多時，脂肪肝越來越嚴重。這時肝臟試圖透過脂肪輸出的形式減輕負荷，肝臟合成大量的 VLDL 把脂肪帶走，其主要的目的地之一便是胰腺。

大量脂肪進入胰島細胞，會產生兩個後果：一是抑制胰島細胞的功能（類似於胰島素敏感性降低）；二是導致脂毒性胰島細胞死亡[11][12]。二者都會降低胰島素的分泌。

在這個階段，兩個過程在相對發生：一方面肝臟對胰島素敏感性降低，造成持續血糖升高的壓力；另一方面，胰島功能被抑制或胰島細胞死亡，胰島素分泌下降（胰島功能喪失）。當能夠分泌的胰島素下降到再也不能控制不斷升高的血糖水位時，決堤就發生了。這就是臨床上看到的糖尿病。

糖尿病的逆轉

這裡面有兩個細節需要注意，它們都和脂肪相關：**一是肝內脂肪抑制肝細胞對胰島素的敏感度；二是胰內脂肪抑制胰島細胞分泌胰島素。**

當我們透過低脂純素、輕斷食、斷食或者膽胰分流手術等方式，迅速減少體內脂肪的時候，這兩個抑制被逐一去除[13]。

肝臟脂肪受飲食的影響最快，所以首先發生的是肝臟脂肪下降，肝臟對胰島素的敏感度恢復。這時很多糖尿病患者的空腹血糖可以恢復正常，這就是這些病人在嚴格的低脂純素條件下可以迅速逆轉的原因。

真正的逆轉需要看到胰島功能的恢復，也就是胰島素分泌不再受抑制。這個過程需要大約 2 個月的時間，因為胰腺脂肪的減少發生得比較慢。

一般患者的胰腺功能都是可以逆轉的，除非他的胰島細胞已經被長期的脂肪毒性完全殺死。這時他的糖尿病在臨床上已經不是二型，而是變成了一型糖尿病，臨床上也叫 1.5 型糖尿病。

在之前的兩節，我們提出了二型糖尿病可以透過低脂純素飲食逆轉。本文進一步闡述了糖尿病逆轉的機理，以及糖尿病與脂肪肝的關係。全球有 25% 的成人患有脂肪肝[14]，中國某些地區的發病率甚至達到 45%[15]。這並不奇怪，因為脂肪肝最大的風險因素就是現代人又愛又恨的酒和肉[16][17]。平時毫無拘束，得了病才後悔不已，藥物治療又沒有明確的效果[18]。

一切痛苦，都是在叫我們醒來。脂肪肝、糖尿病以及多半現代文明病，實際上都是喚醒我們的工具。它們不停地提醒我們，必須從不健康的生活方式中解脫出來。只有停止自我傷害，我們才可能重獲健康。所以請停下來，對自己說一聲：對不起，謝謝你，我愛你！

不喝牛奶，降低一型糖尿病的風險

如果我們把胰島素比作鑰匙，胰島素在全身細胞上的受體比作鎖，一型糖尿病是鑰匙太少，二型糖尿病是鎖壞掉了。因為兩種情況都導致葡萄糖進入細胞的門打不開，所以都叫糖尿病（參考本章〈逆轉糖尿病．關鍵在自己（上）〉中第一幅圖）。

中國每年新發一型糖尿病 13000 例，其中 4000 例發生在 15 歲以下的兒童中。[1] [2]

在成人發生的一型糖尿病中，有一部分是因為不可逆的脂毒性傷害，從二型糖尿病轉過去的。這種情況不屬於今天討論的範疇。

01

很早以前，人們就注意到了一型糖尿病與牛奶之間的關係。一個國家牛奶消費量越高，一型糖尿病發病率越高 [3] [4]。

部分國家牛奶攝入量與一型（兒童期發病型）糖尿病發病率關係圖

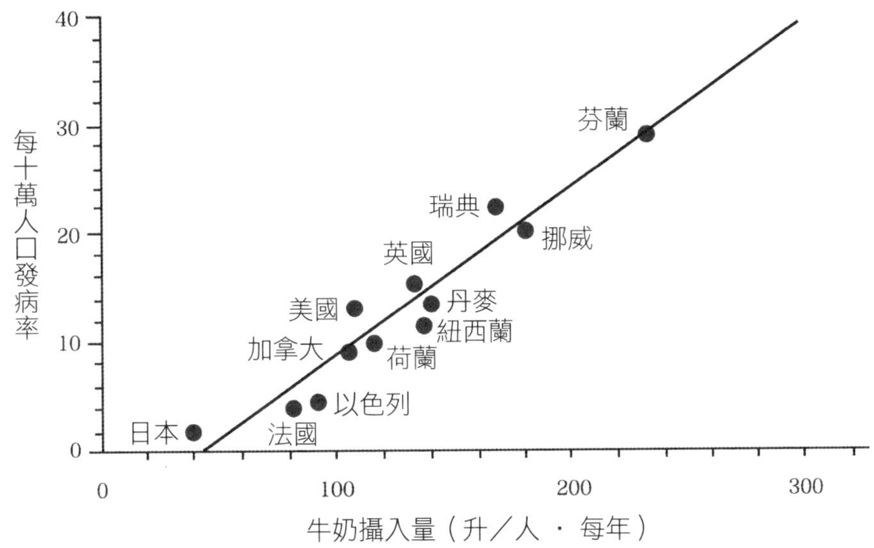

嬰兒期間喝牛奶會顯著提高一型糖尿病的風險 [5]。一型糖尿病屬於自體免疫疾病，與腸漏有密切關係 [6]。腸漏的主要原因是腸道內非益生菌增生。非益生菌增生的根源是不健康的飲食習慣。嬰兒期，兒童的腸壁屏障還沒有完全成熟，這給外源性致病物質的入侵帶來了更方便的機會。

沒有被完全消化的蛋白質或致病抗原透過腸漏進入血液後，激發了免疫反應。在特定的情況下，當這些抗原的三維結構接近於人體自身的抗原時，引發交叉反應，致使我們的免疫系統攻擊自己的組織（自體免疫）。

對於一型糖尿病，受攻擊的組織是我們胰腺負責生產胰島素的胰島細胞。當一定比例的胰島細胞被免疫系統殺死之後，我們失去了合成足夠胰島素的能力，無法應對日常的血糖變化，就表現為一型糖尿病。

02

牛奶的蛋白質中，80% 是酪蛋白。酪蛋白分為幾種亞型，其中一種為 β 酪蛋白。科學家在研究 4 月齡嬰兒的血清時，發現牛奶餵養嬰兒的血清含有抗 β 酪蛋白的抗體！這說明牛奶的 β 酪蛋白透過腸漏進入了嬰兒的血液，並激發了免疫反應，產生了對抗 β 酪蛋白的抗體。相比之下，母乳餵養嬰兒的血清沒有這種抗體[7]。

後來的研究發現，牛的 β 酪蛋白還可細分出 A1、A2 等變異。這兩種變異誘發免疫反應的能力有很大差異。A1 可以誘發對抗胰島的抗體，與一型糖尿病相關；而 A2 與一型糖尿病無關。

北歐是一型糖尿病的高發區[8] [9] [10]。有趣的是冰島的發病率顯著低於其他北歐國家。研究發現：A1 在北歐更普遍；A2 在中歐和南歐更普遍。可是冰島奶牛的 β 酪蛋白以 A2 為主[11] [12] [15]。這就解釋了為什麼冰島的一型糖尿病發病率較低。

A1β 酪蛋白在消化的過程中，會釋放出一種 7 個氨基酸的短肽 BCM7，而 A2 則不會。有趣的是，BCM7 的序列和胰島細胞表面 GLUT2 蛋白質的序列只差 1 個氨基酸[14]，所以 BCM7 很可能是導致自體免疫的抗原。

如果這個理論成立的話，當我們把酪蛋白深度水解，儘量破壞掉所有的 BCM7，這種奶粉導致一型糖尿病的風險應該降低。科學家把 230 名遺傳易感兒童分成兩組，分別進行深度水解奶粉和普通奶粉的餵養。結果深度水解奶粉餵養的嬰兒在 10 歲以內患一型糖尿病的概率果然大幅下降[15]。這項研究是對 BCM7 理論的有力佐證。

03

然而事情沒有那麼簡單。地處南歐的義大利薩丁尼亞地區是另一個一型糖尿病高發區，可是當地牛奶的 β 酪蛋白以 A2 變異為主 [10]。

另一項涉及 2000 名易感兒童的多國研究發現，停止母乳餵養後用深度水解的奶粉繼續餵養，比起普通奶粉並不會降低一型糖尿病的發生率 [16]。

由此看來，除了 BCM7，還可能有其他自體免疫抗原。對於薩丁尼亞地區一型糖尿病的進一步研究提供了一些線索：在當地牛群和羊群中普遍存在一種叫「約尼氏病（Johne's disease）」的副結核菌感染。63% 的當地一型糖尿病患者的血樣檢查出這種副結核菌，而健康兒童血樣的副結核菌檢出率只有 16%[17]！

研究者進一步從一型糖尿病患者血液中提出了抗牛副結核菌的血清。他們發現這些血清能夠和胰島細胞抗原發生很強的結合反應 [18]。

這說明在薩丁尼亞的患者中，牛副結核菌的某些成分是導致交叉反應的自體免疫抗原。

後來對歐美多國的乳牛和肉牛的篩查結果顯示，副結核菌是相當普遍的現象 [19] [20] [21]。因此導致牛羊約尼氏病的副結合菌被證實是誘發一型糖尿病的另一個抗原。

04

你可能會問，同樣喝了含有 A1 β 酪蛋白或者副結核菌抗原的牛奶，為什麼有些兒童發生了自體免疫，得了一型糖尿病，而另一些兒童卻沒有得病？

研究發現，除了外來的自體免疫抗原外，患病的兒童還需要有遺傳易感基因[22]。當這兩個必要條件被同時滿足，患一型糖尿病的風險就大大升高。

這同時也說明，即使攜帶遺傳易感基因，如果避免自體免疫抗原（如牛奶），也不會得一型糖尿病。除了以上討論的因素，一些研究還發現嬰兒時期肉類、油脂的攝入，以及過早開始食用副食品，也可能提高一型糖尿病的風險[23] [24] [25]。嬰兒的腸道至少在前 5 至 6 個月都尚未發育成熟，為避免腸漏造成的過敏和自體免疫等疾病，世界衛生組織建議嬰兒出生後前 6 個月以純母乳餵養。肉類的影響不限於 6 個月以前。研究發現，2 歲以前和 2 歲以後肉類的攝入都可以顯著增加一型糖尿病的風險，並且有很強的劑量效應（肉吃得越多，風險越高）[26]。

維生素 D 缺乏與很多自體免疫性疾病有關。國內外研究都發現，隨緯度的提高，日曬減少，一型糖尿病有明顯的上升趨勢[27] [1]。

綜上所述，**與一型糖尿病相關性最大的因素包括：**

- **牛奶和乳製品；**
- **肉類；**
- **遺傳易感性；**
- **維生素 D 缺乏；**
- **過早開始食用副食品。**

因為胰島細胞已經被殺死，一般情況下一型糖尿病是難以逆轉的。為避免這樣的悲劇，在嬰兒期，堅持母乳餵養，或用植物配方替代動物配方奶粉。**在兒童期用植物奶替代牛奶餵養孩子，不失為一個簡單有效的預防一型糖尿病的方法。**

血脂正常，為什麼還會心肌梗塞？

一項美國研究統計了 13 萬因為心臟病發作而住院的人，發現 72% 的患者在發病時膽固醇處於正常水準[1][2]。換句話說，大多數心臟病的發作發生在指標正常的人群裡。有沒有搞錯？哪個「專家」定的指標？

正常與不正常

長期以來，美國醫學界把總膽固醇的正常範圍定在 5.2 毫莫耳／升以下，異常範圍定在 6.2 毫莫耳／升以上，5.2 至 6.2 毫莫耳／升是邊界水準[3]。

2013 年，美國心臟協會（AHA）和美國心臟學會（ACC）把正常範圍下調到 4.9 毫莫耳／升[4]。雖然這樣一下子多了 4200 萬個高膽固醇血症患者，但是距離充分預測心臟病發作還差得遠。

為什麼不把標準設得更嚴格一些，這樣達標的人就不用擔心心臟病了？因為如果再往下降，大多數人就不正常了。這無疑增加了全民治療高膽固醇血症的開銷。實際上僅這一項就足以使美國的醫保破產。（當然他們選擇性地忽略了零成本的蔬食選項。）**這種現象從一個側面反映了當今世人的健康狀況：絕大多數人都是有病的，不正常的。指標正常並不一定真的正常。**

零風險膽固醇標準

那什麼樣的膽固醇標準才能真正反映健康，也就是預測零心臟病風險？**根據美國國立衛生院 NIH 專家小組的評估，總膽固醇要小於 4.1 毫莫耳／升**[5]。多項臨床研究還顯示，要把心臟病的風險降到最低，**低密度脂蛋白膽固醇（LDL-C）要低於 1.8 毫莫耳／升**[6][7][8]**，甚至更低（1.3 毫莫耳／升）**[9]。對野生動物和特殊人群的研究可能給我們一些參考[10]：野生哺乳類的總膽固醇在 1.8 至 3.6 毫莫耳／升之間，多半低於 2.8 毫莫耳／升。野生靈長類的總膽固醇在 2.8 至 3.6 毫莫耳／升之間。現存的部落人群的總膽固醇也在 2.8 至 3.6 毫莫耳／升之間，大多數低於 3.1 毫莫耳／升。

而健康新生兒的總膽固醇是 2.8 毫莫耳／升[11]。由此可見，總膽固醇低於 4.1 毫莫耳／升、低密度脂蛋白膽固醇低於 1.8 毫莫耳／升，並不是一個過分的預期。

膽固醇與心臟病

膽固醇升高會促進動脈硬化，繼而增加心臟病的風險。而心臟病是中國[12]，乃至世界人口最重要的死因[13]。

當總膽固醇高於 4.1 毫莫耳／升，心臟病的風險提高 112%；高於 5.2 毫莫耳／升，風險提高 218%；高於 6.2 毫莫耳／升，風險提高 3.5 倍；高於 7.2 毫莫耳／升，風險提高 7.5 倍[14]。

在美國黑人人群中有一個有趣的基因變異，其攜帶者的總膽固醇從普通人的平均 5.6 毫莫耳／升，下降到 4.5 毫莫耳／升，LDL-C 從平均 3.6 毫莫耳／升，下降至 2.6 毫莫耳／升。並且，攜帶人群的冠心病發病率降低了 89%[15]！

可見，降低血液膽固醇就可以降低心臟病的風險。除了心血管疾病，膽固醇升高還會提高乳腺癌[16]、不孕症[17]和傳染病[18]等多種疾病的風險。

那麼，「好的」膽固醇，即高密度脂蛋白膽固醇（HDL-C）呢？在人體內，HDL 負責把膽固醇從全身運回肝臟。這就好比垃圾車：當垃圾多的時候有很多垃圾車是好事情，但是如果垃圾不多就不需要很多垃圾車了。此外研究發現，HDL 在被氧化以後，也會促進動脈硬化[19]。

因此 HDL-C 的高低不是最重要的因素，降低總膽固醇和 LDL 才是關鍵。

如何降低膽固醇

降低膽固醇，顯然應該降低膽固醇的攝入和合成，增加膽固醇的排出。多項研究顯示，遵循零膽固醇、低飽和脂肪、高纖維的純素食者，其總血膽固醇和 LDL 指標都顯著較低。這些指標隨吃肉—吃魚—蛋奶素—純素的趨勢遞減[20]。

俄國生理學家阿尼契科（Anitschkow）是最早發現膽固醇與動脈硬化之間關係的學者之一。他發現，大多數哺乳類動物攝入雞蛋黃後，會出現動脈硬化[21][22][23]。當時人們已經知道蛋黃的主要成分之一是膽固醇。

作為哺乳類的一員，人類並沒有脫離這個規律。研究發現，累計攝入蛋黃越多的人，頸動脈硬化的情況越嚴重。蛋黃攝入對頸動脈硬化的影響堪比吸菸[24]。但是，美國 2015 年飲食指南卻取消了對膽固醇攝入量的限制，很多專業人士甚至公開推薦吃雞蛋等高膽固醇的食物！關於其幕後的利益衝突和美國 2015 年飲食指南最終版的大逆轉，這裡就不再重複了。我只想強調，動物性食物和高脂食物是導致高膽固醇血症的最重要因素，因此**降低膽固醇，預防和逆轉心臟病的最佳飲食方案是低脂（無油）純素。**

在一次關於控制冠心病方案的圓桌討論中，著名心臟病專家威廉·羅伯茲（William C. Roberts）說：「血管硬化的原因是血液膽固醇不正常，主要出於攝入膽固醇和飽和脂肪。如果我們都遵循植物性飲食，我們就不需要這次討論了。」[25]

現任美國心臟學會主席金·威廉斯（Kim Williams）是位嚴格純素食者。11 年前他的飲食不含紅肉，但是包括雞和魚。他的 LDL 膽固醇一度達到 4.4 毫莫耳／升，純素 6 周後降至 2.3 毫莫耳／升！他說：「我不介意死亡，只是不希望死於自己的錯誤。」[26]

吃蛋 VS. 吸菸，跟動脈硬化有關係？

吸菸或吃蛋與頸脈硬化程度關係圖

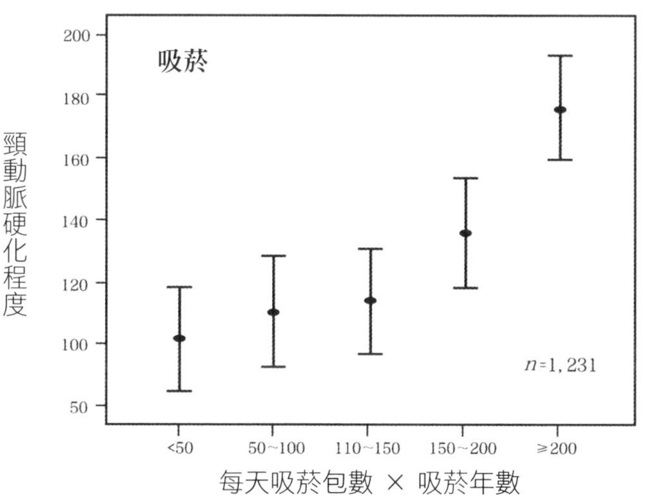

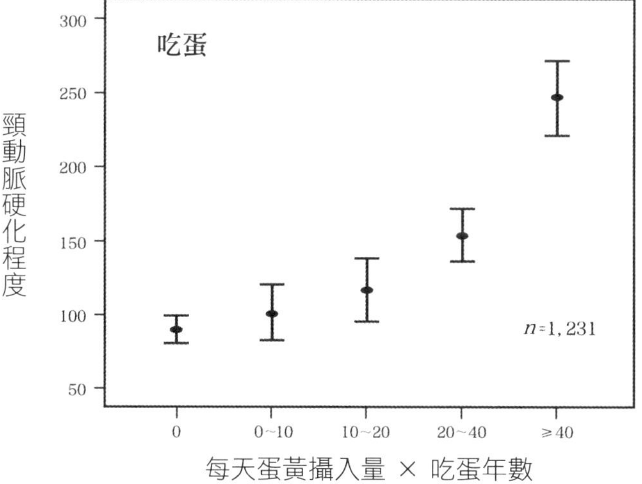

頸動脈硬化是導致腦缺血乃至中風的重要因素。中風是導致癱瘓、致殘和致死率最高的疾病之一。

2012 年發表的一項研究，對比了吃蛋和吸菸與動脈硬化的關係 [1]。科學家透過頸部超音波檢查，測量了受試者的頸動脈硬化斑塊的大小，並仔細調查了他們的飲食和生活方式，比如每週吃多少蛋？吃不吃蛋黃？吃了多少年？每天抽幾包菸？抽了多少年……

結果發現，一個人一生中吃蛋黃的數量越多，他頸動脈硬化的程度越嚴重。而吸菸和頸動脈硬化也有類似的關係。

雞蛋：高血脂，怪我囉

蛋黃是膽固醇含量最高的食物之一。血液膽固醇（血脂）的水準與心腦血管疾病直接相關。

哈佛大學的一項研究發現，每天吃一個蛋可以提高 20 年裡的死亡率 25%[2]。也就是說，吃蛋會短命！最新的《美國 2015-2020 飲食指南》建議：每個人應當儘量避免從食物中攝入膽固醇（參考第一章）。

除了雞蛋，魚、蝦、肉、奶都是膽固醇的食物來源。因為人體沒有分解膽固醇的能力，如果在自身合成以外還攝入膽固醇的話，將導致膽固醇的濃度升高，即所謂高脂血症。

血脂高了，如何降低呢？

大家都這麼說：有病就吃藥！他汀類（Statins）藥物是控制膽固醇的首選藥物，其作用機制是抑制肝臟的膽固醇合成酶。藥物的發明者是這麼想的：既然膽固醇可以合成，又可以攝入，但是不能排出，乾脆我們就不要合成了。用一個藥把我們合成膽固醇的器官——肝臟關掉，每天只需要從動物性食物裡面攝入一些膽固醇就夠了。這樣既可以吃肉，又可以不得心臟病。兩全其美！這種想法顯然受到了全世界人民的擁戴。

第一個上市的他汀類藥物——利普妥，上市後 14.5 年的累計銷售額達到 1250 億美元！這是迄今為止所有藥物中最暢銷的。因為全世界人都是這麼想的，既要吃肉，又不要得心臟病。但是他汀類藥物有個特點，就是必須持續地吃。因為一旦停藥，我們的肝臟又開始合成膽固醇，我們的血脂又上去了，所以必須天天吃，一直吃到最後一口氣。

這類藥是藥廠最喜歡的：因為很多人在吃，還要吃一輩子，這樣利潤才高呢！

但是患者的想法不同，每天都吃一種藥，他們會擔心副作用。美國著名的醫院梅約診所（Mayo Clinic）對 15 萬名沒有糖尿病的婦女進行調查後發現，服用他汀類藥物可使患糖尿病的風險提高 50%[3]！另一項研究發現，服用 10 年他汀，女士患乳腺癌的風險提高 83 至 97%[4]！除此之外，他汀類的常見副作用還包括肝損傷、腦損傷、肌肉損傷[5]，甚至橫紋肌溶解症[6]。看來吃藥的副作用蠻大的。

膳食纖維幫助膽固醇排出

有沒有不吃藥就能降低膽固醇的方法？膽固醇雖然不能分解，但我們的身體有一個天生自帶的途徑可以將它排出，這就是腸肝循環。當血液中的膽固醇升高時，肝臟把多餘的膽固醇拉出來，透過分泌膽汁的方式儲存在膽囊裡。膽汁的主要成分是膽固醇、膽酸（膽固醇的另一種形式）和膽紅素（血紅素破壞後的產物），還有少量的膽鹼和脂肪酸。在消化的過程中，膽汁被排到消化道裡，幫助脂肪類物質的吸收。如果沒有膳食纖維的干預，膽汁中的膽固醇 95% 以上都在小腸末段被重新吸收進入血液循環，最終回到肝臟。

這就完成了一輪腸肝循環。**我們的食物如全穀類、根類、蔬菜和水果富含一種可溶性膳食纖維，它們在吸收水分後變成膠狀物質。膽固醇，尤其是膽酸，在「陷入」膠體之後，重吸收就變得比較困難，於是隨糞便排出體外。**

所以飲食中的膽固醇和膳食纖維對膽固醇的排出都有很大的影響。對改善血脂有利的飲食是高纖低膽固醇的飲食。如果我們的飲食是相反的，高膽固醇低纖維，那麼肝臟辛辛苦苦排出來的膽固醇又被重新吸收進入血液，同時還加進去新攝入和新合成的膽固醇。

這樣隨著每一圈的腸肝循環，我們血液裡的膽固醇越來越高，肝臟的負擔越來越重，肝臟分泌的膽汁裡膽固醇濃度越來越高。長期下去，膽囊裡面就可能形成膽結石。膽結石的主要成分是膽固醇，還有一些膽紅素。膽結石與草酸、鈣沒有半點關係，不要又冤枉了菠菜和豆腐！為了避免高血脂、動脈硬化、心腦血管疾病，也為了預防膽結石，最好的飲食是高纖維低膽固醇的飲食。

高纖低膽固醇的飲食

下面這張營養成分表 [7] 把一些代表性的食物分成 3 類：第 1 類是動物性的食物，魚、蝦、肉、蛋、奶；第 2 類是植物性食物，蔬、果、穀、豆；第 3 類是高脂肪的植物性食物。

部分食物所含營養元素對比表

動物性食物（100 克）	熱量（千卡）	纖維（克）	脂肪（克）	脂肪供能比（%）	飽和脂肪酸（克）	飽和脂肪（%）	膽固醇（毫克）
乾烤鱒魚（淡水）	190	0.0	8.5	40	1.5	19	74
乾烤金槍魚（鹹水）	184	0.0	6.3	31	1.6	29	49
蒸蝦	119	0.0	1.7	13	0.5	35	211
烤瘦牛肉	183	0.0	8.5	42	3.4	43	83
燒雞	239	0.0	13.6	51	3.8	31	88
煮雞蛋	155	0.0	10.6	62	3.3	37	373
牛奶（生）	64	0.0	3.7	52	2.3	66	14
切達乳酪（生）	403	0.0	33.1	74	21.1	67	105

植物性食物（100 克）	熱量（千卡）	纖維（克）	脂肪（克）	脂肪供能比（%）	飽和脂肪酸（克）	飽和脂肪（%）	膽固醇（毫克）
煮全麥意粉	124	4.5	0.5	4	0.1	26	0
糙米飯	111	1.8	0.9	7	0.2	22	0
豆腐（生）	76	0.3	4.8	57	0.7	16	0
煮毛豆	122	5.2	5.2	38	0.6	15	0
煮花椰菜	35	3.3	0.4	11	0.1	31	0
煮菠菜	23	2.4	0.3	10	0.0	27	0
橘子（生）	47	2.4	0.1	2	0.0	15	0
蘋果（生）	52	2.4	0.2	3	0.0	33	0

高脂肪植物性食物（100 克）	熱量（千卡）	纖維（克）	脂肪（克）	脂肪供能比（%）	飽和脂肪酸（克）	飽和脂肪（%）	膽固醇（毫克）
亞麻籽（生）	534	27.3	42.2	71	3.7	9	0
核桃（生）	654	6.7	65.0	89	6.1	10	0
炒花生	585	8.0	49.7	76	6.9	15	0
炒葵花籽	582	11.1	49.8	77	5.2	11	0
花生油（生）	884	0.0	100.0	102	16.9	18	0
大豆油（生）	884	0.0	100.0	102	15.7	16	0

我們發現：植物性食物不含膽固醇，而動物性食物都有膽固醇；除了植物油，植物性食物富含膳食纖維，而動物性食物沒有膳食纖維；而**能夠刺激身體合成膽固醇的飽和脂肪，含量最低的是中間的蔬、果、穀、豆。**

綜合以上三方面的資料比較，**對降低膽固醇，對我們的血管最好的食物是第 2 類的蔬、果、豆、穀，即所謂低脂蔬食。**

低脂蔬食能不能降低膽固醇？

低脂蔬食和他汀類藥物哪一個降膽固醇的能力更強？研究者把高血脂的志願者分成兩組：一組服用他汀類藥物；一組進行低脂蔬食。4 個星期之後比較兩組低密度脂蛋白膽固醇 LDL 的變化。結果 4 星期以後，兩組志願者的 LDL 膽固醇都下降了 30% 左右 [8]。

也就是說**低脂蔬食 1 個月，就可以在沒有副作用的情況下，降低膽固醇** 30% ！看來降低血脂不是什麼醫學難題。

2012 年，中國做了迄今為止規模最大、評估最全面、代表性最強的血脂異常調查 DYSIS-China。該研究包括了全國 22 個省市的 122 家 3 個不同級別的醫院，超過 700 名臨床醫生參與，納入 25317 例門診患者。

結果顯示，這些患者中 87% 採用了他汀類藥物治療，但是只有 40 至 60% 的患者血脂達標 [9]。

在普通人群中，中國血脂異常患者約 4.3 億人，冠心病死亡率以每 10 年 30% 的增幅上升 [10]。在 18 歲以下的青少年群體中，血脂異常的比例也高達 25%[11] ！我們討論的不是要不要放下你每天吃的那個雞蛋，或者一塊肉的問題。我們在面對的是一個正在一年一年快速侵蝕大家健康的問題。如果我們不主動斬斷疾病的根源，關掉水龍頭，蓋再多的醫院，也治不好我們的病！

關於雞蛋的爭論，我有一篇文章詳細說明：〈關於雞蛋，我們是如何陷入誤區的？〉，有興趣的讀者可以上網閱讀（https://mp.weixin.qq.com/s/7gmThBTzGYOjAWYPFVKaSQ）。

是時候為心臟病平反了

長期以來人們認為，**飽和脂肪（動物脂肪、棕櫚油、氫化植物油的主要成分）的攝入是導致心腦血管疾病最重要的因素之一**。可是最近很多文章卻提出要為飽和脂肪「平反」，鼓勵大家吃豬油是好的[1]。如果為飽和脂肪平反，我建議不如直接為心臟病平反！因為說飽和脂肪好，如同說心臟病是好的一樣。

01

血液膽固醇與心臟病之間的關係是毋庸置疑的（相關論述見第一章）。而飽和脂肪的攝入與血液膽固醇或者心血管疾病的關係近年卻有了爭議[2]。雖然很多大型臨床研究和綜合分析充分肯定了飽和脂肪與血液膽固醇或心血管疾病之間的關聯[3][4][5][6][7]，但是一些研究卻發現它們之間的關係不顯著[8][9][10]。問題出在哪兒？

在於個體差異。在分析一個人群的某項指標，如血膽固醇的時候，個體之間本身就有差異。當個體差異小的時候，飲食因素的不同對指標的影響是可以區分出來的；當個體差異大的時候，飲食因素的影響可能被個體差異掩蓋，於是得不出顯著結論。

在這種時候，我們需要用干預實驗來得出結論。比如當我們讓受試者在原來飲食的基礎上，增加飽和脂肪的攝入，然後得到每個人在干預前後的血膽固醇變化，這時候飽和脂肪與血膽固醇變化之間有很清晰的正相關關係[11]。

02

為什麼攝入飽和脂肪會升高血膽固醇？我們得從細胞膜的結構說起。我們的細胞被一層磷脂雙分子層包裹著，形成細胞與外部環境之間的邊界。

細胞膜的功能包括：保護細胞，維持細胞形態，在細胞內外之間傳遞資訊等。為達成這些功能，細胞膜需要保持一定的流動性。溫度會影響磷脂分子的排列密度。當溫度下降，磷脂分子排列變密，細胞膜的流動性變差，信號傳遞受到影響；當溫度升高，磷脂分子的排列變鬆，細胞膜的流動性變強，細胞膜的結構變得不穩定。

膽固醇在調節細胞膜的流動性中起到關鍵的作用。在嵌入一定比例的膽固醇後，細胞的流動性會調整到一個相對穩定的區間。當溫度升高時，膽固醇幫助穩定細胞膜；當溫度下降時，膽固醇幫助提高流動性。所以說膽固醇對動物細胞是至關重要的。

在植物細胞的細胞膜外面有一層厚厚的細胞壁輔助，因此植物細胞的細胞膜對膽固醇的需求降低很多。實際上植物細胞膜上也有一種類似於膽固醇的甾醇（Sterols），但是其濃度遠低於動物細胞膜上膽固醇的濃度。營養學上，植物甾醇對外源性膽固醇的吸收有抑制性的作用。

磷脂分子是由 1 至 3 個脂肪酸分子和 1 個磷酸化的甘油分子結合而成的。脂肪酸分為飽和脂肪酸和不飽和脂肪酸。從三維結構上看，飽和脂肪是一條直棍，而不飽和脂肪則是彎曲的。在嵌入細胞膜的時候，飽和脂肪酸排列更緊實，降低細胞膜的流動性，所以需要更多的膽固醇來調節；而不飽和脂肪酸因為有彎曲，排列較疏鬆，使細胞膜的流動性增加，於是對膽固醇的需求降低了。

身體在攝入飽和脂肪後，會合成更多的膽固醇以應對預期的細胞膜流動性下降，於是血膽固醇就升高了。

在動物製品中，飽和脂肪和膽固醇是同時存在的。膽固醇／飽和脂肪的攝入多少與冠心病死亡率呈直線關係（見第三章第一篇「膽固醇／飽和脂肪攝入量與冠心病死亡率關係圖」），因此**避免動物製品可以同時避免兩個最重要的心臟病風險因素。**

03

除了升高血膽固醇，飽和脂肪的攝入還會促進腸道非益生菌的生長，導致腸漏，誘發系統性炎症，從而引起動脈硬化和心腦血管疾病。

非益生菌在膽鹼代謝中也會促進生成 TMAO——一種促進動脈硬化的代謝毒素 [12]。

更重要的是，不管飽和脂肪與血液膽固醇的關係如何，飽和脂肪＋膽固醇的攝入與心臟病直接相關 [13] [14]。同時，飲食裡動物性食物中的膽固醇和飽和脂肪是相伴相隨的，不可能攝入一個而避免另一個。有鑑於以上研究，美國心臟協會在最新的 2017 年立場性文件中明確建議要限制飽和脂肪的攝入 [15]。

04

現實生活中，飽和脂肪的典型例子包括豬油、奶油和乳製品中的主要脂肪。動物性食物的飽和脂肪含量普遍很高，即使瘦肉和魚肉也含有 15 至 40% 的飽和脂肪。

在植物性食物中，棕櫚油、椰子油的成分主要是飽和脂肪。其他植物油、堅果和油料種子也含飽和脂肪。

聽說椰子油所含的脂肪酸是中鏈不飽和脂肪酸，這種脂肪酸對人體有沒有好處？

實踐是檢驗真理的唯一標準。科學家讓 3 組受試者在 4 個星期中分別每天攝入奶油（動物性飽和脂肪）、椰子油（植物性中鏈飽和脂肪）和紅花油（植物性不飽和脂肪）**（編註）**，然後比較三組血液中低密度脂蛋白膽固醇 LDL 的濃度。結果發現，雖然椰子油組的 LDL 低於奶油組，但是紅花油組的 LDL 顯著低於椰子油組。也就是說，比起紅花油，椰子油會提高血液膽固醇，升高血脂 [16]。

除了心腦血管疾病，飽和脂肪與諸多疾病相關：失智症、帕金森氏症、多種癌症、不孕不育……。為了您的健康，最好遠離飽和脂肪。為飽和脂肪平反都是無稽之談。

編註：紅花油是中醫常用外用藥油，可活血化淤；亦可食用。

如果不避免這類食物，吃不吃蔬食都容易得心臟病！

01

反式脂肪是含有反式脂肪酸的脂肪。反式脂肪酸是不飽和脂肪酸的一種。在順式脂肪酸中，不飽和雙鍵兩側的碳鏈分佈在氫鍵的同一側；在反式脂肪酸中，它們處於相對的兩側。因為這個小小的不同，在三維結構上，反式脂肪酸和飽和脂肪酸更像，接近一條直棍。反式脂肪酸嵌入細胞膜後，同樣會降低細胞膜的流動性，所以反式脂肪酸同樣會升高血液膽固醇。

多項研究發現反式脂肪酸不只升高了「壞膽固醇」LDL，同時還降低了「好膽固醇」HDL[1]！

02

什麼是 LDL 和 HDL？

膽固醇（C）、三酸甘油酯（T）等親脂物質不能直接在血液裡運輸，需要和脂蛋白（Apo）一起形成包裹體才能被血液運送到身體的其他部位。

這些包裹體根據其構成，分為 VLDL、LDL 和 HD，後二者與膽固醇有關。LDL 即低密度脂蛋白，負責把膽固醇從肝臟運往全身，與之相結合的膽固醇叫低密度脂蛋白膽固醇，即化驗單上看到的 LDL-C。HDL 即高密度脂蛋白，負責把膽固醇從全身運回肝臟，然後透過分泌膽汁排出，與之相結合的膽固醇叫高密度脂蛋白膽固醇，即 HDL-C。因為這些特性，LDL-C 被稱為「壞膽固醇」，HDL-C 被稱為「好膽固醇」。

LDL-C ＋ HDL-C= **總膽固醇。**

LDL-C 和 HDL-C 的數據反映的是垃圾和垃圾車的關係[2]：當體內垃圾多了，我們需要更多的垃圾車；當體內垃圾多了，但是垃圾車不夠，就會出現問題；當體內垃圾少了，不需要很多垃圾車。當攝入反式脂肪，LDL 升高，HDL 下降，代表垃圾多了，垃圾車反而少了，這是不好的信號。最近有研究發現，HDL 在體內會被氧化，被氧化後的 HDL 會促進炎症和動脈硬化。

所以關鍵不在於我們有多少垃圾車，而在於減少垃圾。LDL-C 和總膽固醇的檢測值最能反映血膽固醇的高低，而血膽固醇是預測動脈硬化和心腦血管疾病風險的關鍵指標。

03

除了心腦血管疾病外，有證據顯示，反式脂肪與其他疾病也相關，如失智、糖尿病、肝臟疾病、不孕不育，甚至癌症。

什麼食物含有反式脂肪[3]？反式脂肪是含有雙鍵的不飽和脂肪在氫化（使之飽和）過程中形成的副產品。

反芻動物的胃裡發生天然的氫化反應，因此牛、羊等反芻動物的肉和奶中含有反式脂肪。據統計，**動物製品來源的反式脂肪占美國人總反式脂肪攝入量的 20%，更多的反式脂肪是透過人工氫化植物油（植物奶油）攝**

入的。由於不飽和雙鍵不穩定，普通的植物油容易變質，保質期很短，為提高加工食物的保質期，在工業上會對植物油進行氫化，使之變成飽和脂肪，但是在氫化過程中會產生副產品——反式脂肪。

氫化植物油被廣泛用於加工和烘焙食品，如蛋糕、餅乾、薯片、爆米花等。人造奶油、起酥油、奶精都是氫化植物油。

據統計，美國超市裡 40% 的加工食品都含有氫化植物油來源的反式脂肪。在餐廳油炸的過程中，氫化植物油有時被加入油鍋中。因此油炸食品也是反式脂肪的重要來源。速食中的油炸食品和動物製品都是反式脂肪的重要來源。為了健康，一定要遠離反式脂肪！

要不要補充卵磷脂？

我們反覆強調，現代病不是營養缺乏造成的，而是營養過剩導致的。即使天天說要做減法，還是經常收到能不能補這個，要不要吃那個的問題。最近聽到比較多的是：要不要補充卵磷脂？

答案是：不需要。以下就透過分析卵磷脂，讓我們再一次體會一下「關鍵不在於吃什麼，而在於不吃什麼」的道理。

什麼是卵磷脂？

卵磷脂泛指存在於動植物組織裡面的一類磷脂酸甘油酯，包括磷脂醯膽鹼、磷脂醯乙醇胺、磷脂醯肌醇等，也特指磷脂醯膽鹼[1]。因為卵磷脂同時具有親水和親脂的特性，所以在生化上它參與細胞膜的結構，在食品工業中是一種常見的食品添加劑。

除了作為細胞膜結構的重要成分，膽鹼也是重要的神經信號傳導介質，還為身體多種生化反應提供甲基來源。或許是因為膽鹼有這麼多的生理作用，還參與神經系統的功能，因此我們被告知：「你需要補充卵磷脂。」這又是一個坑！

卵磷脂或膽鹼存在於蛋、奶、肉、魚等動物組織，也富含於大豆和多數堅果種子，甚至蔬菜水果。這不難理解，因為磷脂是細胞膜的固有成分，只要是細胞，不管是動物的還是植物的，都含有膽鹼（卵磷脂）。

因此只要每天遵循我們提倡的蔬、果、豆、穀的飲食結構，是不會缺乏卵磷脂／膽鹼的。

什麼是氧化三甲胺（TMAO）？

但是問題沒有這麼簡單。膽鹼的攝入近年被發現與心腦血管疾病有很密切的關係。

一項對近 2000 名受試者的研究發現，血液膽鹼濃度越高，心血管疾病的風險越高 [2]：膽鹼濃度從 5 微莫耳升高到 25 微莫耳，風險提高 10 倍。

這種對應關係對於膽鹼的代謝物氧化三甲胺（TMAO）同樣存在，甚至更顯著。氧化三甲胺（TMAO）是什麼？科學家發現，膽鹼在腸道菌的作用下會產生三甲基胺（TMA）。TMA 可以透入血液，達到肝臟，並被肝臟轉化為 TMAO[2] [3]。實驗數據顯示，血液 TMAO 是獨立於膽固醇，促進血管硬化的關鍵因素 [4]。科學家認為，TMAO 可能在幫助膽固醇進入血管壁的同時，還阻止膽固醇的清理。近年多項研究發現，TMAO 濃度可以獨立預測心臟病的重病發作、心力衰竭和死亡 [5] [6] [7] [8]。此外，TMAO 水準在糖尿病 [9]、慢性腎病 [10]、硬化性膽囊炎 [11] 患者中顯著升高。

如何避免 TMAO 和動脈硬化？

如果膽鹼是必需的而且存在於多數食物中，膽鹼又會被轉化為促進動脈硬化的 TMAO，人類是不是注定要得心臟病了？

有一個細節需要詳細說明一下：膽鹼轉化為 TMAO 需要經過 TMA 的中間過程。TMA 是一種帶有魚腥味的物質，實際上魚的腥味就來自於 TMA。為什麼活魚的腥味較小，死魚的腥味較大？這是因為魚死後，在腐敗過程中，腐敗菌把魚所含的膽鹼類物質轉化成了 TMA。人的腸道如果含有這些細菌，這個轉化反應同樣會發生。相反，如果用抗生素殺死所有腸道菌，就不會產生 TMA，也不會產生 TMAO。這一點已經被實驗證實[3]。

但是抗生素會殺死所有細菌，包括好的和不好的。能不能區別對待，留下好的（益生菌），去除不好的（非益生菌）？這時我們的飲食就起作用了。我們知道益生菌發酵膳食纖維[12]，非益生菌代謝脂肪和動物蛋白。如果我們只攝入低脂高纖的植物性食物，我們的腸道將被益生菌所主宰，非益生菌幾乎沒有生長的機會。這樣即使攝入卵磷脂，其中的膽鹼也不會被轉化為 TMA，於是 TMAO 就不會產生，我們的血管就可免遭破壞。

研究發現，攝入等量膽鹼補充品 2 個月後，純素食者 TMAO 水準比雜食者明顯低很多[3] [13]。相反，連續 5 天的高脂（動物性）飲食可顯著提高餐後的 TMAO 水準[14]。答案有了：只要堅持低脂純素，我們就可以最大限度地避免 TMAO 的產生和動脈硬化。

關鍵是不要培養非益生菌

動物性和高脂食物不光促進腸道非益生菌，其本身還含有大量膽鹼，這使得兩個生成 TMAO 的條件同時達到了滿足。

魚是膽鹼含量最高的食物，因此也是升高 TMAO 最顯著的食物[15]。肉類除了含有膽鹼，還含有左旋肉鹼。左旋肉鹼在腸道腐敗菌的作用下同樣可以產生 TMA[3]！（吃左旋肉鹼減肥的人注意了）研究發現，蛋類的攝入也會顯著升高血液 TMAO 的濃度[15]。在一篇報告中，膽鹼中約 14% 被轉化為 TMAO[16]。長期以來，人們認為動物性食物所含的膽固醇、飽和脂肪是其促進心腦血管病的主要原因。近年關於 TMAO 的研究又為動物製品促進動脈硬化提出了新的理論機制。除此之外，研究發現非純素食者攝入膽鹼還會促進血小板凝結，增加發生血管堵塞的風險[13]。**由於動植物都含有卵磷脂，所以關鍵不在於是否攝入卵磷脂，而在於不要培養非益生菌（不要吃動物性和高脂食物）。**

這麼吃 7 天，效果遠超降壓藥

2017 年 11 月，美國心臟病協會（AHA）忽然改變了使用多年的高血壓標準。新標準從過去的 140/90 毫米汞柱下調到 130/80 毫米汞柱。

一夜之間，美國的高血壓患者陡增 3 千 6 百萬，達到成人人口的 46%。這個標準如果放到中國，資料會更加慘不忍睹，因為 2017 年 12 月剛發表的中國成人的高血壓發病率是 45%[1]！而這個基於 31 個省 170 萬人的統計結果使用的可是 140/90 毫米汞柱的舊標準！同一個調查還指出，中國高血壓的診斷率為 45%，服藥率為 30%，而有效控制率僅為 7%。

01

這次美國的高血壓標準下調不是沒有道理的。研究發現，對於超過 40 歲的所有年齡組，如果血壓高於 120/80 毫米汞柱，缺血性心臟病、中風和其他血管疾病的死亡率直線上升。收縮壓每增加 20 毫米汞柱，中風和缺血性心臟病死亡率增加一倍[2]。即使使用藥物強行把收縮壓降到 121 毫米汞柱，比較 136 毫米汞柱的人群，心臟病和全因死亡率也都顯著下降 25% 左右，雖然隨之而來的各種副作用和不適增加了很多[3][4]。

02

根據歐姆定律，血壓 = 血流 × 阻力，所以影響血壓的藥物都是藉由影響血流或阻力實現的。

降低血流的藥物包括 β 受體阻斷劑和利尿劑。β 受體阻斷劑作用在心臟上，降低心率和心輸出量；利尿劑透過排出鹽分帶走水分，從而達到降低血液總體積的效果。

這兩類藥物最終的結果都是降低了血流，但是我們器官的營養供應和廢物排出都是需要保持一定的血流才能實現的。降低血流意味著身體器官組織得不到所需要的營養，長期服用這類藥物的結果不言而喻。

03

更好的方法是降低外周血管的阻力。實際上之所以血壓升高，就是因為阻力升高了，迫使心臟必須做更大的功，升高血壓，以維持全身組織器官的穩定血流。

血管外周阻力計算公式

$$R \propto \frac{\eta L}{r^4}$$

R：外周阻力
η：血液黏稠度
L：血管長度
r：血管半徑

阻力和血液的黏稠度成正比。降低黏稠度最常用的藥是阿斯匹靈（Aspirin），又叫水楊酸，最初是從柳樹皮裡面提取出來的。

因為阿斯匹靈可抑制血小板的凝集，所以長期使用的副作用是出血。減少血管長度最有效的方法是減肥。有個說法，每減肥約 0.5 公斤，等於減少血管長度 10 公里。我找不到它的出處，但是增加脂肪組織會增加血管總量是早已確證的 [5]。

因為阻力和管徑的 4 次方成反比，所以，擴張血管是降低血管阻力最有效的方法。這類藥主要作用在血管壁的平滑肌上，降低平滑肌的緊張狀態，從而達到放鬆血管的目的。這類藥物占所有降壓藥的 8 成以上。

04

雖然副作用小一些，但是醫生會告訴你這些藥必須終生服用。因為吃藥仍然是做拖地的工作，不把水龍頭關掉，地是永遠需要拖的，而且永遠也拖不乾。

2017 年中國的超大規模調查發現，即使吃降壓藥，血壓的控制率也不到 30%。我們必須搞清楚為什麼我們血管的阻力升高了。當我們把這個原因找到並停止，那麼高血壓的水龍頭就關掉了。只有這時，高血壓才會不治而癒。有兩個最重要的原因導致血管阻力增加：一是血管壁炎症；二是動脈硬化。二者都與動物性和高脂飲食直接相關。

05

那麼停止攝入造成我們血管炎症和堵塞的動物性和高脂食物，能否逆轉高血壓呢？

二戰期間，有位德國流亡醫生華特．肯普納（Walter Kempner）在美國發明了米食飲食（Rice Diet）[6] [7]。這種飲食提倡以米飯和水果為主，避免所有動物製品，是一種低脂、低蛋白、高複雜碳水化合物的純素飲食法。

在降壓藥還沒有發明的當時，米食飲食取得了驚人的效果。往往患者的血壓迅速降到正常範圍，同時腎衰竭、心衰竭、視神經病變等高血壓併發症很快得到緩解。後來，更多有系統的研究發現，蔬食人群的血壓比起純素食人群平均低 20 毫米汞柱[8]。蔬食人群罹患高血壓的風險大幅降低，並隨蔬食的嚴格程度呈現劑量效應關係[9]。一項歷時 24 周的加拿大多中心研究發現，比較美國心臟病協會推薦的控血壓飲食法——得舒飲食（Dietary Approaches to Stop Hypertension, DASH），蔬食能夠更顯著地降低血壓[10]。

美國著名的食療醫生約翰．麥克杜格爾（John McDougall）對 1600 多名患者做了 7 天的低脂純素的飲食干預，結果在停藥或減藥的基礎上，所有患者的收縮壓比干預前服藥時平均降低 8 毫米汞柱，同時血脂、血糖指標都得到顯著改善[11]。

半個世紀以來，中國的高血壓發病率不斷攀升，從 1959 年的 5%[12]，上升到現在的接近 50%。照這個速度發展下去，後果將無法想像。雖然遺傳和心理等因素不可忽視，但是飲食（包括肥胖）可說是最重要也最可控制的風險因素了。

飲食之道請參考第九章第一篇〈想嘗試健康蔬食？輕鬆起步的 6 點建議〉。

你知道經常吐口水不利於降血壓嗎？

1846 年，義大利化學家索布雷洛（Ascanio Sobrero）首次合成了硝酸甘油[1]。1879 年，英國醫生莫瑞爾（William Murrell）在著名的醫學雜誌《刺胳針（Lancet）》上第一次記錄了人類用硝酸甘油治療心絞痛[2]。之後的研究發現，硝酸甘油具有舒張血管的作用，可以快速有效地應對心絞痛、缺血性心臟病和高血壓[1]。至今硝酸甘油仍是世界衛生組織推薦的必需藥物之一[1]。

一氧化氮的功勞

硝酸甘油在細胞內被線粒體酶還原，產生氣體分子一氧化氮。

1998 年，關於一氧化氮生理機制的研究，造就了諾貝爾生理學和醫學獎[3]。生理條件下，位於血管內表面的細胞，感受血流經過時產生的應力，並根據應力的大小，合成一氧化氮。一氧化氮擴散到血管周圍的平滑肌細胞裡，啟動鳥苷醯環化酶，最終導致平滑肌放鬆，從而擴張血管，降低血壓。後來的研究發現，除了作用在血管平滑肌細胞上，一氧化氮還可以抑制血小板，降低血黏度，減小血流阻力，從而降低血壓。硝酸甘油有效的根本原因，是它提供了外源性的一氧化氮。

降壓還是要多吃菜

在第七章第二篇〈這麼吃或許能幫助選手多拿幾枚獎牌〉中，這我們介紹了富含硝酸鹽的蔬菜，可透過其還原產物亞硝酸鹽或一氧化氮，提高人體的氧利用率，從而提高運動成績。

蔬菜中的硝酸鹽在體內轉化出的一氧化氮，同樣可以幫助降低血壓。當研究人員給血壓較高的志願者連續服用甜菜根汁 3 個星期，志願者的收縮壓下降了將近 10 毫米汞柱 [4]。綜合多項研究資料，最新分析顯示，攝入甜菜根汁可有效降低血壓 [5] [6] [7]。由此看來，除了硝酸甘油，**很多蔬菜如甜菜根、芹菜、菠菜、君達菜、小蘿蔔等，都有天然的降壓能力。**

不吐口水，利人利己

值得注意的是，蔬菜裡的硝酸鹽在吸收後需要循環到口腔，從唾液腺分泌出來，被口腔細菌轉化為亞硝酸鹽後再次進入胃腸道，才能被二度吸收成為一氧化氮的供體。因此口腔這個環節至關重要。當受試者預先使用殺菌的漱口液，再服用甜菜根汁 [8]，或者服用甜菜根汁後不斷吐口水（不吞下轉化的亞硝酸鹽）[9]，那麼降壓的效果即刻消失。

天然降壓，對的時間曬太陽

後來人們發現了另一套產生一氧化氮的系統，那就是曬太陽。當受試者接受紫外線照射後，皮下組織中的一氧化氮水準在 15 分鐘內達到峰值，並伴隨著收縮壓和舒張壓的顯著下降 [10]。這說明紫外線照射導致皮下儲存的供體物質釋放一氧化氮，後者擴張表皮血管導致血壓下降。**曬太陽是天然降壓的好方法 [11]。**

綜合上述，以下都是生成一氧化氮，從而降低血壓的途徑：

- **血管內皮細胞的自動合成；**
- **攝入富含硝酸鹽的蔬菜；**
- **服用硝酸甘油；**
- **對的時間曬太陽。**

重要的不是吃什麼，而是不吃什麼

食用富含硝酸鹽的蔬菜可以擴張血管，這對大腦供血的改善有積極作用。研究發現，高硝酸鹽飲食後 1 小時，頭部核磁共振顯影可以看出大腦血流量明顯增加 [12]。腦部供血增加，意味著更敏銳的思維能力。科學家發現，攝入甜菜根汁後，認知能力確實顯著提高 [13]。看來能夠提高體力的食物，也會提高智力。

最後還是要提醒，重要的不是吃什麼，而是不吃什麼。雖然吃對蔬菜和曬太陽可以降壓，但是這都是做「拖地」的工作。**對於高血壓患者，更重要的是關水龍頭。導致血管狹窄的根源必需去除，才能真正徹底地把血壓恢復到正常值。**

這個根源就是動物性飲食。如果不從根上著手，僅憑吃芹菜、喝甜菜根汁，健康的血壓仍然難以實現。

癌細胞最喜歡這種氨基酸

經常聽說，動物蛋白是優質蛋白，它們的氨基酸配比和人的更接近，因此利用率更高。而植物蛋白不是優質蛋白，一些氨基酸的含量比較低，比如說，蛋氨酸。

蛋氨酸是構成蛋白質的 20 種氨基酸之一，而且是 9 種必需氨基酸的一種。在我們的細胞合成每一個蛋白質分子的時候，蛋氨酸總是第一個被加入新生蛋白質的「起始氨基酸」。

此外，蛋氨酸也參與其他重要的生理過程，如 DNA 甲基化和多胺合成等。但是，越來越多科學證據顯示，蛋氨酸與癌症有非常微妙的關係，某些癌細胞的生長對蛋氨酸有依賴性[1]。在一項實驗裡，科學家把癌細胞和正常細胞共同培養，然後從營養基中逐一去掉每一種必需氨基酸[2][3]。當用缺乏蛋氨酸的培養基培養這些細胞時，有趣的現象發生了，癌細胞顯然不能適應這種環境。它們的形態開始發生變化，細胞表面開始起泡，細胞核逐步變成碎片，最後細胞死亡。科學家把這個過程叫作細胞「凋亡」。

與之形成鮮明對比的是，生長在同一培養基中的正常細胞卻能繼續存活。是什麼造成癌細胞對蛋氨酸的依賴呢？在超高倍顯微鏡下，透過螢光標記的方法，我們可以看到和普通細胞不同的是，癌細胞的染色體經常有變異的現象。有時候，染色體的一段莫名其妙地缺失了，存在於那段染色體上的所有基因當然也就丟失了。

染色體變異是癌細胞產生的重要一步。科學家發現，很多癌細胞都會丟失一段含有 p16 基因的染色體。p16 基因不能正常表達是細胞癌化的重要原因，因此 p16 又叫腫瘤抑制基因。有趣的是，p16 基因的隔壁剛好住著另一個基因 MTAP，而 MTAP 編碼的蛋白質在蛋氨酸合成中起著關鍵的作用。

所以科學家的共識是，染色體的缺失造成了 p16 和 MTAP 同時丟失。p16 的丟失導致細胞癌化，而 MTAP 丟失造成癌化後的細胞不能合成自身的蛋氨酸。因此，限制飲食中的蛋氨酸攝入對預防和控制癌症有很重要的意義。那麼如何限制蛋氨酸攝入？

有沒有聽說用饑餓治療癌症的？確實有人見證採用這種方式成功地控制住癌症。減少攝食甚至斷食的直接結果是，熱量和蛋白質的攝入會大幅下降，隨之蛋氨酸的攝入也顯著降低了，這可能是此法見效的原因之一。

但是這種極端的方法是好細胞與癌細胞一起挨餓，就看誰死得快了。我們不否認**短期斷食可能帶來其他好處，但是更邏輯和安全的做法是透過選擇食物限制蛋氨酸的攝入。**那麼什麼食物蛋氨酸含量較高呢？蛋、魚、肉、奶。如果按食物的蛋氨酸含量排序，排在前 300 名的都是動物製品 [4]。實際上動物製品發出的腥臭氣味就是含硫的蛋氨酸分解後產生的。**純植物性飲食是天然的低蛋氨酸飲食，可能有利於癌症的預防和控制** [5]。其他研究還發現，低蛋氨酸飲食與壽命延長相關 [6]。換句話說就是，蛋氨酸確實是人類無法自身合成的必需氨基酸，但是我們平時攝入太多了，只要吃得飽，蔬、果、豆、穀中的蛋氨酸就足夠了。

物以稀為貴。Less is more.

雜環胺：這種強致癌物大家每天都在吃……

有些食物，看上去很美很安全，完全符合「標準」。結果吃出問題了，我們才知道，自己很傻很天真。

在食品安全的範疇，轉化是指食物在生產出來時，檢測不出毒素，但是經過儲存、運輸、加工、烹飪，甚至消化等過程，毒素才產生出來。轉化根據其發生機制，可以分為化學轉化和生物轉化。雜環胺（Heterocyclicamine）就是化學轉化的一個例子。

雜環胺：肉類烹飪以後產生的強致癌物

我們吃的肉，不管是豬肉、雞肉、魚肉、蝦肉、蟹肉，都是動物的肌肉組織。肌肉組織含有一種物質叫肌酸，肌酸和肌肉蛋白質裡面的苯丙氨酸，在高溫下會產生雜環胺。

雜環胺有很強的致癌和促癌特性：誘發DNA的突變，產生原始癌細胞；促進癌細胞的增生；抑制癌細胞的死亡；促進癌組織的血管生成，使癌團長得更大；促進癌細胞的轉移[1]。以上每一個特性都有很多實驗證明，限於篇幅，這裡不仔細討論。總之，雜環胺在癌症發展的多個節點都有推動癌症發展的作用[2]。日本一項臨床研究發現，透過食物攝入的雜環胺可以使攝護腺癌的患病風險提高90%[3][4]。美國一項研究發現，攝入雜環胺會

提高胰腺癌的風險 [5]。一項收納了 39 項相關研究、1.5 萬個病例的大規模分析發現，幾種烹飪中最常產生的雜環胺都可以顯著提高癌症的風險 [6]。

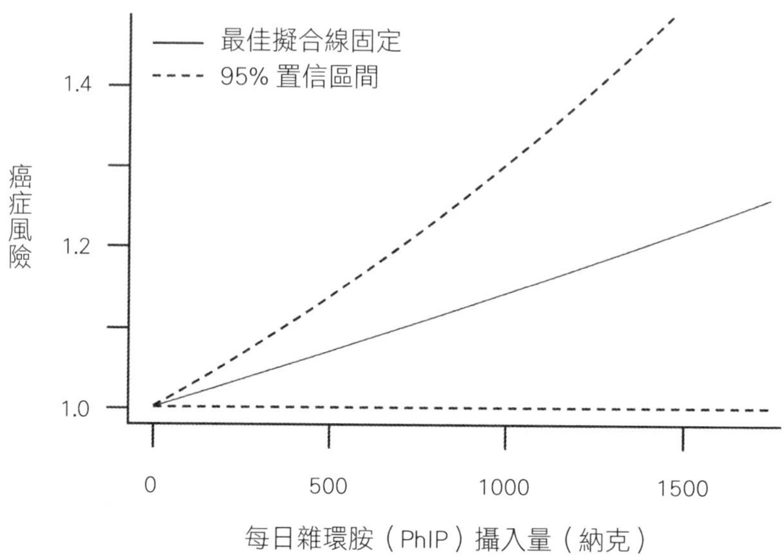

炸雞裡的雜環胺

在美國，速食店裡賣最多的肉是雞肉，比如炸雞、烤雞等。那麼雞肉在燒、炸、烤的過程中會不會產生雜環胺？

美國責任醫師協會選擇了美國 8 家主流速食店，買來這些店家的雞肉樣品做化驗，看看裡面到底有沒有這種致癌物質。結果沒有一個例外，所有雞肉都含有雜環胺！於是這個組織對這 8 家速食廳提起了法律訴訟 [7]。因為在美國很多州（如加州）都有法律規定，就是餐飲行業所賣的食物裡如果含有已知的致癌物，就需要標示出來，告知消費者，但是這 8 家速食店都沒有標示。

很快，其中一家速食店和醫師協會達成了庭外和解。他們承諾在相關州的店面要貼出警示標籤，提醒消費者：他們店裡賣的雞肉含有致癌物[8]。

披薩裡的雜環胺

有些披薩的餡料含有香腸和火腿等肉料，那麼在烤披薩的過程會不會產生致癌物呢？根據一項德國研究，確實會產生[9]。不僅如此，當把烘烤溫度從 230℃增加到 250℃，或者烘烤時間從 15 分鐘增加到 18 分鐘時，披薩上面雜環胺的含量就會加倍或是更多。

可是品嘗試驗卻發現：消費者更喜歡烘烤時間長、溫度高的披薩。這是不是一個人類永恆的痛點？

越有毒，越愛吃。

毛髮裡積累的雜環胺

研究者取了 6 位蔬食者和 6 位肉食者的頭髮，比較雜環胺的化驗資料[10]，結果 6 位蔬食者中有 5 位頭髮裡面的雜環胺含量低於 50 皮克／克的檢測靈敏度。而肉食者的頭髮，每個人都含幾百皮克／克！長期吃肉會造成這種致癌物在頭發裡面的積累。為什麼被測試蔬食者 6 和其他蔬食者不一樣，頭髮裡面還有可檢測出的雜環胺？原來他是一個吸菸者！

可見在雜環胺的問題上，吃肉比吸菸危害大得多。

飲食方式與頭髮中雜環胺含量

受測者	試雜環胺 PhIP 含量（皮克 / 克）	受測者	試雜環胺 PhIP 含量（皮克 / 克）
蔬食者 1	＜ 50	肉食者 1	890
蔬食者 2	＜ 50	肉食者 2	520
蔬食者 3	＜ 50	肉食者 3	290
蔬食者 4	＜ 50	肉食者 4	490
蔬食者 5	＜ 50	肉食者 5	790
蔬食者 6	65	肉食者 6	430

（注：1 皮克 = 一萬億分之一克）

母乳裡的雜環胺

有人擔心哺乳的母親可能把雜環胺傳給嬰兒，於是他們找了吃肉母親的乳汁拿去化驗，結果發現幾乎所有乳汁都含有很多雜環胺 [11]。在同一組實驗中恰好有一名蔬食者，她的乳汁裡的雜環胺含量卻是零。這很容易理解，蔬食媽媽不攝入這種致癌物，就不會反應在乳汁裡面。

可見，如果母親的飲食不當的話，致癌物也會透過乳汁傳給後一代。

飲食方式與乳汁中雜環胺含量

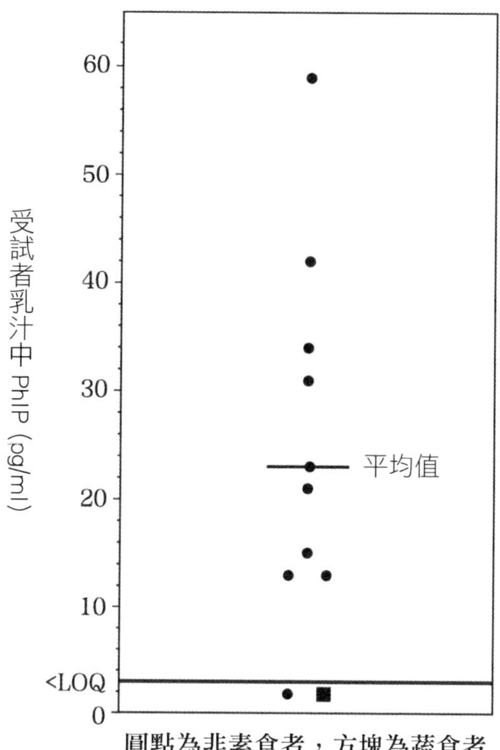

圓點為非素食者，方塊為蔬食者

停止吃肉幫助雜環胺排出

既然肉食者造成了致癌物在體內的積累，那麼停止吃肉會不會幫助我們的身體排毒？

一項實驗比較了吃肉和停肉之後 24 小時中，尿液中的 3 種雜環胺的含量[12]。首先，科學家取 2 名蔬食者的尿液化驗，其雜環胺含量都是「檢測不到」。然後，他們找來 10 名食肉者，收集他們吃肉之後連續 24 小時的尿液，拿去化驗。結果發現，每一個人的尿樣都含有大量雜環胺，沒有一個例外。在之後的實驗中，這些食肉者被要求停止吃肉 24 小時，再連續收集他們的尿液。這回多半樣品已經「檢測不到」雜環胺了。

所以只要停止吃肉 1 天，我們的身體就有能力把這些致癌物排出去。我們的身體是有自癒能力的，即使我們吃了致癌物，都能迅速將其排出體外。

但是如果我們上一餐吃、下一餐吃，今天吃、明天吃，就相當於在不斷用致癌物浸泡我們身體的每一個細胞，不斷地自我傷害。這樣的話，如果得了癌症，我們真的沒有理由去怪空氣，怪水，怪鬼神，怪天地了。有趣的是，在這個試驗中，停肉 24 小時後，還有 4 個人的尿液裡面仍然含有第 3 種雜環胺！後來確認這 4 個人在停肉後的 24 小時之內食用了蛋和奶！可見在雜環胺的問題上，蛋和奶也不是安全的。

本篇介紹了肉蛋奶中特有的物質，透過化學轉化，在烹飪的過程中會產生致癌的雜環胺。在之前的文章中，我們討論過血紅素如何催化亞硝酸鹽在腸道轉化為 1 級致癌物亞硝胺，那是一個生物轉化的例子。比起植物蛋白，動物蛋白在人體攝入後會產生「不安全」「未被平衡」的癌症生長因數 IGF-1。可見，動物製品與癌症之間的關係是多方面的。**只有停止自我傷害，我們與生俱來的自癒能力才能發揮作用。**

如何提高血液的抗癌能力？

01

10 多年前，加州大學洛杉磯分校的科學家做了一個簡單的實驗[1]。他們把癌細胞放在培養皿裡，然後取不同人的血清滴進去，看血清能否殺死培養皿裡的癌細胞。

當培養皿裡滴入又吃肉又不運動的人的血清，很少癌細胞被殺死；當培養皿裡滴入吃肉但是運動的人的血清，被殺死的癌細胞增加好幾倍；當培養皿裡滴入不吃肉而且運動的人的血清，被殺死的癌細胞又進一步增加了好幾倍。從這個實驗，科學家得出結論，**運動和蔬食都可以提高血清殺死癌細胞的能力，而且二者的作用是可以相輔相成的。**

飲食方式與血清殺死癌細胞能力關係圖

肉食不運動

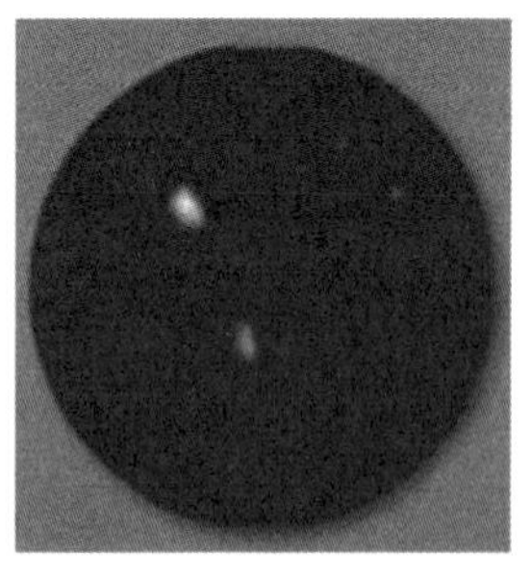

肉食＋運動

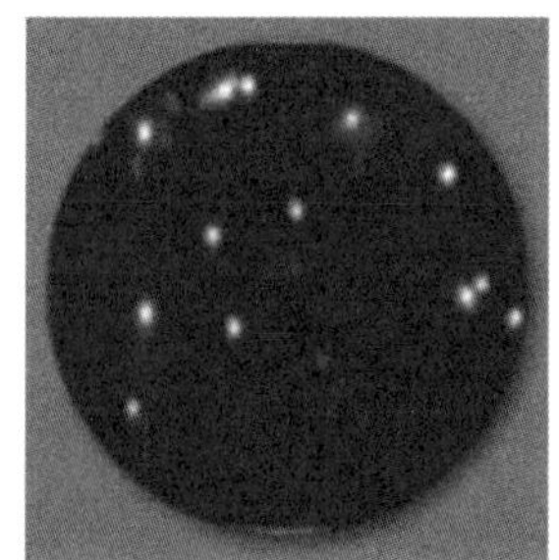

蔬食＋運動

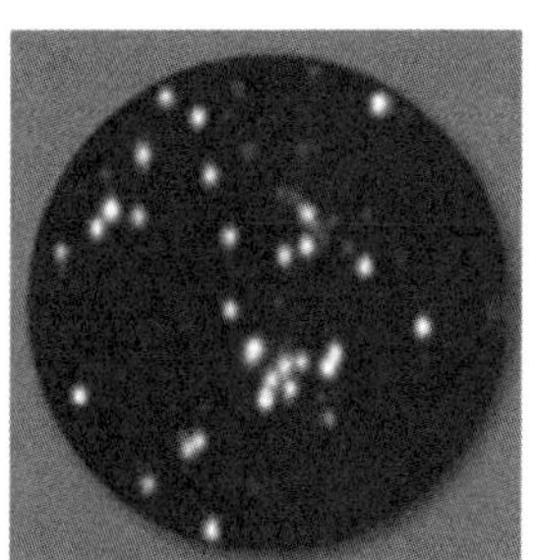

Prostate.2003;(56):201-6

受到這個實驗結果的啟發，人們進一步研究了血清抑制癌細胞生長的能力。結果，非素食者的血清只能抑制不到 10% 癌細胞，而蔬食者的血清可以抑制 70% 的癌細胞，其抑制癌細胞的能力提高了整整 8 倍 [2] ！

從殺死癌細胞和抑制癌細胞生長兩個角度，我們得出同樣的結論：**肉食者的血清基本失去了抗癌能力，而蔬食者的血清有數倍於肉食者血清的抗癌能力。**

02

那麼我們需要蔬食多久，血清抗癌能力才會大幅提升呢？用同樣的方法，研究者發現，僅僅 2 至 3 周的蔬食，就能使血清的抗癌能力倍增 [3][4]。問題又來了：這個實驗可是比較同一個人啊！他的基因在吃蔬食前後沒有區別。那麼吃蔬食到底改變了血清裡的什麼成分呢？於是科學家取這些受試者吃素前後的血清做對比的生化分析。他們發現，蔬食後，血清裡面 IGF-1 的濃度降低了。

IGF-1（Insulin-like Growth Factor-1）叫作類胰島素生長因子 -1，是肝臟分泌出來的促進全身細胞增殖生長的因子。既然 IGF-1 可以促進普通細胞的生長，它也會促進癌細胞的生長。當它的濃度下降，癌細胞的生長受到抑制，這是有道理的。（解釋一下：癌細胞的特點就是沒有限制的快速增長，而正常細胞發育到一定程度就停止生長了。成人血液較低 IGF-1 濃度，並不會影響正常細胞的生長發育。）

這期間，從南美洲的厄瓜多爾傳來了一項遺傳學研究結果：生活在一個偏遠小村莊的居民幾乎不得癌症！當地人的生活方式和其他地球人沒有什麼區別。不同的是，由於一個遺傳變異，他們血液裡的 IGF-1 濃度非常低 [5]。

從此 IGF-1 的促癌特性有了強有力的功能上的證據。目前有好幾家製藥公司都在研發抑制 IGF-1 的藥物，雖然該類藥物在臨床上還沒有取得很大的成功，但是人們透過調節 IGF-1 治療癌症的想法仍然沒有改變。

03

關於 IGF-1 與癌症之間的關係有很多臨床數據的支持[6]。著名的哈佛護士研究對近 3 萬 3 千名婦女的調查發現，IGF-1 血濃度最高的一組直腸癌的風險提高 76%[7]。

哈佛醫師研究收納了約 1 萬 5 千名男士，發現 IGF-1 血濃度最高的一組直腸癌的風險增加 1.5 倍[8]。

一項綜合分析歸納來自 12 個國家的 17 項關於乳腺癌的研究，發現 IGF-1 濃度最高的女士，乳腺癌風險提高 28%[9]。

還有很多癌症被發現與 IGF-1 有關[10]。

04

那麼什麼飲食因素會升高 IGF-1 呢？

人們發現，攝入蛋白質會升高 IGF-1[11]。尤其是在攝入「優質蛋白」，也就是各種氨基酸都很齊全時，IGF-1 升高得更多[12]。這就好比在各種建築材料都很齊全的時候，建築公司就會發出一個信號：可以蓋房子了。攝入植物蛋白同樣會升高 IGF-1，但是同時會升高 IGF 結合蛋白[13]，IGF 結合蛋白的功能是抑制 IGF-1。IGF 結合蛋白就好比滅火器上面的安全閥。在安裝了安全閥後，滅火器在使用時需要去掉安全閥才能發揮作用，這樣大大提高了其安全性。

一項研究比較了非蔬食者、純素食者和蛋奶素食者體內的 IGF-1 和

IGF 結合蛋白的水準。結果發現，純素食者的 IGF-1 水準比非蔬食者低 13%，而他們的 IGF 結合蛋白的水準則高出 20 至 40%[14]。

值得注意的是，蛋奶素食者的 IGF-1 和 IGF 結合蛋白的水準和非蔬食者沒有顯著區別。這說明，動物蛋白，不管來源於肉還是蛋奶，有同樣的促癌特性。

飲食方式與體內 IGF-1 及 IGF 結合蛋白含量關係圖

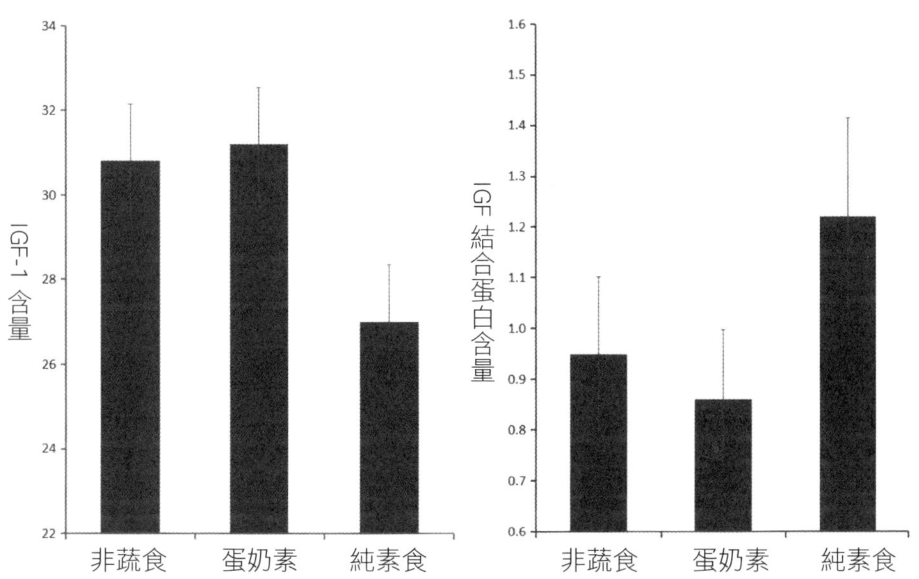

05

那麼如果已經罹癌了，我們能否透過純素飲食逆轉？克林頓總統的營養顧問，加州大學舊金山市分校的狄恩．歐尼斯（Dean Ornish）醫生領導的科研小組把 93 位攝護腺癌的患者分成 2 組：一組保持原來的美國式飲食；另一組則進行蔬食干預 1 年。結果 1 年後，蔬食組的血清抗癌能力提高了

8 倍！同時他們的攝護腺癌抗原（PSA）平均下降 4%，沒有人需要進一步治療。而美國式飲食一組，PSA 平均上升 6%，有 6 個人的病情發展加速，需要進行進一步的醫療干預 [2]。

這項研究第一次透過嚴格的臨床實驗，證明植物性飲食可以成功逆轉某些癌症，比如攝護腺癌。

誘發癌症的因素很多，其中飲食起到非常重要的作用 [15]。或許由於動物蛋白和人類蛋白質的相似性，利用率更高，更加促進生長，其比植物蛋白有更強的促癌特性。

嘗試 21 天純植物飲食加運動就可以大幅提高血液的抗癌能力。這一招你學會了嗎？

如何避免乳腺癌？

2000 至 2011 年，中國乳腺癌發病率以每年 3.9% 的速度遞增。2015 年新確診 27 萬，死亡 7 萬 [1]，乳腺癌占全部女性惡性腫瘤的 17%[2]，良性增生的發生率更高。廣東一家大型醫院的女性醫護人員中，近一半在常規體檢中查出了乳腺增生。

怎麼辦？根據哈佛大學的研究，乳腺癌的發生和死亡有 50% 與飲食相關 [3]。「病從口入」，乳腺癌也不例外。

DNA 損傷

所有癌症發生的第一步是 DNA 的損傷。前文講到，肉類在高溫下會產生一種叫「雜環胺」的物質，雜環胺能夠和 DNA 結合，使其在複製的時候發生錯誤。

研究發現，每天攝入加工肉類越多，雜環胺—DNA 的結合物在乳腺組織裡面的積累越多 [4]。雜環胺還可以促進乳腺癌細胞增生 [5]，並使其變得更有侵略性，產生轉移的癌細胞 [6]。

最新的研究發現，乳腺組織有一種「乳過氧化物酶」，這種酶可以氧化雜環胺，增加它的破壞性 [7]。

多數 DNA 的損傷來自自由基，鐵過量是自由基產生的主要原因之一。一項法國研究對 4600 名女子追蹤了 13 年，發現飲食中鐵攝入較高的 1/3

人群比起鐵攝入較低的 1/3，患乳腺癌的風險提高 1.8 倍。而紅肉和加工肉類是人體內過量鐵的主要來源 [8]。

一些病毒可以透過隨機插入染色體破壞我們的 DNA。加州大學柏克萊分校對比了 200 多例健康乳腺、良性病變和乳腺癌組織，發現牛白血病病毒 DNA 攜帶者的乳腺癌風險提高 100%。而且隨著病毒量的升高，乳腺腫瘤的惡性概率增加 [9] [10]。

來自養牛場的數據顯示，牛白血病病毒存在於 38% 的牛肉和 84% 的牛奶中。乳牛場的乳牛中，這種病毒的檢出率為 100%[11]。

雌激素和 IGF-1

促進乳腺癌細胞生長的有兩個主要的激素：雌激素和 IGF-1。大約 2/3 的乳腺癌屬於雌激素受體陽性。停經後女士如果雌激素水準較高，乳腺癌的風險增加一倍；育齡女性的乳腺癌發病率也與雌激素有關 [12]。有研究顯示，即使雌激素受體陰性的乳腺癌，大多在早期都表達雌激素受體 [13]。

因為雌激素屬於固醇類激素，其排出需要透過腸肝循環，所以**高纖維、無膽固醇的低脂植物性飲食最有利於雌激素的排出。**不良飲食造成過多的雌激素不但提高婦科癌症的風險，還是當代女孩月經初潮不斷提前的主要原因。

除了卵巢以外，脂肪組織也可以合成雌激素。因此對於超重的女士，減脂可以有效地降低乳腺癌風險。低脂高纖的植物性飲食是最健康有效的減肥方法。

停經後雖然血循環中的雌激素水準下降 98%，但是如果發生乳腺癌，其局部組織的雌激素水準卻降低得不多 [14]。這說明局部乳腺組織保留了產生雌激素的能力。研究發現，一些植物中的生化物質能夠有效地抑制雌激素生產過程中的幾種酶[15][16][17]。

值得注意的是，養殖業在生產中使用大量激素，包括雌激素。這些激素最終造成水源和土壤的汙染。研究發現，環境汙染水準的雌激素可以提高乳腺癌和攝護腺癌的風險[18]。

腫瘤生長因數 IGF-1 對多種癌症都有促進作用。一項收納了 17 項研究的綜合分析發現，較高的 IGF-1 水準提高乳腺癌風險 28%[19]，而動物製品的攝入可以顯著提高體內 IGF-1 的濃度[20]。

黃酮和其他植化素

研究發現，不同植物所含的多種植化素對乳腺癌或促進乳腺癌的機制都有抑制作用[21]。

薑黃素可以抑制雜環胺誘導的自由基、癌細胞增生和正常細胞死亡[22]。亞麻籽、大豆等植物性食物所含的木質素和黃酮，可以降低合成雌激素的芳香酶和 17β - 羥基類固醇脫氫酶的活性[23]。

由於大豆異黃酮在體外可以作用於雌激素受體，產生較弱的雌激素效應，因此很多人擔心它會促進乳腺癌的發展，甚至很多醫生禁止病人吃大豆製品。可是包括「上海乳腺癌存活研究」在內的多項國內外研究發現，大豆降低乳腺癌的發病率和死亡率[24][25]。如果在兒時或青春期攝入較多大豆製品，成年後乳腺癌的風險都可以降低[26][27]。這些結果得到了大規模綜合研究的證實[28]。

體外試驗發現，黃酮和異黃酮可以透過不同機制抑制乳腺癌細胞[29]，包括抑制雌激素合成酶——芳香酶的表達[30]。

但是值得注意的是黃酮等營養補充品不會影響死亡率[31]。這說明這些**植化素只有在全食物的形態下才能發揮出其保護作用。**

動物性飲食

相反，動物性食物所含的脂肪、膽固醇、動物蛋白等成分與乳腺癌有關。在研究全球多個國家的脂肪攝入與乳腺癌發病率時，科學家發現動物性脂肪與乳腺癌直接相關，而植物性食物與乳腺癌不相關[32]。來自中國青島醫科大學的一項綜合分析收納了至 2015 年為止的 9 項相關研究，涉及近 40 萬人。結果發現，高飲食膽固醇可提高乳腺癌風險 29%。這種影響對於膽固醇攝入高於每天 370 毫克的人群尤其顯著[33]。

2015 年，世衛組織把紅肉和加工肉類定義為 2A 級和 1 級致癌物。對於乳腺癌，這方面的研究很多。

美國的 NIH-AARP 飲食與健康研究包括 20 萬人，發現紅肉和加工肉類可提高乳腺癌的風險 25 至 27%[34]。哈佛護士研究 II 針對 4 萬人、歷時 13 年的隨訪顯示，青少年時期紅肉攝入可以提高成年患乳腺癌的風險 43%[35]。這些結論已經被近年發表的綜合分析所確認[36][28]。值得注意的是，分析發現，蔬菜水果的攝入對乳腺癌發病率沒有影響[37]。

關鍵不在於吃什麼，而在於不吃什麼。一項印度多中心的調查發現，素食者乳腺癌發病率並沒有下降[38]。這可能與牛奶和雞蛋在印度傳統中被列為素食有關。美國基督教復臨安息會的調查同樣發現，蛋奶素食不會降低乳腺癌風險，只有無蛋無奶的純素食才可以[39]。綜合分析發現，攝入雞蛋增加乳腺癌的風險[40][41]。一項瑞典研究發現，因為乳糖不耐而不吃乳製品的人群，乳腺癌風險降低 21%[42]。**健康飲食不但可以降低乳腺癌的發病率和死亡率，還可以改善患者的生活品質**[43]。一項研究發現，**接近蔬食的飲食模式可以有效地提高乳腺癌患者的睡眠品質。**

對於防治乳腺癌的建議

「我等不及了，要馬上吃蔬食！」那麼蔬食多長時間，我們的身體才會進入抗癌模式？答案是：2 周。

研究發現，**僅僅 2 周的純植物性飲食配合適量運動，就可成倍地提高我們血清殺死乳腺癌細胞的能力 [44]。**

由於篇幅關係，這裡只討論了飲食對乳腺癌的影響。雖然飲食是最重要的因素，但乳腺癌是一種多因素的疾病。研究發現，**好心情和幸福感可以降低乳腺癌炎症和轉移基因的表現 [45]。**綜合所有有資料支援的因素，以下是有利於防治乳腺癌的飲食和生活方式建議 [46] [47]：

- **低脂純素，以蔬果豆全穀為基本飲食結構；**
- **多吃十字花科的蔬菜和適量豆類；**
- **避免停經後雌激素的使用；**
- **避免酒精；**
- **適量運動；**
- **曬太陽；**
- **保持良好積極的心態。**

Chapter
5

這些病症
可以透過飲食調理

百病同源。
認真審視當今社會出現的各種疾病時，
我們會發現，事實上確實如此。
其中，多肉多油和精製碳水化合物的飲食
是造成現代文明病的重要因素之一。
而當我們停止這種飲食模式後，
很多疑難雜症都可能不治而癒。

腸漏：糖尿病、過敏性鼻炎和甲狀腺結節竟是同一種病？

20 年以前，科學家做了個實驗[1]，他們讓受試者進食雞蛋和香腸等高脂食物，然後連續觀測他們的血管在血流狀態下的收縮和舒張能力。結果發現，餐後 4 個小時內，血管縮張能力持續下降。在第 4 個小時，血管縮張能力下降了一半！

血管縮張能力的下降意味著血管壁正在變得僵直，腫脹發炎。在隨後的 2 個小時，血管縮張能力慢慢回升，但是沒有回到試驗開始時的狀態。不幸的是，下一餐的時間已經到了。也就是說，如果我們每餐都攝入這種飲食，我們的血管會長期處於慢性炎症之中。

後來的實驗發現，**造成血管壁炎症的食物基本都是動物性食物和高脂肪的食物**[2]。為什麼這些食物會導致血管壁的炎症呢？這要從我們的腸道菌群講起。

01

我們每個人的肚子裡都有 1.5 至 2 公斤的細菌。按功能，這些細菌大致可以分為益生菌和非益生菌兩大類。益生菌的生長需要膳食纖維和碳水化合物，而非益生菌的生長則依賴脂肪和動物蛋白。

有一種非益生菌叫作沃氏嗜膽菌（Bilophila wadsworthia）。當消化道內的膽汁濃度高的時候，這種細菌迅速生長[3][4]。膽汁的作用是乳化脂肪，幫助脂肪的消化和吸收。最難消化的脂肪是飽和脂肪（如豬油、奶油、乳酪、棕櫚油、氫化植物油等）。在飽和脂肪的消化過程中，我們的肝臟要分泌更多的膽汁，於是導致更多的沃氏嗜膽菌生長。

肝臟在分泌膽汁時，還會同時排出一種特殊的氨基酸——牛磺酸。這種含硫的氨基酸也存在於肉蛋奶等動物性食物中。牛磺酸在沃氏嗜膽菌的作用下會生成有毒的氣體——硫化氫。硫化氫出現在腸道裡會誘發和促進腸道炎症[5]，使腸壁通透性增加。腸壁通透性增加即腸漏（leaky gut）。腸漏的實質是腸壁細胞之間的緊密連接被破壞，在腸壁細胞之間形成一個通道，使得不該進入身體內部（血液）的物質得以進入。**攝入脂肪，尤其是飽和脂肪，是腸漏的根源。**

02

中醫有一句話：「糞毒入血，百病蜂起。」這裡的糞毒指的就是腸道裡的毒素。重要的腸內毒素有兩種：內毒素和蛋白質抗原。

內毒素是腸道內某些細菌破壞後釋放出來的多糖類物質。內毒素入血後會誘發炎症應激反應，在嚴重的情況下會造成細菌性休克。絕大多數的炎症反應是較輕的，但是是全身性的，也就是系統性的血管壁炎症。這就是本文開始介紹的實驗中人們看到的。慢性血管壁炎症會誘發動脈硬化（心腦血管疾病）、胰島素敏感性降低（二型糖尿病）、肥胖、脂肪肝、高血壓等慢性病和亞健康狀態[6]。

另一類毒素是未消化的蛋白質碎片。這些物質進入血液後，被我們的免疫系統識別，並引發抗原抗體反應。如果總是在腸漏的情況下吃含有某種蛋白質的食物，我們可能產生對這種食物的過敏，多半過敏症或食物不耐受都是這麼發展出來的[7][8][9]。

比較嚴重的情況是自體免疫疾病[10][11]。這類疾病的根源也是不該進入身體的物質進來了，但是這些抗原的形態結構和我們身體細胞的某種抗原相似，這種相似性造成交叉反應，使得我們的免疫系統在攻擊外來抗原的同時，錯誤地攻擊了自身的細胞。自體免疫就好比自己的軍隊打自己的老百姓，是一種內耗性的疾病。典型的自體免疫性疾病包括甲狀腺病變、一型糖尿病、風濕、紅斑性狼瘡、多發性硬化症、重症肌無力、僵直性脊椎炎、乾燥症等。

血管炎症性疾病、過敏性疾病和自體免疫疾病都是腸漏導致的，因此又叫「腸漏症」。

03

預防和逆轉腸漏綜合症的關鍵在於預防和停止腸漏。當腸漏停止了，導致這些疾病的源頭就被切斷了，我們就停止了「自我傷害」，自癒就從此開始了。

我們不需要知道身體是如何自癒的，我們只需要停止自我傷害[12]。**逆轉腸漏的關鍵在於不要培養腸道裡面的非益生菌（沃氏嗜膽菌），也就是要避免攝入脂肪／飽和脂肪，以及動物蛋白等促進非益生菌生長的食物**[13]。現在社會上流行的幾種「神藥」都與抑制腸漏有關，比如益生菌、益生元（寡糖、菊粉等）**（編註）**、「食用酵素」。

這些功能性食物的作用都是調節腸道的菌群。它們促進益生菌的生長，從而抑制了非益生菌的生長，進而抑制了腸漏，緩解了腸漏症。這就

編註：益生元（Prebiotics）是天然食物中不易被消化的多糖成分，可被消化系統，尤其是大腸中的益生菌利用於菌群生長、擴張和代謝生成短鏈脂肪酸。

是為什麼人們發現益生菌、益生元、酵素等很神奇，可以改善各種各樣的疾病。實際上這些疾病都是腸漏症。

但是，如果我們一邊吃益生菌、益生元或者酵素，一邊還在吃動物性和高脂肪食物，就相當於在培養益生菌的同時，我們還在培養非益生菌。於是腸漏不會消失，腸漏綜合症也無法徹底逆轉。

腸漏是百病之源。想要實現疾病的自癒，達到長期真正的健康，排第一位必須做的，就是低脂純素的飲食[14]。

痛風可以吃大豆，但不能吃這類食物！

愈來愈普遍的「國王病」

兩千多年前，希波克拉底把痛風稱作「國王病」，因為只有國王和像國王一樣高貴的貴族才得這個病。現在大家都吃得像個國王，所以痛風已經越來越普遍了[1]。幾項調查顯示，中國痛風發病率為 0.15 至 1.14%[2][3]。男女比例為（5 至 21）：1。數據分佈有點寬，這反映了每個研究的人群代表性不太一樣。

痛風多發作在夜間，常伴隨關節紅腫、劇痛，並持續數天。一般從大腳趾關節開始，嚴重時會波及踝關節和膝關節。腫痛的原因是尿酸在關節裡面形成了針狀晶體，因此痛風與高尿酸血症息息相關。

痛風與尿酸水準高尿酸血症一般定義為血液尿酸濃度 >416 微莫耳／升或 >7 毫克／分升。根據這個標準，中國高尿酸血症的發病率在男士群體中為 22%，女士群體為 9%。

哈佛醫學院曾經對 2000 名健康人隨訪了 15 年，並記錄他們血液尿酸水準的變化和出現痛風的時間及發作頻率，結果發現痛風發作與之前幾年的尿酸水準有很大關係[4]。**當尿酸水準高於 416 微莫耳／升，累積痛風發作頻率急劇上升。**

痛風不能吃大豆是天大冤案

因為尿酸是體內核酸分解出來的嘌呤代謝後的產物，所以大家的注意力往往集中在食物的嘌呤含量上。高嘌呤的食物是痛風患者的禁忌。

太多人問我痛風患者不能吃大豆，能吃什麼？這實際是一個天大的冤案。從這張食物嘌呤含量表我們可以看出，**嘌呤含量最高的食物都是動物性食物[5]，所以痛風患者首先要避免動物製品。**

食物嘌呤含量表

食物（100克）	嘌呤（毫克）	食物（100克）	嘌呤（毫克）
豬肝	285	乾大豆	172
沙丁魚	210	綠花椰菜	70
豬腎	195	菠菜	51
蝦	144	毛豆	48
雞胸	141	鮮筍	31
三文魚	119	豆腐	31
豬臀	113	乾麵粉	26
牛肩	104	米	26
		新鮮蘑菇	21
		馬鈴薯	7
		香蕉	3

植物性食物都是低嘌呤的食物，除了乾大豆。而食物的乾濕會影響營養成分的計算。我們一般不吃脫了水的大豆，鮮豆才符合我們的消費習慣。當我們用毛豆（鮮大豆）和豆腐作為載體計算時，大豆的嘌呤含量就和其他植物性食物相似了。因此從嘌呤含量的角度來說，大豆是完全可以吃的，尤其當我們用它替代動物製品的時候。

近年來多項研究發現，攝入大豆製品不光不會增加，反而會顯著降低痛風和高尿酸血症的風險。

收集了 6 萬人的新加坡華人健康研究發現，隨著大豆製品或其他豆類攝入增加，痛風的風險下降。相反的是，紅肉、禽類和水產品都會劑量性地增加痛風風險[6]。

飲食方式與痛風風險關係圖

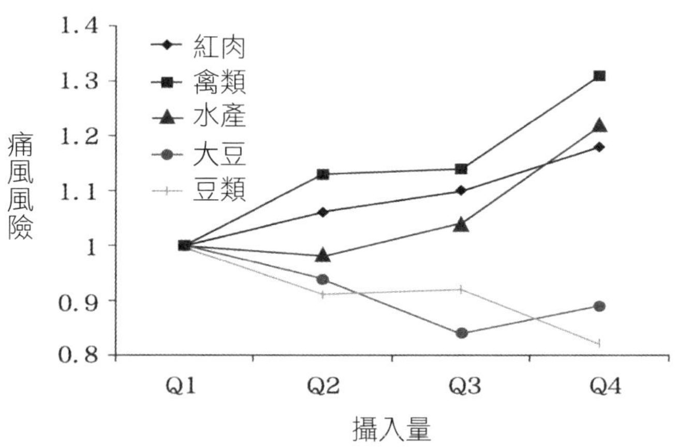

天津醫學院的一項病例對照研究也得出類似的結論[7]：**動物製品＋油炸食品的飲食模式會提高痛風風險 1 倍多，而大豆製品＋水果的飲食模式則降低風險一半以上。**

4000 人參與的上海男士健康研究也發現[8]：**海鮮增加痛風風險，而大豆製品降低痛風風險。**

尿酸：主人，請不要吃這麼酸！

這又是為什麼？從成分分析上看，豆類的嘌呤含量在植物性食物中還是蠻高的嘛！日本一項隨機交叉研究發現，**尿酸水準不光與嘌呤的攝入有關，還與尿酸的排出有關。越偏鹼性的尿液，越有利於尿酸的排出**[9]。

飲食方式與尿酸關係圖

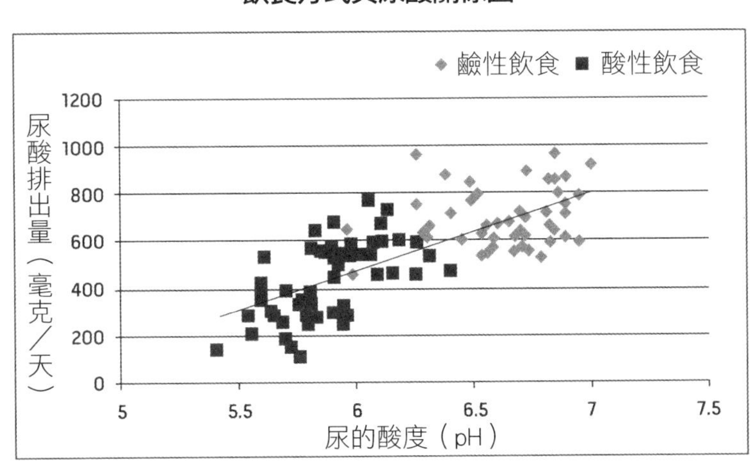

而尿液偏鹼性的受試者恰恰吃的是以植物性食物為主的「鹼性飲食」；偏酸性尿液的參與者吃的是多肉少菜的「酸性飲食」！

所以**吃得越素，尿液越偏鹼性，越有利於尿酸的排出，高尿酸血症和痛風的發病率就越低**。吃的肉越多，尿液越偏酸性，越不利於尿酸的排出，高尿酸血症和痛風的發病率就越高。

迅速降低尿酸不是夢

最有說服力的是介入研究，也就是研究對於已經是高尿酸的人，轉變為蔬食能否幫助他們降低尿酸和痛風風險。

目前在文獻庫裡還沒有這樣的報告，但是有一項關於尿酸結石的研究可以跟大家分享。高尿酸血症不僅可能導致痛風，還可能導致尿酸性尿路結石。也就是當尿液尿酸濃度高到超飽和程度時，尿酸在尿路中形成結晶性結石。這項研究讓 10 位受試者從多肉飲食逐步過渡到無肉飲食，並同步測量他們尿液的尿酸超飽和度[10]。

結果發現，**當大幅減少飲食中的肉類，尿酸的超飽和開始急劇下降。進入無肉飲食後，尿酸繼續下降，最終下降到只剩多肉飲食時的** 7%。由此可見，我們尿液的尿酸水準，可以在很短的時間內根據飲食發生迅速的變化。

迅速降低尿酸真不是夢，痛風真的不是人類社會永恆的痛。建立在假設上的飲食建議是不可靠的。大豆不利於痛風患者的說法，正是這樣的沒有臨床數據支援的假說。**關鍵不在於吃什麼，而在於不吃什麼。**

慢性腎病患者應該吃什麼？

慢性腎病在中國 40 歲以上的人群中發病率大於 10%。在諸多病因中，糖尿病、高血壓、腎小球腎炎和代謝症候群是慢性腎病最主要的原因 [1]。

慢性腎病患者的飲食，標準建議是低鹽低優質蛋白（肉蛋奶），避免米麵 [2]。可是即使做到了，很多病人仍然發展到需要洗腎的地步。洗腎之後就更糾結了：低蛋白對腎好，但是只有高蛋白才能彌補洗腎流失的蛋白質。這讓患者們如何是好？莫糾結，咱們來從科學文獻中尋找答案。

電解質

慢性腎病患者有較高的血磷水準。綜合研究發現，血液磷濃度每升高 1 毫克／分升，腎衰風險升高 36%，死亡風險升高 20%[3]。

高血磷誘導激素 FGF23 的分泌，而後者除了促進磷從腎臟排出外，還抑制維生素 D 的活化。FGF23 升高對應腎功能下降 [4] 和死亡風險升高 [5]。高血磷還導致甲狀旁腺素分泌升高，甲狀旁腺素和維生素 D 系統的擾亂造成鈣代謝失調 [6]，鈣從骨骼流失，繼而促進血管鈣化，升高心血管疾病和死亡風險 [7]。

所以**限制磷的攝入對於慢性腎病患者至關重要。調查發現，美國人飲食中的磷來源主要是穀類、肉類和乳製品 [8]；對於兒童和青少年，奶類提供了近一半的磷 [9]。**吸收率和淨含量同樣重要。食物中磷的存在形式決定了吸收率的高低。加工食品（如罐頭和飲料）中的無機磷更容易被吸收，而植物來源（豆類、種子、穀類）的有機磷吸收率較低[7]。

尤其值得注意的是，某些食品，如一些飲料，在生產過程中添加了磷酸鹽，但是這些添加物不一定出現在營養標示上；美國市場的標示率約為70% 左右[10]。另一個不會標示的來源是肉類在生產過程中添加的無機磷，調查發現，美國目前的標準生產程式使肉類的磷含量平均增加 28% 左右[10]。

綜合以上各種因素，我們就不難理解為什麼在同等磷攝入的情況下，蔬食者的血磷[11]和尿磷[12]都低很多。**植物性食物有較低的綜合磷吸收率，所以真正進入體內的磷較少，對應著更低的死亡風險[13]。**

除了磷以外，腎功能損傷可導致鉀的排出受阻，和血鉀濃度升高。當血鉀達到 5.5 毫莫耳／升以上，死亡風險顯著升高[14]。因此重症慢性腎病患者被建議避免高鉀的食物，比如新鮮的蔬菜和水果。

不能吃蔬菜水果！這讓慢性腎病患者怎麼吃蔬食？

對鉀的顧慮是有道理的，但是也無需過度擔心。研究發現，用沸水將菜充分煮熟後，去除湯汁只吃菜，即可使蔬菜中的鉀含量降到可以接受的水準[15]。而更有效的方法是**將蔬菜冷凍並解凍後，再用水浸泡一下，這種方法可減少蔬菜中 90% 的鉀含量。**另外只有血鉀高於 5.5 毫莫耳／升的慢性腎病患者才需要計較鉀的問題，其他患者選擇生果熟菜的搭配即可。

關於目前低鹽的飲食建議，其實沒有很強的臨床證據[16] [17]，但是因為很大一部分慢性腎病患者患有高血壓，低鹽飲食可以幫助降壓、減少尿蛋白析出，所以維持當前的低鹽建議是有必要的。

酸負荷與蛋白質

現代美國人平均每天排酸 70 毫當量[18]，相當於代謝性酸中毒的狀態。酸負荷與腎病有很大關係。每天排酸越多，尿蛋白越高，腎功能（腎小球過濾率 GFR）越低，慢性腎病的發病率越高[18]。反之，腎功能下降也會導致酸滯留和代謝性酸中毒，形成惡性循環。體內積累過多的酸，可引起骨骼和肌肉流失，以及酸鹼緩衝系統異常（碳酸氫根比例下降）。

飲食結構中對酸攝入影響最大的是蛋白質。蛋白質消化分解後釋放出一個一個小分子的氨基酸，所以蛋白質攝入越多，酸負荷越高[19]。

不同來源的蛋白質對酸負荷有不同的影響。一項研究發現[20]，攝入金槍魚後，正常人的腎臟開始高負荷工作（GFR 升高），以排出對身體有害的物質。但是對於重症腎病患者，攝入金槍魚反而導致腎功能下降，說明這種食物的毒性損傷了腎功能。相反，對同等蛋白質含量的豆腐，健康受試者沒有保護性反應（GFR 不變）；重症腎病患者的腎功能會出現小幅下降，但是下降程度不如攝入金槍魚時顯著。這說明豆腐比起金槍魚的蛋白質腎毒性要低。

動物蛋白由於蛋氨酸等含硫氨基酸比例較高，代謝過程中會產生強酸——硫酸根，並釋放大量氫離子；而蔬菜水果所含的植物蛋白代謝產生較少的酸性物質，並且可被蔬果自帶的鹼性成分所平衡[21]。研究發現，**植物性食物可改善血液酸鹼平衡狀態**[20]。當降低總蛋白質〔0.6 克／（千克體重天）〕，增加蔬菜攝入時（即「鹼性飲食」），慢性腎病患者的腎功能下降趨勢即時逆轉，腎功能穩定下來，甚至逐步改善[19]。這項結論被更多的研究反覆印證[22] [23] [24] [25]。而且比起動物蛋白，用大豆蛋白製備的食物更受慢性腎病患者們歡迎[24]。

另一個系列的研究在植物性飲食的基礎上，進一步把總蛋白降到 0.3 克／（千克體重／天），並輔以酮基類似物（幫助回收尿素，補充氨基酸），慢性腎病患者的電解質、腎功能較普通的低蛋白飲食者都得到更大的改善，死亡和惡性心臟事件發生率幾乎降為零 [26] [27]，而且沒有出現營養不良的情況 [28]。

尿毒毒素——菌群代謝物

有一些代謝產物在正常情況下可以被腎臟排出。但是對於慢性腎病患者，這些物質無法有效排出，積累起來成為尿毒毒素。在較高濃度下，這些毒素對不同器官造成傷害，包括腎臟本身。

近年研究比較多的尿毒毒素包括：硫酸吲哚酚、對甲酚和 TMAO。硫酸吲哚酚是色氨酸被腸道有害菌代謝，再經肝臟加工後的產物 [29]。硫酸吲哚酚血液濃度升高對應腎功能下降 [29]。在腎臟，硫酸吲哚酚促進腎小球硬化和腎實質纖維化 [30]。

對甲酚是酪氨酸和苯丙氨酸的腸道菌代謝產物，在肝臟形成衍生物 [31]。這些對甲酚衍生物可直接作用於腎臟，造成腎功能損傷 [30]。綜合研究發現，腎衰竭患者體內對甲酚衍生物的濃度可預測死亡和心血管病突發的風險 [32] [33]。

TMAO 是已知促進動脈硬化的膽鹼代謝物，腸道菌和肝臟在其轉化過程中也起到關鍵的作用。慢性腎病患者血液中 TMAO 越高，腎功能越低 [34]，死亡風險越高。在一項研究中，TMAO 水準最高的 1/4 受試者比最低的 1/4 受試者的死亡風險提高 2.8 倍 [35]。

硫酸吲哚酚、對甲酚和 TMAO 的共同特點是需要腸道有害菌的轉化，再被肝臟加工後，才變成在慢性腎病患者體內積累的毒素。所以促進腸道益生菌的生長，抑制非益生菌，從源頭上杜絕這些毒素的產生，才能有效提高腎病患者的生存率和生存品質。

研究發現，服用益生菌產品可以顯著改善糖尿病腎病患者的腎功能減退[36]。**而給洗腎病人增加益生元——膳食纖維，可以有效降低血清硫酸吲哚酚和對甲酚的濃度[37]。**

建立並長期保持健康腸道菌最好的辦法是增加膳食纖維，避免攝入動物蛋白和飽和脂肪，採取低脂純素的飲食。另有研究發現，在攝入卵磷脂等膽鹼供體後，純素食者的 TMAO 水準在 24 小時內沒有改變，而雜食者的 TMAO 濃度則持續大幅上升[38]。

尿毒毒素——AGE

糖化終產物（AGE）是糖類和蛋白質中某些氨基酸發生反應形成的糖化蛋白質。在 AGE 蛋白質分解時，產生糖化氨基酸加合物，後者透過腎臟排出[39]。

AGE 濃度升高時，會誘導蛋白質之間發生交聯反應。當交聯發生在細胞裡，會引起細胞凋亡和組織炎症，誘發一系列退化性疾病，如失智、腎纖維化[41]、白內障[42]、肌肉流失等。當交聯反應發生在血管壁，會導致低密度脂蛋白膽固醇的積累和氧化，促進動脈硬化[40]。糖尿病的血管併發症和心血管疾病與 AGE 有很大關係。

人體內的 AGE 水準取決於三個因素：飲食攝入，體內形成，代謝排出。飲食 AGE 對身體整體 AGE 負荷貢獻很大。飲食中 AGE 的主要來源是動物性食物。動物來源的蛋白質通常本身已富含 AGE，同時也容易在烹飪後產生新的 AGE[43]。含糖的蘇打飲料和醬油也是 AGE 含量很高的食物來源[44]。

相反的，富含碳水化合物的蔬果全穀製品則含很少的 AGE，即使在烹飪以後，也不會增加很多[43]。糖尿病被認為是 AGE 在體內生成最主要的因素[45]。高血糖促進糖基化反應。除此以外，高血脂、自由基增加也會促進 AGE 的形成[46]。

另一方面，排出能力亦影響體內的 AGE 水準。腎臟病變可導致 AGE 的清除受阻，造成 AGE 積累[43]。研究發現，血清 AGE 越高，腎病越嚴重。而同等飲食下，尿液 AGE 越高，尿蛋白越低，腎功能越好。糖尿病患者可以排出 30% 攝入的 AGE，但是腎衰竭患者只排出不到 5%[39]。

脂肪／膽固醇

腎臟的功能是濾出血液中的毒素和廢物，保留其他對身體有用的物質。為了完成這些功能，腎臟含有豐富的血管。因此與血管病相關的因素也與慢性腎病相關。

早在 1982 年，人們就提出了腎臟的脂毒假說，認為**腎功能喪失的推手之一是血脂升高導致的腎小球血管硬化**[47]。這個觀點的正確性被越來越多的研究所證實。研究發現，**膽固醇、飽和脂肪等動物性飲食因素促進腎組織損傷**[48]**，而膳食纖維和植物性飲食則對腎臟有保護作用**[36]**。**

萬法歸一。不管從電解質、酸鹼平衡、尿毒毒素還是從血管硬化的角度分析[49]，又一次發現，對我們的（腎臟）健康最有利的是植物性飲食，最不利的是動物製品。而導致腎病的主要原因如高血壓、糖尿病、高血脂、代謝症候群也與動物性飲食相關，並可以透過植物性飲食逆轉。所以蔬食也是預防腎病的飲食。

更多的臨床研究發現，當我們的飲食結構越接近於全植物性飲食，我們的腎臟越健康[50] [51]，腎臟疾病越容易控制甚至逆轉[52]，醫療開銷越低[53]，死亡率越低[54] [55]。美國腎病基金會指出：「確診腎病後可以遵循植物性飲食。規畫好的蔬食或部分蔬食不但安全，而且有益於腎病患者。」[56]

以下是對慢性腎病患者的飲食建議：

- **以蔬果豆穀為飲食核心，其中蔬菜燙熟後吃並去除湯汁；**
- **避免動物性食物、油和高脂食物；**
- **蛋白質每天 0.6 克／千克體重（或在專業指導下 0.3 克／千克體重，輔助酮基類似物）；**
- **避免高磷尤其是含無機磷的食物如飲料、罐頭、加工食品；**
- **低鹽（每天小於 6 克鹽或 2 克鈉）；**
- **曬太陽；**
- **如果血鉀高於 5.5 毫莫耳／升，避免高鉀食物包括某些新鮮水果；**
- **洗腎患者按醫囑提高植物性蛋白攝入量。**

如何遠離子宮肌瘤？

子宮肌瘤是最高發的育齡婦科病變之一，是 50% 子宮切除的原因[1]。歐美人群中的發病率為 70%。在中國，發病率為 20 至 30%[2]，並有年輕化的趨勢。

子宮肌瘤是子宮平滑肌的良性腫瘤，極少發展為癌症[3]。大部分患者因為沒有症狀，只有在做超音波檢查時才被發現。如果有症狀，常見的是經血多、經期長、腹痛、頻尿等。約有 3% 的子宮肌瘤影響到生育。

雖然發病率高，但奇怪的是，這種病變又是研究最少的醫學問題之一。所以只能根據有限的資料，得出相對有根據的飲食和生活方式建議。

雌激素

因為子宮肌瘤只發生於育齡女士，所以雌激素的參與是很顯而易見的。使用荷爾蒙替代療法的停經女士中，肌瘤的發病率顯著升高[4]。

研究發現，肌瘤組織中負責合成雌激素的芳香酶濃度比正常組織高 3 倍[5]，多項激素水準顯著提高。雌激素的代謝能力下降可能是激素水準提高的另一個原因[6]。

雌激素和黃體素促進肌瘤的發展[7]。但是口服激素類避孕藥不會增加發生率。一種解釋是，大量外源性激素導致其受體表達下調，從而降低激素的作用[4]。**生育會降低子宮肌瘤的風險 80%**[8]。

類雌激素

人工類雌激素能類比雌激素的作用。研究發現，患有子宮肌瘤的女士，腹部脂肪所含的多種多氯聯苯（PCB）的濃度顯著提高[9]。因為魚類是累積有機環境汙染物最多的食物，研究人員發現，美國攝入五大湖魚類的女士中，每多吃 10 年，子宮肌瘤的風險提高 20%[10]。吃魚與子宮肌瘤風險的關係也被其他研究所印證[11]。

因為**哺乳是女人排毒的過程，從未哺乳過的女士患肌瘤的風險與魚所含各類 PCB 濃度的相關性更加顯著。**

另一方面，植物類雌激素如大豆異黃酮，由於其不同的代謝途徑，對育齡女士的雌激素有抑制作用。一項日本研究發現，**因為肌瘤而子宮切除的風險隨異黃酮攝入的增加而下降，在中等異黃酮攝入量時達到最高抑制效果。**

促進雌激素排出的飲食

雌性激素屬於固醇類激素，所以參與腸肝循環。因此高纖維低膽固醇的飲食最有利於雌激素的排出。研究發現，當飲食從高脂低纖轉變為低脂高纖後，雌激素水準顯著下降[12]。

最好的低膽固醇高纖維的飲食是植物性飲食。多項研究發現，紅肉和加工肉類增加子宮肌瘤的風險，蔬菜水果降低風險[13] [14] [15] [16]。中國學者發現，**十字花科的蔬菜如花椰菜、高麗菜、大白菜，以及番茄和蘋果可降低子宮肌瘤發生率 45 至 70%。**目前尚缺乏關於子宮肌瘤的飲食介入研究。

但是有一項對痛經的介入研究可以給我們一些啟示，因為子宮肌瘤是痛經的原因之一，而二者都與雌激素相關。科學家讓 33 名嚴重痛經的女士遵循低脂蔬食的飲食方式。兩個月經週期後，性激素結合蛋白（抑制雌激素）水準顯著上升，平均痛經時間從 3.9 天縮短到 2.7 天，經痛程度顯著降低。

絕大多數受試者拒絕回到原來的飲食，因為這種新的飲食模式給她們帶來太多的利益，包括減肥。

植物生化素

除了幫助雌激素的排出，植物性飲食還富含各種植物生化素（植化素）。近年的研究發現，這些植化素在子宮肌瘤形成的多個節點起到抑制的作用[17]。

這些節點之一是細胞的抗氧化系統。研究發現，肌瘤細胞比起正常的子宮組織，兩種關鍵的抗氧化物酶大幅降低，尤其在缺氧的情況下[18]。這說明肌瘤組織的抗氧化能力受到嚴重破壞。提高抗氧化能力，有助於預防和逆轉子宮肌瘤。

近年的數據顯示，**補充富含抗氧化劑的綠茶提取物可以顯著減輕子宮肌瘤的症狀**[19]。在對患者尿液的研究中，人們發現，**較高的木質素水準可以降低肌瘤風險 70%**[20]**。木質素存在於多種植物性食物中，如亞麻籽、南瓜子、全穀物、豆類、水果等。**

其他因素

- **遺傳：**子宮肌瘤有一定的遺傳因素。如果直系親屬有肌瘤，那麼患肌瘤的風險提高[4]。
- **肥胖：**有一定證據顯示肥胖會提高子宮肌瘤的風險[4]。這可能與雌激素相關，因為脂肪組織是除了卵巢以外的第二大雌激素合成組織。而低脂純素是最好的不復胖的減肥方法。

- **飲酒**：一項研究對2萬餘名育齡女士追蹤4年，發現飲酒的狀態和年數，顯著提高肌瘤的風險。其中啤酒對風險的增加影響甚大，每天一罐提高風險 57%[21]。
- **維生素** D：一項涉及 1000 人的研究發現，美國女士血清維生素 D 的達成率不足 50%（>20 納克 / 毫升）。達標者比未達標者子宮肌瘤風險降低 30%；每天大於 1 小時日曬降低子宮肌瘤 40%[22]。
- **不運動**：適量運動可降低子宮肌瘤的風險 [4]。
- **塑膠、化妝品、食品添加物**：這些因素增加子宮肌瘤的風險 [23]。對於子宮肌瘤的飲食和生活方式，目前缺乏介入和大規模世代研究的調查，所以現有證據並不是很強，但是多項不同研究的資料已經顯現出一些共同規律。

根據這些規律，以下的飲食和生活方式可能降低子宮肌瘤的風險：

- **低脂植物性飲食；**
- **多吃蔬菜水果；**
- **曬太陽、運動；**
- **避免酒精飲料；**
- **喝茶；**
- **避免荷爾蒙替代療法；**
- **遠離加工食品、化妝品和塑膠。**

聽說中醫認為肌瘤與「寒涼」有關，再加一條建議：**考慮溫熱蔬食。**

得了甲狀腺疾病，該怎麼吃？

某醫院在員工體檢時發現，半數女性醫護人員有甲狀腺問題。這和社會上的數據基本吻合 [1]。根據中國國家癌症中心發佈的最新《中國惡性腫瘤發病和死亡分析報告》，甲狀腺癌的發病率在過去的 10 年中迅速上升，已經達到女性惡性腫瘤的第 4 位 [2]。

甲狀腺機能亢進（簡稱甲亢）、甲狀腺機能減退（簡稱甲減）、甲狀腺炎、甲狀腺結節、甲狀腺癌，這些是同一類疾病還是不同種類的疾病？為什麼甲狀腺疾病近年來有爆發趨勢？其背後的原因是什麼？檢查出甲狀腺疾病，怎麼辦？讓我們一起做個科學文獻檢索，看看關於這些問題，最新的科學資料告訴我們什麼。

礦物質

碘是甲狀腺素的關鍵成分，因此甲狀腺的功能與碘的攝入關係很大。飲食中缺碘可能造成甲狀腺功能低下和甲狀腺腫大。那麼是不是碘多了就會得甲亢，碘少了就會得甲減和結節？沒有那麼簡單。研究發現，碘攝入與甲狀腺健康成 U 型曲線 [3]。

在碘缺乏的情況下，甲狀腺沒有足夠的原材料合成足夠的甲狀腺素；在高碘攝入的情況下，甲狀腺素合成的中間體——甲狀腺球蛋白會因為結合過多的碘元素，而更容易被免疫系統辨別為敵人，發生自體免疫反應 [4]，結果反而降低甲狀腺素的生成。

後文將說明，合理的尿碘範圍在 150 至 400 微克／升之間。甲狀腺是人身上每克組織硒含量最高的器官。硒參與甲狀腺素的代謝和保護還原反應，所以從飲食中攝入足量的硒對於維持甲狀腺的正常功能至關重要。

研究發現，補硒可以改善甲亢和甲減的症狀 [5]。攝入多少硒才夠？根據歐洲的最新建議，在缺硒地區（如中國），每天每千克體重補充 1 微克硒可以使體內硒蛋白達到飽和 [6]。假設食物中已經有微量的硒，那麼大約每天 50 微克是根據當前的認知比較合理的補充量。

血紅素是甲狀腺素的合成酶 TPO 的核心成分，因此鐵質對於維持甲狀腺的正常功能是必要的。甲減患者常常伴有缺鐵性貧血，補鐵可以幫助甲減患者恢復正常的甲狀腺素水準 [7]。關於正常的鐵水平我們將在〈女人比男人長壽可能是這個原因〉一文中討論（見第八章）。

鑑於低鐵狀況的甲狀腺疾病風險，和高鐵狀況的癌症風險，在血紅素正常的情況下，可能理想的血清鐵蛋白濃度在 20 至 35 微克／升之間。大多數現代的甲狀腺疾病屬於自體免疫性疾病。而**過量的食鹽攝入會誘導產生促進自體免疫反應的 Th17 輔助性 T 細胞 [8]。所以控制飲食中鹽的攝入，有助於預防和改善甲狀腺疾病。**

漂白劑和食品包裝

有兩類因素可能擾亂正常的甲狀腺功能：一類是碘離子的類似物；一類是甲狀腺素的類似物。

甲狀腺素的合成可能受到在離子狀態類比碘離子的無機鹽的影響，如高氯酸鹽、硝酸鹽和硫氰化物。這些離子透過和碘競爭鈉／碘共同轉運蛋白，抑制碘的吸收，從而降低甲狀腺素的合成 [9] [10] [11] [12]。對於本身碘攝入就不足的孕婦，這種影響更要引起重視，因為甲狀腺素對胎兒的發育具有重要的作用。

生活中的高氯酸鹽主要來源於含次氯酸的漂白劑和一些食物的塑膠包裝 [13]；硝酸鹽廣泛存在於多種蔬菜之中；硫氰根存在於菸草和十字花科的蔬菜之中。

波士頓蔬食者研究發現，蔬食和純素食者的碘和硫氰根的攝入差別很大，但是與促甲狀腺素的水準（甲減的指標）無關 [14]。該研究還發現，蔬食者的高氯酸鈉與促甲狀腺素也沒有關係。

從趨勢上看，中國甲狀腺疾病的上升並沒有伴隨蔬菜消費的上升，因此對蔬菜和十字花科蔬菜的擔心沒有充分依據。因為**蔬菜是健康飲食的必要組成，所以減少蔬菜的攝入不如確保飲食中有足量（但不過量）的碘。**

全氟烴

另一類甲狀腺干擾因素是全氟烴類物質 PFAS。這類物質被廣泛用於食品包裝、紡織、造紙、油漆、滅火劑、半導體等行業。不沾鍋常用的表面材料聚氟乙烯就是全氟烴類物質的一員。

全氟烴是很強的甲狀腺干擾因素。研究發現，當人體內的全氟烴增加時，血液中的促甲狀腺激素 TSH 升高，其他甲狀腺功能指標也發生相應變化 [15] [16] [17]。臨床研究還發現，人體內全氟烴濃度的升高，對應基礎代謝率的降低——這是甲狀腺功能受到抑制的表現 [18]。

全氟烴一旦進入動物體內就很難被排除或分解，造成長期的內分泌干擾。在環境中，全氟烴也不易被微生物降解，是一種長期環境汙染物。2009 年，全氟烴類物質被列入斯德哥爾摩協議之持續有機汙染物的名單 [19]。由於反覆進食汙染的食物和水，持續有機汙染物很容易在動物體內形成生物放大效應，並且隨動物在食物鏈中位置的上升而放大[20] [21] [22]。上海一項研究發現，紅肉、雞、魚、動物內臟是全氟烴的主要攝入來源[23]。

在一項韓國研究中，受試者的血液膽固醇、低密度脂蛋白、三酸甘油酯、尿酸都與全氟烴有很強的相關性。動物性飲食是這些指標升高的共同根源。

自體免疫

自體免疫甲狀腺病很可能是最常見的甲狀腺病[24] [25]，也是最常見的自體免疫疾病之一。

這類疾病的主要形式是葛瑞夫茲氏病（Graves' Disease，甲亢）和橋本氏甲狀腺炎（Hashimoto's Thyroiditis，甲減）。

自免甲狀腺病的共性是，血清中含有對抗甲狀腺素功能系統抗原的抗體。最常見的抗原包括：甲狀腺過氧化物酶 TPO、促甲狀腺素受體、甲狀腺球蛋白和最近發現的鈉碘共同轉運蛋白[26]。葛瑞夫茲甲亢抗體作用在促甲狀腺素受體上，從而刺激了甲狀腺腺細胞，使之合成更多的甲狀腺素；橋本氏甲狀腺炎病人的抗體專門對抗甲狀腺素合成酶 TPO，從而減少甲狀腺素的合成。

自體免疫疾病有一定的遺傳易感性（取決於人白細胞抗原 HLA 亞型），因此患者同時患有其他自體免疫疾病（如乳糜瀉等）的可能性大增[27] [28]。由於自體免疫過程受到維生素 D 的調節，維生素 D 缺乏會提高自免甲狀腺疾病的風險[29]。在懷孕過程中，為了保護和母親基因不同的胎兒，母體處於免疫抑制狀態。因此，自免甲狀腺疾病在孕期受到抑制，但是孕後則進入多發期[30]。

之前提過，自體免疫疾病的根源在於腸道的通透性增加（腸漏），導致外源抗原進入血液。在清除這些入侵抗原時，由於分子相似性，造成交叉免疫反應，最終我們自己的免疫系統攻擊了自己身體的抗原。

已知有**幾種原因誘發腸漏**。最常見的是**飽和脂肪／動物蛋白等食物引起的腸道內非益生菌的生長。**飲食避免動物製品和高脂肪食物對自免型甲狀腺疾病有很好的效果。

對麩質過敏的人，**麩質蛋白**也會導致腸漏。在主動選擇無麩質飲食的人群中，甲亢和甲減患者的比例顯著高於普通人群，說明無麩質飲食可能有助於改善病情[31] [32]。

另一個可能導致腸漏的誘因是**基因改造食物**。基因改造作物的普及和各種自體免疫疾病的蔓延有某種相關性[33]。這些相關性是否會被證實有因果關係，我們拭目以待。基於保守原則，避開基因改造食物不失為一個較為安全的選擇。

除此以外，**吸菸**增加女人自免型甲狀腺疾病的風險 50 至 150%[34]。以下就幾種常見的甲狀腺疾病，進一步總結一下臨床資料。

甲狀腺機能亢進

羅馬林達大學的研究發現，飲食中動物性成分的多寡與甲亢有劑量效應關係。動物性食物的種類和數量越多，甲亢的風險越高。純素食者的甲亢風險是雜食者的一半以下[35]。

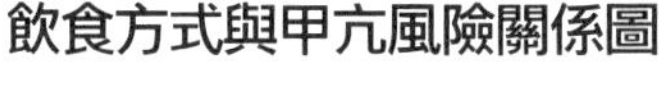

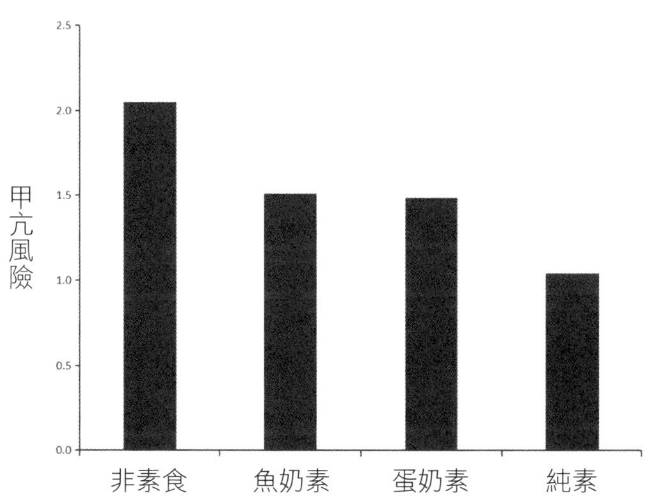

在甲亢合併乳糜瀉的病例中，採取無麩質飲食，可有效逆轉全部或一部分症狀[36] [37]。這進一步說明了避免腸漏在自免甲亢康復中的重要性。對治療中甲亢患者的碘攝入分析發現，高碘（尿碘高於 300 微克／升）不影響康復[38]。這說明至少**對於自免甲亢患者，更重要的是避免腸漏，而不是控制碘攝入。**

另一項研究發現，香腸在製作的過程中可能混入動物的甲狀腺組織，有患者吃了這樣的香腸導致非自免型甲亢[39]。

甲狀腺機能減退

上文提到，過高的碘攝入可能誘發自體免疫性甲減。多項研究確認了高碘攝入與橋本氏甲狀腺炎（甲減）之間的關係[40][32]。

和甲亢一樣，橋本氏患者併發其他自體免疫疾病如乳糜瀉[42]和一型糖尿病[43]的概率升高。給橋本氏病人提供維生素 D 可以顯著減少抗 TPO 抗體[44]。研究發現，**甲減往往與三酸甘油酯升高** [45]、**胰島素阻抗** [46]、**同型半胱氨酸升高[47]等代謝問題同時出現。**這是腸漏症的表現。低脂純植物性飲食是預防和逆轉腸漏的最佳飲食方案。

除此以外，地域性的證據顯示[48]，甲減與甲狀腺干擾物質全氟烴類相關[49]，尤其是孕期[50]和新生兒甲減[51]。

另有一項研究發現，魚蝦等水產品中的有機砷汙染顯著提高甲減的風險[41]。

甲狀腺結節

一般認為，甲狀腺結節是由甲減引起的代償性增生，因此理論上**不論是碘攝入過高還是過低，都可能導致結節。**

中國上海疾控中心的數據確實印證了這一點。在尿碘低於 140 微克／升，或者高於 400 微克／升的時候，甲狀腺結節的風險都會增加[52]。收集了更多研究的綜合分析與以上的結果略有出入，比起低碘，高碘時結節的發病率較低，但是亞臨床甲減風險增高[53][54]。因此，最安全的情況還是把尿碘控制在 140 至 400 微克／升之間。

另一方面，多項研究發現，糖尿病與甲狀腺結節相關[55][56]，而控糖藥二甲雙胍可以幫助縮小結節[57]。這些研究還發現，**超重和高血壓與甲狀**

腺結節也有很高的相關性。

這進一步說明甲狀腺結節很可能是代謝症候群的表現之一。由於代謝症候群與肉類的相關性 [58]，這就不難理解為什麼在海南百歲老人的研究中，紅肉和水產的攝入越多，甲狀腺結節發病率就越高 [55]。

甲狀腺癌

不到 5% 的甲狀腺結節會演化為甲狀腺癌 [59]。近年來，甲狀腺癌已經成為中國女士的第 4 大癌症（**編註**），而且仍然處於迅速增長的趨勢 [60]。

研究發現，飲食中的亞硝酸鹽，而不是硝酸鹽，與甲狀腺癌密切相關 [61] [62] [63]。導致甲狀腺癌的亞硝酸鹽主要來自於香腸、火腿、臘肉、鹹魚等加工肉類（亞硝酸鹽作為防腐劑），這種加工肉類被世界衛生組織定義為 1 級致癌物。

相反的，**新鮮蔬菜和水果 [64] [65] [66]，尤其是十字花科的蔬菜對甲狀腺結節癌化有預防作用** [67]。一些個別研究結果發現，魚類攝入似乎也有預防作用 [65] [66] [68]。可是在包括所有相研究的大規模綜合分析中，這種作用消失了 [69]。合理的解釋可能是，比起肉類和加工肉類，魚類沒有那麼糟糕，但是比起蔬食，魚類的劣勢就彰顯出來了 [70]。

值得注意的是，一些研究發現碘缺乏可能升高甲狀腺癌的風險 [68] [69]，因此確保攝入足夠的碘是安全的做法。

除此以外，肥胖、吸菸和飲酒也會增加甲狀腺癌的風險。

編註：在臺灣 2016 年癌症發生數排名則是第 7 名。

為什麼女人更容易得甲狀腺疾病？

女人患甲狀腺疾病的概率是男人的好幾倍，這驅使很多科學家試圖研究雌激素對甲狀腺素系統的影響，可是到目前為止在這方面的進展甚微。

因為女人患各種自體免疫疾病的概率是男人的 3 倍多[71]，所以或許更值得問的問題是，為什麼女人更容易患自體免疫疾病？關於這個問題，我們沒有確切的答案，但是其原因很可能與女人的生殖功能和免疫反應特點有關。

研究發現，在懷孕的過程中，少量含有異體抗原的胎兒細胞可以透過胎盤進入母親體內。在孕期，由於母體進入免疫容忍狀態，對這些外來細胞的免疫反應受到抑制。但是孩子出生後，當母親恢復正常的免疫功能時，母體內殘留的胎兒細胞可能成為導致自體免疫反應的抗原。

另外有研究發現，女人的免疫系統比男人更加敏感。這使她們對於癌症和病原體的入侵有更好的抵抗力，但是同時出現自體免疫的機會也隨之升高。癌症和自體免疫疾病是免疫功能失調的兩個極端。數據顯示：男人更容易患癌症[71]；女人更容易患自體免疫疾病[72]。

那麼得了甲狀腺疾病到底要不要吃藥，要不要做手術？這是患者和醫生之間的決定。我只想說一句：不管吃藥也好，手術也好，營養品也好，中醫也好，西醫也好，如果我們不斷除造成疾病的根本原因，這些手段都僅僅是暫時的緩解而已。停藥還會復發，切了還可能長出來，按下了葫蘆又起了瓢。

健康的鑰匙在每個人手上，就看你要不要停止自我傷害。綜合以上討論，以下是預防和逆轉甲狀腺疾病的飲食方案：

- **避免動物性食物，尤其是加工肉類；**
- **避免高脂食物，尤其是高飽和脂肪的食物；**

- 多吃蔬菜水果；
- 保持合理的碘（尿碘 150 至 400 微克／升）、硒（每天 50 微克）和鐵的攝入（血紅素正常，鐵蛋白 20~35 微克／升）；
- 曬太陽；
- 避免菸酒；
- 控制食鹽攝入（每天少於 6 克鹽或 2 克鈉）；
- 避免使用全氟烴表面的不沾鍋；
- 麩質過敏者避免含有麩質的食物；
- 避免基因改造食物；
- 避免攝入被漂白劑汙染的食物。

如何吃才能防斑抗皺、延緩衰老？

皮膚老化表現在外是失去光澤和彈性，出現皺紋和老年斑，以及表皮鬆弛和面部脂肪結構下垂。這些是我們看得到的。我們看不到的是：皮膚表層以下的表皮和真皮扁平化，血管減少，細胞減少，細胞活躍度降低，同時修復能力和組織通透性下降。

皮膚老化的過程 [1] [2]

表皮和真皮扁平化的原因是血液循環變差，細胞的氧氣養料供應受到限制。營養不足導致細胞死亡、減少、活躍度降低，隨之而來的是皮膚組織的修復能力下降。

修復能力下降表現在對抗自由基的能力降低。自由基增多欺騙了黑色素細胞，使之認為皮膚正在受到很強的紫外線照射，於是產生更多的黑色素。另一方面代謝黑色素的能力因循環和細胞功能下降而減弱，於是造成色素沉積。這就是黑色素斑。

注意，黑色素是保護皮膚細胞免遭紫外線殺傷的，因此膚色深的人天生更容易吸收紫外線，減少其對皮下組織的傷害，皮膚老化得更慢。但同時，因為紫外線都被黑色素吸收了，膚色深的人維生素D的合成效率降低。

自由基進入細胞，氧化脂肪和蛋白質。如果細胞的清除能力下降，受損的脂肪和蛋白質積累在細胞裡，最終細胞發生病變而死亡。死亡的細胞進一步影響周圍的細胞，形成連鎖反應，導致成片組織損傷，不能被清除的死細胞和脂肪等內含物形成褐色脂質體堆積，即老年斑[3]。

血液循環不良導致皮脂腺功能降低，脂肪分泌減少，皮膚變乾燥。細胞功能下降也導致膠原和彈性蛋白的合成減少，皮膚組織的蛋白質更新難以維持。同時真皮組織的玻璃酸合成降低，皮膚保持水分能力下降。蛋白質和玻璃酸成分構成細胞外基質。細胞外基質減少引起皮膚鬆弛。合成皮下脂肪的細胞功能減弱，導致皮下脂肪重塑機制失衡，結構變薄，和真皮的黏合度下降[4]。同時，肌動蛋白受損不能有效修復，皮膚應對機械力的能力減弱，在反覆的面部表情後，皮膚不能完全回到原來的狀態。真皮和表皮分離加劇，出現皺紋。

除此以外，局部炎症加劇血管硬化，自由基損傷和脂肪變性，促進多種老化機制。

皮膚老化的機制

除了細胞的自然老化，這裡面有 3 個可以控制的退化性機制共同作用，並且相互促進：血液循環變差、自由基損傷、局部炎症。

血液循環變差的主要原因是血管硬化，小血管變脆，失去彈性。血管硬化是膽固醇堆積的結果，而動物製品和高飽和脂肪飲食是膽固醇堆積的根源。

自由基有多種來源：紫外線、空氣汙染（PM2.5）、吸菸、鐵過量等[2]。一項針對中國女士的研究發現，室內工作和減少日曬可以顯著減緩皮膚老化[5]。

但是適量的曬太陽不但是有益的，而且是必須的。表皮細胞在紫外光 UVB 的作用下將 7- 脱氫膽固醇轉化為維生素 D 的前體。大約 90% 的維生素 D 來自不經意的日曬。健康的維生素 D 水準幫助保護骨骼，維持卵巢儲備和精子品質[6]，並參與調節免疫系統[7]。

因此日曬是不能完全避免的。**更積極的應對自由基的方法是攝入足量的抗氧化劑，以中和自由基。研究發現，植物性食物比動物製品的抗氧化劑含量高 5 至 50 倍[8]，因此大量新鮮的蔬菜水果是保持皮膚年輕的祕密。水果中抗氧化能力最強的是石榴和莓果[9]。**

除了大量攝入抗氧化劑外，有效地保持體內的抗氧化能力也非常重要。研究發現，酒精飲料可以顯著降低皮下的胡蘿蔔素 20 至 25%[10]，並提高日照灼傷 30 至 40%[11]。胡蘿蔔素及其類似物是重要的抗氧化劑，普遍存在於橙色和綠色蔬果之中。

炎症促進血管硬化，降低循環能力，同時加劇自由基造成的損傷。誘發炎症的因素很多，最重要的因素是腸漏導致的系統性炎症。而腸漏的根本原因是動物性和高脂飲食造成的非益生菌生長和腸道菌群失衡。

一項研究發現，服用益生菌和益生元可以加快曬傷後的恢復[12]。這印證了腸漏在皮膚老化中的作用。相反，植物性飲食不但培養益生菌，抑制非益生菌，同時也是天然的抗炎飲食。研究比較多的抗炎食物有薑黃素、綠茶等。研究發現，連續 3 個月飲用綠茶，即可提高皮膚血流和供氧[13]，同時皮膚彈性、水分增加，皮屑減少。

但重要的不是吃什麼，而是不吃什麼。**長期的腸道健康只能透過低脂純素的飲食實現。**導致非益生菌生長的因素必須去除，才可能真正避免腸漏誘發的系統性炎症。

抑制皮膚老化的最佳方法

從以上討論，我們發現，植物性的飲食模式對於減緩皮膚衰老應該最有幫助，而事實也證明如此。

澳洲科學家對居住於 3 個國家 4 個不同城市的近 500 名受試者進行了飲食和臉部皺紋的調查 [14]。他們發現，**多肉類、乳製品和奶油的飲食增加皺紋；而較高蔬菜、豆類和橄欖油的攝入減少皺紋。莓果、蘋果和茶是該受試人群減少皺紋的主要因素。**

除了飲食，研究發現，口腔健康和牙齒維護有助於降低視覺年齡 [15]。一項歐洲研究發現，吸菸、日光浴和不良牙齒保健顯著影響視覺年齡。不良的生活方式可以使視覺年齡增加 11 年。而之前的研究發現，整形手術只能使人看上去年輕 7 年 [16]。

為什麼蔬食後皺紋增加？

有朋友問我，為什麼蔬食以後皺紋反而增加了？最有可能的原因是熱量攝入不足。**植物性食物的特點是高纖低脂，蔬食以後如果不增加食量，可能導致熱量不足，甚至營養不良，於是皮下脂肪和肌肉被徵用提供熱量。**

此外蔬、果、豆、穀搭配不合理，攝入過多油脂，以及太高比例的精製碳水化合物，都可能造成熱量不足、營養不均衡甚至腸漏。

關於如何科學合理吃蔬食，請參考第八章和第九章。除飲食因素以外，遺傳因素，是否吸菸，以及蔬食之前的狀況都可能影響視覺年齡。蔬食不一定健康，但是健康一定要蔬食。如果有臉色發黃的情況，請參考本書第八章第五篇〈我吃蔬食後為什麼臉色發黃？〉。

如何年輕 10 歲：

- 低脂純素（不吃動物製品和高脂食物）；
- 多吃新鮮的蔬菜水果；
- 不要過度曬太陽，不用日光浴床；
- 保持口腔衛生；
- 戒菸戒酒；
- 遠離空氣汙染；
- 像小孩一樣對世界充滿善意和信心。

為什麼開始長痘痘了？

記得在中學時，同年級有個同學長了很多痘痘（記得是個華僑生），大家都有些不解，為什麼他會長痘痘？ 20 世紀就有人研究，為什麼**東方民族很少長粉刺**。後來發現，這些民族的共同特點是，**他們很少攝入奶和乳製品**。

01

痘痘又叫粉刺或痤瘡，是皮囊過於活躍，分泌太多皮脂，導致皮囊堵塞，最終油脂與死亡細胞堆積造成細菌生長，誘發炎症。

90% 的西方人，在青春期都會長粉刺，即使過了 25 歲，長粉刺的概率仍然大於 50%。發表於 2012 年的一項中國研究收集了太原、廊坊、海拉爾、淄博、西昌和焦作市的 17345 名受試者，發現，一些中國人從 10 歲就開始長痘痘，直到 50 歲仍然有發作的 [1]。

痤瘡發病率最高的年齡是 18 至 19 歲。在這個年齡階段，大約 50% 的高大學生會出現痤瘡。

02

根據其發病年齡的階段，不難猜測，粉刺與性激素有關。但是為什麼有人長，有人不長？

美國哈佛大學做了一項涉及 4 萬 7 千人的研究，發現奶類、全奶、低脂奶和脫脂奶分別提高患粉刺的風險 20%、10%、15% 和 40%[2]。這個結果不但把粉刺與牛奶關聯了起來，甚至指出，被認為更健康的低脂和脫脂奶更容易導致粉刺！

這項結果令人震驚。他們從市場上買來各種乳製品，用最嚴格的分析化學方法檢驗，希望發現乳製品與性激素之間關係的蛛絲馬跡。果不其然，科學家從市面上的乳製品中發現了至少 15 種不同的固醇類激素（包括性激素），而且這些**激素的濃度隨全奶、低脂奶和脫脂奶依次上升**[3]**。這很可能是在牛奶降脂的過程中，殘留下的固醇類激素被濃縮了。**

03

對奶與粉刺關係的關注持續發酵，帶來了更多的科研成果。研究者發現，粉刺不僅與固醇類激素相關，還與生長激素 IGF-1 相關。

在人體的每一個細胞裡，有一個叫 TORC 的營養感受器，負責感知細胞環境中營養成分和激素水準的變化。西方式飲食的特點是高動物蛋白、高飽和脂肪（動物製品）、乳製品和高甜品。這些飲食因素會提高細胞環境中的氨基酸、脂肪酸、糖以及激素 IGF-1 和胰島素。這些成分的升高，**傳遞給細胞一個「營養過剩」的信號。這些信號在 TORC 整合之後引發一連串的生化反應，最終提高了皮脂腺的油脂分泌**[4][5]**。**

04

讓我們看一個透過飲食調整治癒粉刺的真實案例。這個案例是陝西第四人民醫院營養科主任張建琴醫師提供的。

一位女中學生，15 歲開始就長青春痘。之後 5 年時間中，用了各種祛痘產品，效果都不好，或者當時有效果但很快又復發。吃中藥，效果也不明顯，臉上痘痘、痘印非常明顯。

營養師調查後發現，這個孩子從小不吃肉，但吃雞蛋喝牛奶，平常愛吃精緻白米、麵，喜歡含油量高的食物。

之後根據營養師的建議，停用雞蛋、牛奶，減少食物中的油量，不吃精緻米飯和麵，改吃糙米、全麥粉等。

奇蹟發生了：臉上的痘痘一天比一天少，皮膚一天比一天光滑，21 天後，痘痘全部消失！而且原本很胖的她，21 天後體重減輕，腰圍變小，恢復標準體重。

05

高動物蛋白、高脂肪、高精製碳水化合物飲食是營養過剩的根源。**除了粉刺，營養過剩還會導致性早熟、肥胖、糖尿病、癌症和退化性神經系統疾病如老年失智。**營養過剩是現代社會的通病。父母總是生怕孩子營養不足，於是大量補充高蛋白的食物。

實際上只要吃飽，獲取足夠的熱量，很難造成蛋白質的不足。這是因為穀類天然含有大約 10% 左右的蛋白質，攝入 2000 大卡熱量的穀類就可以滿足一個 60 公斤體重的人一天的蛋白質需求。**現代人普遍缺乏的營養是微量營養素，比如蔬菜水果中富含的抗氧化劑和植化素。**

認知的改變是逆轉健康問題的關鍵。當我們調整營養認知，我們會發現，曾經認為不重要的很可能至關重要；曾經認為對我們有營養的，我們不一定需要。

告別憂鬱症，
一起蔬食、運動、曬太陽

2015 年，憂鬱症患者有 2.2 億，占全球人口的 3%。女性的患病率 2 倍於男性 [4]。先進國家比例較高，中國為 3 至 5%[5]，法國人的憂鬱比例高達 21%。美國前總統林肯、英國前首相邱吉爾都曾是憂鬱症患者。荷蘭後印象派畫家梵谷因憂鬱症 37 歲自殺而亡。憂鬱症患者 2 至 8% 死於自殺；自殺死亡者一半有憂鬱或情緒問題 [4]。

世界衛生組織等權威機構認為，憂鬱症是排在腰痛（當今）或 HIV 感染（2030 年）之後，最主要的失能原因 [6] [7]。患者的家庭和人際關係，以及工作、學習、睡眠、飲食習慣和整體健康都受到嚴重影響。憂鬱症患者患心血管疾病、糖尿病、癲癇、中風、阿茲海默症、癌症風險是普通人的 1.5 至 6 倍 [8]。

之前中國發生了多起因干擾司機駕駛造成的惡性交通事故，造成重大生命損失 [1][2][3]。的確，生活壓力大可能導致心情不穩定，甚至小不如意可能引起情緒失控，其表現形式包括煩躁和憂鬱。

臨床上，憂鬱症定義為至少 2 星期持續顯著的情緒低落，低自尊，低活力，對正常有趣的事物失去興趣。多數情況併發無明顯原因的疼痛、疲憊、自閉、易怒或懶惰；常伴有失眠，食慾減退；可能出現幻覺、妄念和自殺傾向 [4]。確診需要具備憂鬱情緒或失去興趣中至少一條，需排除因喪

失親友、重大疾病、藥物、吸毒等造成的繼發性憂鬱。

雙胞胎研究發現，遺傳是大約 1/3 的憂鬱症風險因素[9]。由於家庭成員之間的感情互通，遺傳因素的實際占比可能更低。非遺傳因素中主要包括社會／精神因素和生物／營養因素。生活壓力事件，如兒時受虐、戰爭創傷，經常是憂鬱症的主要誘發原因，而特定食物、藥物、毒品和酒精亦可導致癮症和憂鬱[10]。

5- 羥色胺

關於憂鬱的生理機制，研究最多、影響最深遠的是單胺系統。5- 羥色胺（血清素）是一種單胺神經遞質，當被分泌到中樞神經突觸間隙中時，介導愉悅的情緒。

存在於神經末梢表面的 5- 羥色胺的轉運體蛋白 5-HTT，透過回收神經突觸間隙中的 5- 羥色胺，降低其濃度，終止這種情緒的刺激。當相關神經突觸間隙中的 5- 羥色胺持續降低，可能導致憂鬱。

很多抗憂鬱的藥物都是透過抑制 5-HTT 發揮作用的。因為色氨酸是合成 5- 羥色胺的前體，所以**富含色氨酸的食物如巧克力、香蕉、芒果、榴槤等，被奉為抗憂鬱的聖品。**

只有很少一部分（3%）色氨酸會被轉化為 5- 羥色胺。這種轉化主要發生在腸壁的一種特別細胞——嗜鉻細胞裡[11]。研究發現，這種細胞轉化的 5- 羥色胺，也是促進腸道蠕動的重要信使。當腸道菌群失衡，誘發腸壁炎症時，5- 羥色胺的轉化受到抑制，進而影響大腦的情緒狀態（伴隨著腸道蠕動能力下降）[8]。

炎症反應

最新的研究反覆指向憂鬱與身體的炎症狀態的密切關係。

哈佛護士健康研究發現，炎症水準提高憂鬱[12]。當給受試者注射內毒素（腸道菌毒素）時，可同時誘發炎症和憂鬱，而且炎症和憂鬱的反應時間相互重疊[13]。

反之，低炎症飲食降低憂鬱風險[14]。青島大學一項包括 1 萬 7 千人的大規模研究顯示，膳食纖維（益生元）可降低憂鬱風險 40% 以上[15]。綜合隨機對照實驗的綜合分析發現，服用益生菌可顯著降低憂鬱表現[16]。這些數據有力地佐證了腸漏及其引發的系統性炎症在憂鬱過程中的作用。

腸漏的最普遍原因是動物性和高脂食物導致的菌群失調，較次要的因素是麩質過敏；這種情況只發生在 1 至 3% 的少數人之中。最新的研究還把可能性指向了「基因改造伴侶」草甘膦。

在細胞水準，當介導炎症反應的細胞因數被抗炎藥物阻斷時，憂鬱症可以得到有效緩解[17][18]。

多項隨機對照研究[19]和綜合分析[20][21]都發現，omega-3（DHA、EPA）和魚的攝入可以降低憂鬱症的風險。因為 omega-3 脂肪酸的作用之一是抑制炎症[22]，這些數據印證了炎症在憂鬱發生方面的關鍵作用。

要不要吃魚？

故事並沒有就此結束。多項研究發現在涉及蔬食人群的研究中，魚類來源的 Omega-3（DHA/EPA）對於憂鬱症的效用消失，甚至發生反轉。

在著名的 AHS 研究中，憂鬱與魚類所含的脂肪酸 DHA/EPA/AA 正相關；與植物源的 ALA/LA 負相關；蔬食者負面情緒低 50%[23]。

另一項美國研究發現，比起每天吃肉魚禽，或每週至少3至4次魚（不吃其他動物性食物）的人，完全避免肉魚蛋的人 EPA/DHA/AA 攝入減少，但是憂鬱顯著改善。吃魚組無變化[24]；哈佛大學的 3 個佇列研究共收納 20 萬人，發現魚類 omega-3 攝入反而顯著提高自殺率[25]。

如何解釋這些「例外」？我們知道，魚類雖然含有抗炎的 omega-3，但是作為動物性食物，和肉類一樣促進腸漏，同時還提供大量促炎代謝物 TMAO。在和一般的肉類食物比較時，魚類因為含有 omega-3，可以相對降低炎症和憂鬱風險；可是和同樣抗炎，但是不會促進腸漏和炎症的植物性飲食相比，其促炎劣勢顯現出來。

因此**在蔬食、吃魚和吃肉 3 種飲食模式中，蔬食才是最有效的預防和改善憂鬱的飲食。**再一次說明，重要的是不吃什麼（動物性食物），而不是吃什麼（魚／omega-3）。

飲食模式

研究發現，西式飲食增加憂鬱風險[26]。不僅如此，西式飲食的主要構成部分：肉類[27]和高升糖指數食物[28]都可增加憂鬱的風險。相反，多蔬菜水果、高纖維[34]的健康飲食模式[29][30][31]降低風險。

在一項多中心職場研究中，低脂純素的飲食模式比標準美國飲食顯著降低憂鬱的風險[32]。

蔬食＋運動＋冥想的綜合生活方式干預，可有效改善憂鬱[33]。

長期蔬食或者雜食者對於壓力，大腦會產生不同的反應。當科學家給蔬食者或雜食者展示同樣的暴力圖像時，核磁共振成像記錄出不同的腦部血流變化模式[34]。在雜食者的腦成像中，某些腦區的反應明顯受到抑制。

大腦邊緣系統

在我們的大腦中，有一個處理情緒、本能和學習的腦區，叫「邊緣系統」，其核心組成包括海馬結構和臨近相關的腦區。

腦部核磁共振研究發現，憂鬱與中樞神經邊緣系統，包括海馬區的血流改變相關 [35]。很多抗憂鬱藥的一個共同特點是，可以促進海馬區生成新的神經細胞 [36]。

在精神壓力下，腎上腺分泌皮質激素；後者作用於下丘腦—垂體系統，最終抑制皮質激素（本身）的分泌。在半數憂鬱症患者體內，這個負回饋回路出現障礙，導致皮質激素持續升高，最終導致大腦海馬區萎縮和神經元死亡 [37][38]。

高動物蛋白的飲食會大幅提高餐後血液 [39][40] 和唾液 [41] 的皮質激素濃度。長期肉食的飲食習慣可能是導致皮質激素持續升高，從而誘發憂鬱情緒的重要原因之一。

非藥物干預

因為科學方法的局限性，關於憂鬱機制的研究，較局限於生物／營養因素。而社會／精神因素很可能對導致和防治憂鬱症起到更重要的作用。

藥物療法以外，對於憂鬱症常用的方法有：精神療法（認知行為治療）、電痙攣療法（Electroconvulsive therapy，簡稱 ECT）、經顱磁刺激（Transcranial Magnetic Stimulation，新法）。此外，社群支持、飲食干預、運動、光／芳療法最近開始逐漸受到重視。

對於輕中度憂鬱，綜合分析發現，認知行為療法 [42]，包括戒菸、戒酒、戒毒 [43][56] 和運動 [44]，可至少達到和藥物同等的效果。在一些實驗裡，光療[45][46]和芳療[47][48]和抗憂鬱藥療效相當。研究發現，維生素 D 缺乏增加憂鬱症的風險[49]；補充維生素 D 可一定程度上改善症狀[50]。

對於老人，社群支持是最有效的抗憂鬱方法[51]。對於青少年，認知行為治療比抗憂鬱藥效果好。5- 羥色胺回收抑制劑類藥物反而會顯著增加青少年自殺的風險[52]。

植物源的天然製品如藏紅花、薰衣草、聖約翰草可以作為替代／補充療法，對於嚴重患者產生積極的影響[53][54][55]。

希波克拉底說：「治癒疾病需要透過和疾病發生機制相對等的方法。」（Similar things are cured by similar things）

心理療法和社群支持，配合低脂純素的抗炎飲食＋運動＋戒癮＋曬太陽，對於憂鬱症可能產生意想不到的效果。

突然覺得，一個大家一起吃蔬食、做運動的社群，恐怕是告別憂鬱的最好去處。

Chapter
6

健康蔬食與母幼健康

很多人認為孩子發育需要更多的營養，所以不能不吃肉。
這句話基於一個假設——「肉類更有營養」。
讀到這裡，你應該已經知道什麼食物更有營養了，
但是對發育中的新生命影響更大的是食物中的毒素。
生命的早期是一個個體發育最關鍵的時期，
因此大自然發明了「妊娠反應」、「過敏」等現象，
提醒我們某些東西吃了對發育中的生命有傷害。
其實對孩子有傷害，對大人同樣有，所以這一章的內容適合所有人。

對於母親，生孩子是個排毒過程

曾經聽説久病不癒的人可透過結婚或生孩子「沖喜」，沖掉病氣。不知道這招對於所有人是否真的有用。但是對於女人來説，科學資料顯示是有道理的。

生孩子是個排毒的過程！

在一項研究中，研究者取分娩母親的脂肪組織、血液和嬰兒臍帶血，比較其中有害物質的濃度。他們檢測了 DDE、DDT、HCH 三種有機氯農藥，發現臍帶血中這些農藥的濃度遠高於母親血液，而母親脂肪組織中的含量是最低的 [1]。這説明**母體在主動把有毒物質從脂肪組織移到血液，再透過臍帶血排出體外。**

母親體內農藥含量圖

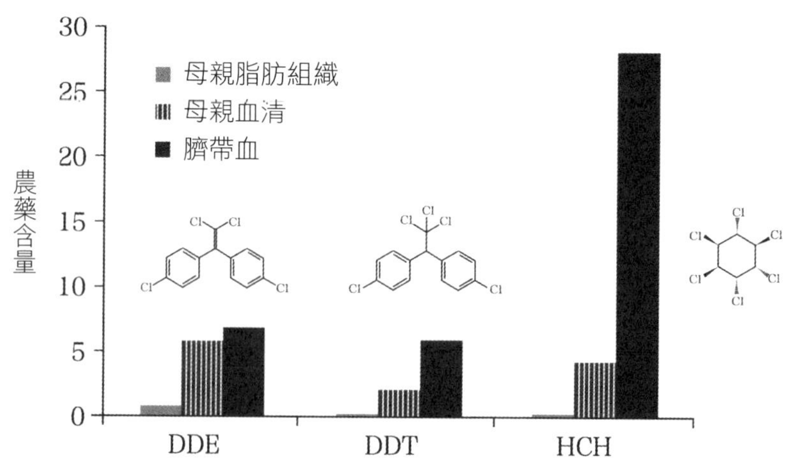

在對一胎和多胎母親乳汁的化驗中，科學家發現，**乳汁中環境致癌物二噁英（編註）的含量隨母親生產的次數遞減。**第一胎乳汁的二噁英含量最高。日本[2]的研究如此，韓國[3]的研究如此，烏克蘭的研究也如此！這說明**隨著一胎一胎的哺乳，母親把體內的毒素排給了下一代！**

母親的毒素從食物中來

20 世紀末的一項研究發現，美國人每天從魚肉蛋奶等動物性食物中攝入 0.3 至 3.0 皮克／千克體重的二噁英，這遠遠高於當時美國環保署所規定的每天 0.006 皮克／千克體重的安全範圍[4]。而蔬食者每天平均只攝入 0.006 至 0.06 皮克／千克體重的二噁英，接近了安全範圍。而吃肉媽媽的乳汁每天供給嬰兒 35 至 53 皮克／千克體重二噁英！

為什麼動物性食物中的環境毒素更高？原因在於富集作用。如果食物所含的毒素容易攝入，不容易排出，又不容易分解，就會隨著時間的推移、進食的次數增加而積累在動物體內。

現在很多人對蔬菜上的農藥殘留感到擔心，甚至因此不敢吃蔬菜。但是如果你擔心農殘的話，更應該擔心肉裡面的農殘。養殖動物比如豬，在牠的一生 5 個月當中（沒錯，5 個月可以長到 100 至 150 公斤），每天都在吃含有農藥的飼料。

而豬飼料的農藥殘留標準肯定不如蔬菜嚴格。豬的一生至少要吃 450 頓飼料，其中排不出、代謝不掉的農藥就會積存在豬的體內。這種農藥殘留很難透過清洗去除，而蔬菜上的農殘可以透過鹼水浸泡等方法去除。

編註：二噁英 (Dioxin，又稱戴奧辛) 是環境汙染物、工業過程的副產品，在冶煉、紙漿氯漂白和一些除草劑和殺蟲劑製造等生產過程中產生。人們主要透過肉類、乳製品、魚類和貝殼類食品等動物脂肪中攝取。

富集作用還會隨著動物在食物鏈中的位置上升而放大。比如因為富集作用，浮游生物所含的環境毒素 DDT 的濃度比水高出上萬倍，而小魚高於浮游生物 10 幾倍，吃小魚的魚體內更高，以此類推 [5]。

處於海洋食物鏈最頂端的鯊魚是毒素含量最高的。吃魚翅的人要三思了！值得注意的是，在哺乳過程中，嬰兒也處在食物鏈的最頂端，所以富集作用現象是最嚴重的。出生和哺乳對於嬰兒來說是個接受毒素的過程。

母親排出的毒素對嬰兒有沒有實質性的影響？

一項研究發現，受試嬰兒的臍帶血裡面含 287 種化學物質，其中 217 種對嬰兒的神經系統有毒性 [6]。

汞是一種重要的神經毒素，**人體內的汞主要來源於魚類。**紐西蘭學者透過對 1022 名兒童的研究發現，**當出生時臍帶血汞濃度高於每升 5.8 微克時，孩子在 7 歲時的語言、注意力、記憶力受到顯著影響，智商降低 [7]。**

而發表於 2008 年的一項中國論文指出，舟山地區 3000 例新生兒的臍血汞平均濃度為每升 7.7 微克 [8]！

母親產前環境毒素 PBDE 的血濃度被發現與孩子 7 歲時的智商相關。PBDE 濃度最高的 1/4 與最低的 1/4 相比較，孩子 7 歲時的智商平均下降 5.2，注意力和語言能力都顯著下降 [9]。

因為動物性食物是富集過的食物，所以母親在孕期及前後的飲食決定了她體內環境毒素的多少。**為減少毒素對後代的影響，準備懷孕的孕婦女最好提前半年至一年開始吃蔬食。**

對於哺乳，母乳餵養仍然是最好的餵養方式，但是母親的飲食決定了餵給孩子的毒素的多少。**蔬食母親的孩子會接收到最少的環境毒素。**

懷孕和哺乳的母親，怎麼吃蔬食才科學？

那麼蔬食夠不夠營養，尤其對於懷孕和哺乳的母親？美國營養與飲食協會（Academy of Nutrition and Dietetics, AND）是世界上最大的營養學專業組織，在其關於蔬食的立場性文件中說[10]：對所有年齡和生理階段的人群，包括孕婦、哺乳期婦女、嬰兒、兒童、青年、成年和運動員，合理規畫的蔬食，包括純素，很健康，可以提供充足的營養，並且對防治一些疾病有健康益處。

那麼怎麼吃蔬食才科學？**我們推崇以蔬菜、水果、豆類和全穀為基礎的低脂純植物性飲食[11]。**俗話說，病從口入。我們的飲食不僅決定了自己的健康，對我們的後代更是至關重要。飲食有風險，懷孕時更要謹慎。

不要忽略了妊娠反應傳遞給母親的資訊

據統計，2/3 的孕婦有妊娠反應。妊娠反應在 6 至 18 周最嚴重，而這個時間段剛好是胎兒器官形成的時期[1]。看來妊娠反應不是平白無故出現的，而是在提示我們什麼。總結多項研究結果的綜合分析發現，對於同一人類族群，有妊娠反應的孕婦比沒有妊娠反應的流產概率顯著降低；嘔吐孕婦比只噁心不嘔吐者流產概率更低[2]。

由此可見，**妊娠反應是進化的選擇，是幫助母親識別並排斥對胎兒不好的食物或食物成分的天然過程。**

哪些食物影響胎兒發育？

在誘發妊娠反應的食物中，反應最強的是肉、魚、禽、蛋；其次是酒精和咖啡因飲料，以及一些味道重的植物。

看來這些食物，尤其是動物製品，可能含有影響胎兒發育的有害成分。另外一些研究發現，幾乎不發生妊娠反應的族群，他們的傳統飲食中的動物製品很少，大多數這樣的族群基本遵循純植物性飲食。生孩子是個排毒的過程。由於富集效應，動物性食物比植物性食物含有更多的各種環境毒素。懷孕期間攝入動物性食物導致動物體內的毒素以更高的濃度被分配到胎兒體內。**動物性食物中的膽固醇、動物蛋白、激素等成分還是導致**

胎兒，乃至後代長大後動脈硬化 [3]、高血壓 [4]、肥胖 [5] [6] [7] [8]、不孕 [9] 和心理問題 [10] [11] 的重要因素。動物製品所帶的病原體也可能影響胎兒發育，甚至導致流產 [12]。

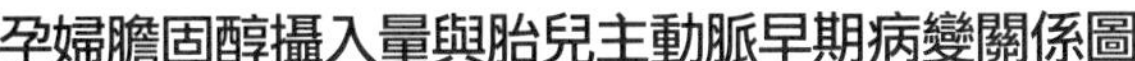
孕婦膽固醇攝入量與胎兒主動脈早期病變關係圖

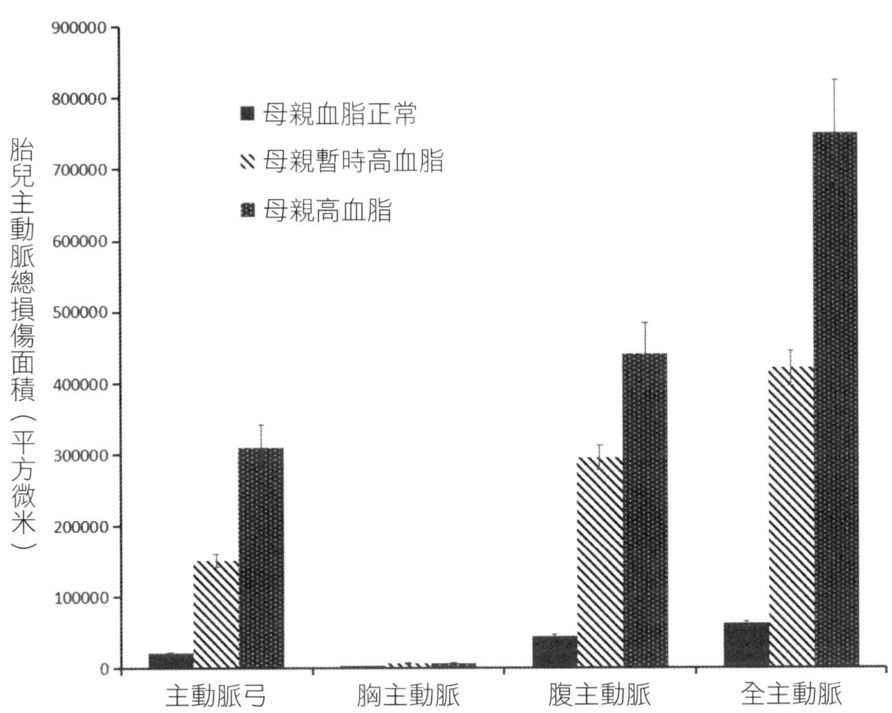

蔬食可提供懷孕的準媽媽足夠的營養

很多人擔心孕期蔬食不夠營養，怕影響胎兒發育。但前文已經談到，蔬食可以為孕期女性提供足夠的營養 [13]。除了美國營養與飲食協會的結論外，還有以下證據。

香港的兒科專家梁淑芬醫師對 20 位 7 個月至 5 歲的蔬食兒童進行了健康調查，其中 16 位是胎裡素寶寶。結果發現，嬰兒出生體重全部正常；

出生後生長情況全部正常；全部營養足夠；每天食物營養都能達標；經過 18 個月觀察，全部健康良好，甚至比同齡嬰兒更好。在 5 名願意取血化驗的兒童中，無一人患貧血 [14]。

一項彙整了 22 篇相關研究的綜合分析發現，沒有一篇報告發現孕婦蔬食會增加嚴重畸形的風險。所有研究中，**胎裡素寶寶的出生體重和普通嬰兒無顯著差別，孕期長短無顯著差別。**作者的結論是：蔬食和純素食懷孕是安全的（要注意 B_{12} 和鐵的攝入）[15]。

素寶寶案例

讓我們看看 2 個發生在身邊的胎裡素寶寶的真實案例。第一位寶寶的父母都是美國的純素醫生。34 歲母親，懷孕 279 天，順利生產，孩子出生體重 3.25 公斤，各項指標完全正常。母乳餵養至 6 個月，各項發育指標完全正常。

另一位素寶寶出生時一切正常。2 個月時，母親因故離開孩子身邊，孩子不能繼續吃母乳，於是靠自製的五穀雜糧和蔬菜水果等熬成的粥汁替代。長到 1 歲多時，發育完全正常。（不建議仿效，一般情況母乳應餵到 1 周歲以上。）

孕婦的蔬食營養搭配

一般來說，在正常飲食的基礎上，4 至 5 個月孕期以後，一直到哺乳結束，母親每天的熱量攝入要增加 20%，蛋白質增加 25 克。從懷孕開始，葉酸、鐵、鋅的攝入增加 50%，這些都可以從蔬、果、豆、穀和適量堅果中獲取。孕婦也應適當增加 Omega-3 脂肪酸的攝入，比如每天補充 200 毫克海藻 DHA。（哺乳期母親的飲食和孕後期一樣。）

需要注意的是，根據世界衛生組織的建議，孕期可以根據情況補充鐵，每週一次，每次 120 毫克。

孕婦的蔬食營養搭配請參照下表 [16]：

孕婦蔬食營養搭配表

營養元素	孕前	1~3 個月	4~6 個月	> 7 個月	哺乳	食物	備註
熱量	-	不變	＋ 15%	20%	20%		
蛋白質（克）	-	不變	＋ 25	＋ 25	25	穀類、豆類、堅果	
鈣（毫克）	1000	1000	1000	1000	1000	綠葉菜、豆類	吸收率提高
鐵（毫克）	18	27	27	27	27	綠葉菜、豆類、維生素 C	吸收率提高
鋅（毫克）	8	12	12	12	12	發芽的穀類、豆類、堅果	
ALA	1.1	1.4	1.4	1.4	1.4	亞麻籽、藻類	
葉酸（微克）	400	600	600	600	600	綠葉菜、豆類	
維生素 B_{12}（微克）	2.4	2.6	2.6	2.6	2.6	營養補充劑	
維生素 D	-	不變	不變	不變	不變	每天 20 分鐘日曬	

雖然世衛組織也提倡孕前和孕初期每天攝入 400 微克葉酸 [17]，但是，補充劑中的葉酸基本都以 Folic Acid 的形式存在。Folic Acid 需要透過肝臟轉化成天然狀態的 Folate 才能被利用，但其轉化率很低（<2%），導致 Folic Acid 在血液中積累，並可能增加多種癌症、心肌梗塞等的風險 [18]。因此我們**建議孕婦盡量不要吃葉酸營養補充劑，而要吃葉子和豆類等葉酸含量高的天然食物。**

寶寶哭鬧、貧血和濕疹，可能是同一原因

在母嬰健康的範疇，一個重要的概念就是，母親吃到什麼，孩子就吃到什麼。這一點已經被現代蛋白質組學（**編註**）方法所證明。科學家發現，喝牛奶的母親，其初乳中含有牛的酪蛋白[1]！這說明牛奶的蛋白質被母親攝入後，在母親腸漏的狀態下進入她的血液循環，最終到達乳腺，並富集在乳汁裡。母乳裡有一點牛奶的蛋白質又如何？大多數嬰兒都喝牛奶呢！但如果您是腸絞痛（Colic）患兒的母親，可能就會有不同的想法。

01

嬰兒腸絞痛一般發生在出生後第 1 至 3 個月，並持續 2、3 個月，患病率高達 20 至 30%。其表現為嬰兒不停地哭鬧，即使餵奶也不能緩解。現在我們知道，腸絞痛發作時，嬰兒腸壁平滑肌陣陣強烈收縮或腸脹氣引起肚子疼。因為嬰兒表達不出來，只好不斷地啼哭。目前的治療藥物包括抑制腸胃痙攣的鹽酸雙環維林（Dicyclomine）和抗發泡劑二甲矽油片（Simethicone）。不幸的是二甲矽油幾乎沒有幫助；而鹽酸雙環維林可能引起一系列消化道副作用[2]。

編註：蛋白質組學（proteomics），又稱作蛋白質體學，是對蛋白質特別是其結構和功能的大規模研究。

02

媽媽們上網查資訊或諮詢醫生，通常只能得出結論：腸絞痛原因尚不明確！但是最近一篇臨床案例報告可能給我們帶來一些啟發[3]。一位嬰兒出生一切正常，1 個月時出現腸絞痛。哺乳的母親本人在醫生的建議下停止喝牛奶，嬰兒的腸絞痛消失。2 個月時，母親給嬰兒嘗試一款牛乳配方奶粉。3 小時後，孩子全身泛紅，開始發低燒。送到醫院後發現心跳 193，血壓 103/58，呼吸 32，典型的過敏症狀。之後的檢驗證明是牛奶配方過敏。

類似的案例早在 20 世紀 70 年代就報導過[4]。腹絞痛與嬰兒喝牛奶或者哺乳的母親喝牛奶之間有很大的關聯性。**不管是嬰兒還是母親喝了牛奶，都會導致易感兒的腸絞痛或其他過敏反應，所以母親的飲食很重要。**

03

除嬰兒腸絞痛以外，牛奶過敏可能有多種表現形式。比如說，**多地區研究發現喝牛奶的兒童更容易缺鐵。**綜合分析發現，喝牛奶的嬰幼兒與食用配方奶粉的嬰幼兒相比，其患缺鐵性貧血的風險提高近 3 倍[5]。可能的原因包括：牛奶鐵含量低；牛奶中的鈣和酪蛋白阻礙鐵吸收。更重要的是，牛奶過敏會造成腸道失血[6]。

一項研究發現，當給 5 個月大的嬰兒餵牛奶，28 天以內糞便血紅素達到峰值。這說明嬰兒開始因為過敏，而從腸道失血[7]。

一位母親因為 1 歲多的孩子嚴重貧血向我諮詢。醫生曾建議給孩子餵紅肉。血液化驗顯示，孩子的血漿 IgE（過敏性免疫球蛋白）高達 7800（正常成人低於 165）！我建議避免牛奶和其他動物性食物之後，孩子一切恢復正常。

04

香港著名兒科醫師梁淑芬在《你可以不喝牛奶》一書中指出[8]，**牛奶是非常致敏的飲品。**最常見的兒童牛奶過敏包括濕疹、痰咳、情緒不穩和腹痛。梁醫生建議，**母乳不足的媽媽可以用大豆嬰兒配方奶粉替代牛奶。**大豆配方是否安全？綜合至今為止的所有研究，科學家發現，喝大豆配方奶粉的嬰兒在身高體重、骨骼發育、免疫力、認知、生殖和內分泌系統功能等方面和母乳餵養的嬰兒沒有區別[9]。

需要強調的是，**嬰兒大豆配方奶粉與豆漿不同，**僅用豆漿是不能替代母乳的。我經常收到另一個問題：小孩什麼時候開始補充維生素 B_{12}？我的答案是：**斷奶後就要開始補充；斷奶前母親補充。因為母親吃到了** B_{12}**，**B_{12} **就可以透過乳汁傳給嬰兒。當然，母親需要攝入兩人份的** B_{12} **才夠。**

哺乳期母親的飲食至關重要。嬰兒需要什麼，母親就要補充什麼。同樣，如果不想讓孩子吃什麼，母親也不要吃什麼。因為動物性食物富集環境毒素，最好的母乳來自蔬食媽媽。

寶寶飲食：如何簡單贏在起跑線？

從 1946 年第一版開始，班傑明斯．波克（Benjamin Spock）的《全方位育兒教養聖經（Dr. Spock's Baby and Child Care）》一直是育兒方面最權威的暢銷書 [1]。

到 1998 年斯波克醫生去世，《全方位育兒教養聖經》已經被翻譯成 42 種語言，總銷量突破 5000 萬冊。同年，該書的第 7 版問世。從這一版開始，斯波克醫生建議所有兒童和他們的父母遵循純植物性飲食，除了生命的前 2 年 [2]。

斯波克醫生建議，**斷奶之前嬰兒唯一可以吃的動物性食物是母乳。**

嬰兒的出生與第一口奶

「嬰兒」指從出生到自然斷奶的發育階段（現在有些人到 7、80 歲還在喝奶……）。世界衛生組織認為，母乳餵養是最好的餵養方式，可是中國 6 個月內嬰兒的純母乳餵養率只有 20%[3]。越來越多的年輕父母偏離了自然分娩、母乳餵養的原則。

出生後，嬰兒做的第一件事就是建立消化道菌群。近 10 幾年的調查發現，健康的消化道細菌生態，會直接影響嬰兒發育，甚至一生的健康。

研究發現，**自然分娩和母乳餵養是保證初建菌群健康最關鍵的兩步。**在分娩的過程中，嬰兒的身體被母親產道準備好的細菌塗抹了一遍。第一個植入嬰兒消化道的益生菌就來自產道。然後，隨著第一口初乳，大量的益生菌和益生元進入嬰兒體內，為之後的菌群結構奠定了基礎[4]。除此以外，在圍產期（**編註**）使用抗生素，也會對嬰兒菌群的建立造成不可預測的影響[5]。

如果沒有採取自然分娩，或者新生兒沒有吃母乳，抑或圍產期抗生素的使用影響了母嬰的菌群平衡，那麼嬰兒的菌群建立就少了重要的環節，這會導致菌群失衡，及隨之而來的一系列身心健康問題。

臺灣學者徐艾瑞克（Eric C. Hsu）提出了「醒眠之鑰遺失症候群」的假說。他發現，自閉症、多動症、憂鬱症、狂躁症等精神疾病與剖腹產、非母乳餵養以及抗生素的使用有很大相關性。

母乳餵養的重要性

母乳餵養對嬰兒的一生都有重要的影響。**母乳餵養的嬰兒長大以後肥胖和慢性病的風險降低[6]，愛吃蔬菜的概率提高 1.6 倍[7]。**

研究顯示，初乳所含的免疫球蛋白 IgA 對嬰兒的感染抗原有特異性[8]。換句話說，母親乳汁裡面的免疫球蛋白是專門為了幫助孩子抵禦特定外來病原體的入侵而產生的。

研究還發現，早產嬰兒母親的乳汁與正常出生嬰兒的母乳的成分有所不同。很可能這些不同是母體為嬰兒的特點量身訂製的[9]。

近年發現，**母乳裡面不但含有益生菌、益生元、免疫球蛋白，還含有免疫細胞，甚至幹細胞[10]。**科學家認為**這些細胞對於嬰兒抵禦病原體入侵、發育甚至一生的免疫識別，都有不可思議的影響。**

編註：圍產期指懷孕滿 28 周至產後 7 整天的這段時期。

正因為母嬰之間這種密切的傳遞關係，哺乳母親的飲食非常重要。如果母親攝入了對健康不利的物質，也會直接影響到接受乳汁的孩子。

因為母親吃到什麼，孩子就吃到什麼。由於富集作用，動物製品是環境毒素含量最高的食物，又由於吃母乳的嬰兒處於食物鏈的最頂端，這些毒素在哺乳的過程中加倍傳遞給嬰兒。母親在哺乳期間攝入牛奶或乳製品與腸絞痛、貧血、濕疹、一型糖尿病等密切相關。所以，如果不想讓孩子吃什麼，母親就不要吃什麼。最健康的乳母飲食應該是純植物性飲食。

副食品添加要慎重

根據**世界衛生組織的建議，嬰兒的前6個月應儘量進行純母乳餵養**[11]。一種觀點認為，4至6個月以前，嬰兒的腸道是天然腸漏的，過早開始餵食副食品，可能會造成有害外源物質進入血液，引發過敏、自體免疫等反應。

米是最不易引起過敏的食物，所以在添加副食品時，應該首先添加，並且按照從稀到濃的次序進行。在美國，**一般建議添加了鐵的米糊。**因為母乳的鐵含量很少，到了第5個月，嬰兒體內的鐵儲備已經消耗得差不多了，所以嬰兒鐵的補充全靠副食品。鐵元素對於血液健康和能量產生具有重要的作用，而這些過程的健康與否會影響嬰兒的智力發育。

隨後可以嘗試燕麥糊。麵食較容易引起過敏，最好等到8個月以後才開始加。

6至8月可以餵蔬菜和果泥了。煮得爛熟的馬鈴薯、南瓜、豌豆都是很好的選擇，水果可以加香蕉、酪梨等。一樣一樣地加，每加一樣新的食物要間隔幾天。

8至9個月，嬰兒已經可以吃常見的穀類食物了。這時開始添加高蛋白的豆類食物。豆腐和豆泥是很好的選擇。一般來說，1 歲左右，嬰兒進入斷奶期。美國兒科學會（American Academy of Pediatrics，簡稱 AAP）建議，母乳餵養至少到 1 歲 [12]。

斷奶期也是腸道菌群重建的重要時期，一些發酵抗性澱粉的細菌在此期間的功能達到最高 [13]。所以嚴格地說，嬰兒的腸道到這時才真正成熟。

幼兒期飲食

幼兒期指 1 至 3 歲這段時間。這個階段，小兒生長速度減慢，心智發育加速，其活動範圍也增大。幼兒期是培養健康飲食習慣的關鍵時期。小孩天然喜歡瓜果，要多觀察多**引導孩子吃天然健康的蔬、果、豆、穀和堅果，**而不是任由大人自己的喜好替孩子作決定。

假如孩子不喜歡吃蔬菜，可以反覆嘗試，改變製作方法，或者和他已經熟悉的食物混在一起，也可以讓他們參與食物的製作過程，提高他們對健康食物的興趣。

大人要以身作則，因為孩子很容易受父母的影響。這個階段，孩子的胃容量有限，**一天 3 餐趕不上發育的要求，一般需要 5 至 6 餐。**想吃就吃，但是要在健康食物裡面選擇。每一餐的食物不要太多樣太複雜。太多不熟悉的食物反而可能讓孩子產生畏懼感。幼兒期雖然很短，但是不健康的飲食反而可能對孩子造成更嚴重的後果。**肉類，尤其是加工肉類與兒童白血病有很大相關性。**

一項臺灣研究發現，每周吃一次以上的臘肉或燻魚，提高兒童白血病的風險 74%[14]。這項研究結果和之前的研究結果一致 [15] [16]。科學家認為，兒童急性白血病風險增加與加工肉類所含的致癌物亞硝胺，以及肉類升高體內的促癌因數 IGF-1 相關。

都說嬰幼兒時期是孩子的起跑線，在健康飲食方面，這句話一點也不假。不過父母也不必太緊張。只要堅持健康飲食的最基本原則，用植物性食物設計孩子的餐盤，比成人適當多吃一些堅果，多運動、多曬太陽，聰明健康的寶寶不需要操很多心。

是什麼提前了女孩的青春期？

近年來不斷有女孩過早性發育的新聞。比如某女孩 7 歲就來初經，某女孩 2 歲胸部就開始發育了……[1] [2] [3] [4]。研究發現，全球兒童的性發育呈逐年提早的趨勢。

1980 年，中國女孩的平均月經初潮年齡是 13.75 歲；到了 2002 年，初潮年齡提前到 12.25 歲 [5] [6]。根據中國多項調查，現在中國女孩的平均發育年齡已經提早到 9.69 歲 [7] ！（**編註**）

性早熟給孩子乃至家庭造成很多困擾。性早熟促進骨骼快速定型，使身高生長提前停止。於是雖然孩子暫時看起來比同齡者高一些，但是最終的生長時間受到擠壓，有些孩子以後只能長到 140 公分。

性早熟的另一個危害是心理上的。性發育成熟了，但是心理尚未成熟。處於發育期的孩子有一種求同心理。尤其是女孩，發現自己和小夥伴不一樣，往往產生自卑感，這種自卑感有時會帶到成年。

是什麼因素導致了性早熟？流行病學研究發現，**有幾個因素提高性早熟的風險 [8]，包括飲食、肥胖、性別（女生比男生更容易性早熟）。而肥胖本身就是飲食因素造成的。**

編註：臺灣也是差不多九歲半。

01

當今社會是個蛋白質崇拜的社會，人們往往把蛋白質等同於營養。現在大多數家庭只有一個孩子，於是孩子成了家庭的蛋白質傾倒中心，各種魚蝦肉蛋奶，要多少給多少，生怕孩子吃虧了，於是培養出很多小胖子。

自 20 世紀 70 年代末開始，中國的肉類消費猛增了 10 幾倍，從每年 700 萬噸，猛增到每年 8600 萬噸。蛋白質是促進生長的，動物蛋白尤甚。高動物蛋白的飲食，導致細胞豐富的氨基酸環境，促使生長激素 IGF-1 和胰島素的過多分泌。此外精製碳水化合物（比如白麵、白米、白糖）的大量攝入，也升高了胰島素和細胞環境的葡萄糖。

高 IGF-1、胰島素、氨基酸和葡萄糖水平傳遞給細胞一個「營養過剩」的信號，最終導致過度生長和過早發育[9]。

02

在《救命飲食（China Study）》一書中，坎貝爾博士討論了動物性飲食對女人一生雌激素水準的影響[10]。**動物性飲食的特點是高脂、零纖、高膽固醇，這種飲食導致性激素不易排出，造成性激素的迅速積累，誘發性早熟。**

請注意這個因素同樣適用於男孩。

食物對婦女一生中性激素水準的影響

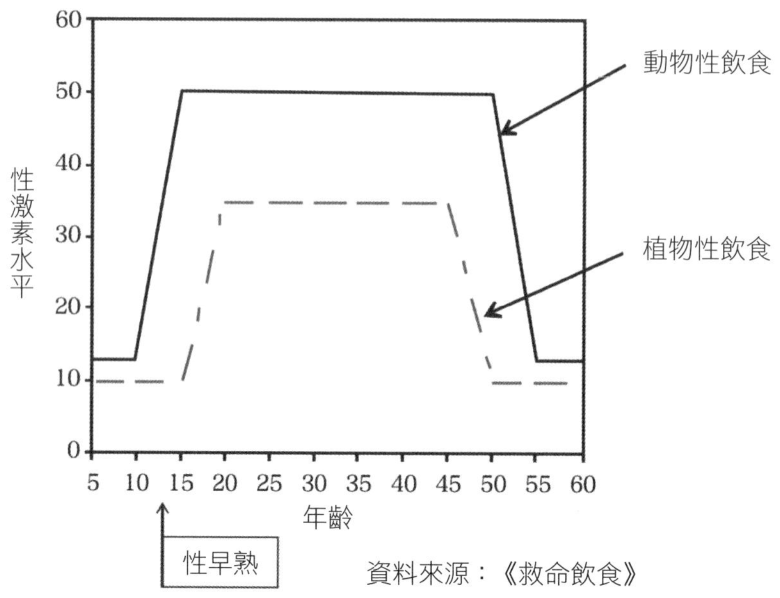

可能影響更大的是我們食物中的雌激素（因此女孩性早熟的風險更高）。為了使乳牛產奶，人類在牛奶生產的過程中使用了大量的雌激素，這些雌激素難以避免地進入了牛奶和乳製品，不再產奶的乳牛最終被加工成漢堡。

於是雌激素透過乳製品和漢堡悄悄地進入了孩子的身體，此外人工養殖的水產曾經被曝常規地加入避孕藥 [11]。這些雌性激素如果被孩子吃了，會擾亂他們的激素系統，反應在女孩身上，就是性早熟。

03

對人工類（環境）雌激素的研究發現，一些工業汙染物，比如**塑化劑、多氯聯苯等物質，其三維結構和雌激素有相似之處，可以作用於雌激素受體，產生類似於雌激素的功能**[12][13][14]。這些汙染物進入環境，汙染了人和動物的食物和水源，動物攝入後，由於不能有效地分解或排出，導致富集效應。

人吃了富集過的食物（魚蝦肉蛋奶），因為也不能有效地分解或排出，導致人工類雌激素繼續在人體內進一步累積、濃縮，並不斷刺激雌激素受體，誘發早熟。

美國調查發現，嬰兒、青少年和成人，如果遵循多肉多乳製品的飲食結構，會攝入 2 倍於普通人的塑化劑。**而短短 5 天的蔬食，即可降低普通人塑化劑的攝入 70%。**

04

大豆、藻類等植物性食物也富含一種類似於雌激素的天然物質——異黃酮。很多媒體和專家把兒童性早熟歸咎於異黃酮，認為是喝了豆漿或吃了豆製品造成了發育提前。

然而，中國人吃了幾千年大豆（非基改），喝了幾千年豆漿，也沒看到女孩的月經提前，怎麼忽然間大豆變成問題了呢？

研究發現，和雌激素不同，大豆中的類雌激素作用於不同的雌激素受體，有更弱的結合力，也產生不同、甚至相反的功能。而植物類雌激素與人工類雌激素的不同之處在於，異黃酮類物質在體內可以很快被排出或代謝掉，人工類雌激素不能。

實踐是檢驗真理的唯一標準。多項臨床研究發現，**異黃酮對人體是雙向調節的：對雌激素過高的可以降低體內激素作用，預防乳腺癌，降低乳腺癌的復發率和死亡率；對雌激素過低的可以補充體內激素作用，改善更年期症狀。**

不管是因為動物蛋白攝入太多，還是因為肉蛋奶裡面的雌激素，抑或是動物製品中富集的人工類雌激素，**動物製品是當代兒童性早熟的主要原因**[15]。當我們明白這一點，我們就不會奇怪為什麼湖北一位 15 歲的男孩竟然長出「B 罩杯」了。

避免動物製品，是預防兒童性早熟和性別問題的最佳飲食方案。

沒有健康，我們拿什麼面對未來？

孩子是世界的未來。我只想談談，我們的孩子在吃什麼？

01

很多家長擔心蔬食不能提供孩子生長發育所需的全部營養。未成年的孩子能吃蔬食嗎？

前面已經談到，最專業的營養機構，世界上最大的營養師專業組織——美國營養與飲食協會如是說[1]：

對於所有年齡和生理階段的人群，包括孕婦、哺乳期婦女、嬰兒、兒童、青年、成年和運動員，合理規畫的蔬食，包括純素，很健康，可以提供充足的營養，並且對防治一些疾病有健康益處。

02

這種立場不是沒有科學依據的。

美國羅馬林達大學早期（1991 年）的一項研究涉及 1700 多名兒童，發現蔬食兒童的身高發育和非蔬食兒童沒有區別[2]。

1997 年，一項英國研究發現，所有的體檢指標，包括身高、體重、上臂皮皺厚度（指上臂的皮下脂肪厚度）、中上臂圍，蔬食兒童和非蔬食兒童沒有區別[3]。

2002 年，美國科學家對 31 個中學的 4746 名學生進行了營養調查，其中 6% 的學生遵循植物性飲食 [4]。結果發現，蔬食學生的脂肪攝入達成率為 70%，非蔬食學生則低於 50%；蔬食學生飽和脂肪攝入達成率為 65%，非蔬食為 40%。也就是說，蔬食學生攝入有害健康的脂肪／飽和脂肪較少。

蔬食學生比普通學生多吃一倍的水果，他們的鐵、維生素 A、維生素 C、葉酸、膳食纖維的攝入都更高更健康。

2008 年，澳洲的「學校運動與營養調查」對 215 位 14 至 15 歲的蔬食學生做了詳細的體檢。結果發現，蔬食學生在心血管健康方面，包括體重指數、腰圍、膽固醇指標都有更好的得分。對於一般健康指標，如血紅素、平均身高、骨骼發育等，蔬食學生和他們純素食的夥伴沒有差別 [5]。

這項研究還發現，造成蔬食學生優勢最重要的因素是飲食，而鍛鍊不會影響健康風險因素。

03

多項研究發現，**蔬食者和蔬食兒童在多項情志／心理指標上比非蔬食兒童得分更高。他們的心理壓力更小，更開朗，更能和社會連接，更富有同理心，更有活力和動力 [6] [7]。**

採取純素飲食的孩子甚至在平均學習成績上也超過非蔬食的孩子 [8]。看來蔬食對於發育中的學生不但沒有問題，反而有很大好處。美國兒科泰斗斯波克醫師在他的第 7 版及以後版本的《全方位育兒教養聖經》中寫道：「2 歲以後不宜給孩子吃任何動物性食物。」[9] 換句話說，這本最權威的育兒經是推薦所有人一生遵循植物性飲食的。（2 歲前可以吃的動物性食物是母乳！）

2017 年，美國洛杉磯聯合學區已經開始了純素食午餐的試驗計畫 [10]。

04

在地球的另一側，由於營養過剩，當前中國學齡兒童中文明病的發病率逐年攀升。

2016 年的研究報告顯示，中國的學齡兒童男女超重或肥胖率分別為 17% 和 27%[11]，而兩年前的資料為 14% 和 23%[12]。前文提到，現在中國女孩的平均初潮年齡，已經從 1980 年時的 13.75 歲提早到 9.69 歲 [13] [14] ！

19 歲的中國學生，粉刺發病率高達 50%[15]。近年的研究發現，中國肥胖兒童高血糖檢出率達到了 66.6%，而且每年以 14% 的速度增長。超重、肥胖兒童的高血壓發病率分別是正常體重兒童的 1.31 倍和 1.82 倍 [16] [17] 。

一項 24 篇文章、涉及 13 萬人的綜合研究發現，中國兒童血脂異常的總發生率為 25%，其中 2 至 6 歲的檢出率為 9%；7 至 18 歲則高達 32%[18]。

05

太多研究已經顯示健康蔬食是預防和逆轉三高、肥胖等文明病的最佳方案。我們必須意識到，孩子不是能不能吃蔬食的問題，而是需要馬上開始蔬食。如果任由現在的趨勢發展，讓三高、四高、五高在我們的校園裡蔓延，那時候再想起在飲食上做減法進行調整，可能有點晚了。站在新的起點，面對孩子的未來，大家都該靜下來想想，怎樣的飲食才是對孩子是最好的選擇。

Chapter 7

飲食、運動與科學瘦身

對於健康或減肥，有句俗話：管住嘴，邁開腿。
所以管住嘴是第一位，然後才是邁開腿。
現代醫學發現，管住嘴不光對健康的身體至關重要，
對於邁開腿也有很好的促進作用。
吃對了食物可以幫助成功瘦身，
甚至可以幫助提高運動成績。

吃肉可變得更強壯？阿諾史瓦辛格有不同的觀點

年輕時，不分男女，我們都希望擁有健美的體形；人到中年，肌肉流失加速，保持肌肉變得越發重要。一項研究發現，50 歲以後，臥床狀態肌肉流失的速度相當於 30 歲時的 10 倍以上 [1]！如何增加和保持肌肉？

蛋白質吃得越多，肌肉越多？

看來不能閒著，去健身房吧！我們都認為進行阻力訓練可以增加肌肉。不是嗎？研究發現，阻力訓練後 48 個小時內，肌肉的合成和分解速度都顯著增加。只要合成速度大於分解速度，肌肉量就會增加了 [2]。

如何使合成速度大於分解速度？這就與吃有關了。研究發現，**當每天蛋白質攝入量大於每千克體重 0.85 克，阻力訓練導致肌肉量增加；反之，當每天蛋白質攝入量低於每千克體重 0.85 克，阻力訓練反而導致肌肉量減少** [3]！

看來美國醫學研究所提出的每天每千克體重 0.8 克的蛋白質攝入標準是有科學依據的 [4]。要想讓我們在健身房的努力獲得更好的效果，每天蛋白質的攝入最好保持在 1.5 克／千克體重以上 [5]。

蛋白質來源對增肌有沒有影響？

多項研究發現，不同動植物來源的蛋白質對肌肉的增加效果沒有明顯區別[6][7][8]。在總蛋白質攝入足夠時，蛋白質的來源不大可能影響訓練結果。

也就是説，吃蔬食，吃純素，都可以長肌肉？沒錯！想想大猩猩和牛就好。那我們什麼時候補充蛋白質？訓練之後馬上補嗎？研究發現，蛋白質營養補充品，在訓練後立即服用或與訓練分離，不會提高阻力訓練帶來的力量、身體成分、增肌和肌體功能改善[3]。

換句話説，什麼時候吃並不重要，只要每天的蛋白質量攝入夠了，餓了就吃，就行。

還有什麼飲食成分能促進肌肉合成？近年的研究發現，Omega-3 **脂肪酸 EPA 在高營養條件下可以顯著提高肌肉蛋白的合成[9][10]。所以在飲食中加入亞麻籽、火麻仁（編註）等對增肌有幫助。**

蔬菜更利於肌肉保持？！

肌肉合成是一個方面，但是如果保持不了現有的肌肉，練了也是白練。什麼飲食和訓練模式對保持肌肉最有利？實驗數據告訴我們，**攝入蔬菜比高蛋白的食物或水果更有利於肌肉保持[11]；有氧強度訓練比阻力訓練更有利於肌肉保持。**這太出乎意料了！

為什麼？因為蔬菜進入身體後形成鹼性環境；無氧訓練形成酸性環境。鹼性環境更有利於肌肉的保持[12]！研究發現，尿鉀越高的人肌肉比例越高[13]；植物性食物的比例越高，去脂肌肉量越高[14]。較高的尿鉀和

編註：大麻的成熟種子，為中藥的瀉下藥及活血藥，味甘性平，有小毒。功能為潤燥滑腸；利水通淋活血。

植物性飲食都是鹼性體質的標誌。不同的食物在體內的代謝產物有不同的酸鹼度。由於含硫氨基酸的含量高，動物性食物代謝後產生強酸硫酸，對體內環境造成更高的酸負荷；而植物性食物則創造出弱鹼的環境[15]。

較酸性的細胞環境加快骨骼肌的分解，但是不改變骨骼肌蛋白的合成速度，淨結果是最終造成肌肉流失。

究竟應該怎麼吃？

綜合肌肉合成和肌肉分解兩個方面，**提供充足蛋白質的純植物性飲食是最好的增肌飲食。**

最後給出幾點關於蔬食增肌和保持肌肉的飲食建議：

- 飲食以蔬菜、水果、豆類和全穀為基礎。
- 蛋白質每天每公斤體重 1.5 克。好的蛋白質來源包括藜麥、大豆、火麻仁、螺旋藻等，再加上穀類蛋白質。
- 飲食中包括 ALA/EPA 的來源，比如亞麻籽、紫蘇籽、奇亞籽、火麻仁、螺旋藻等。
- 充足的碳水化合物和熱量供應。因為如果熱量不夠，我們的身體會消耗蛋白質轉化為熱量。儘量選擇複雜碳水化合物。
- 補充維生素 B_{12} ＋維生素 D ／陽光，這些是保持身體正常工作的基本因素。
- 配合適度的肌肉訓練和充足的睡眠。這兩點是保證肌肉合成的因素。

這麼吃或許能幫助運動選手多拿幾枚獎牌

2016 年的奧運會的金牌數量排名分別是美國、英國、中國。中英僅差一面金牌。為什麼英國一共只有 6 千 5 百萬人口，金牌總數反倒超過 14 億人口的中國，而且許多項目僅差 0.01 秒？

如何提高 0.01 秒？

其實我並不覺得奇怪，因為從倫敦奧運會開始，歐美運動員就在比賽期間大量喝甜菜根汁了。

甜菜根汁？喝下去一嘴土渣子味，這與運動成績有什麼關係？研究發現，不管是短距離、中距離還是長距離跑步，**喝甜菜根汁可以提高跑步速度，並延長極限運動的耐受時間**[1]**。**

甜菜根汁可提升運動成績

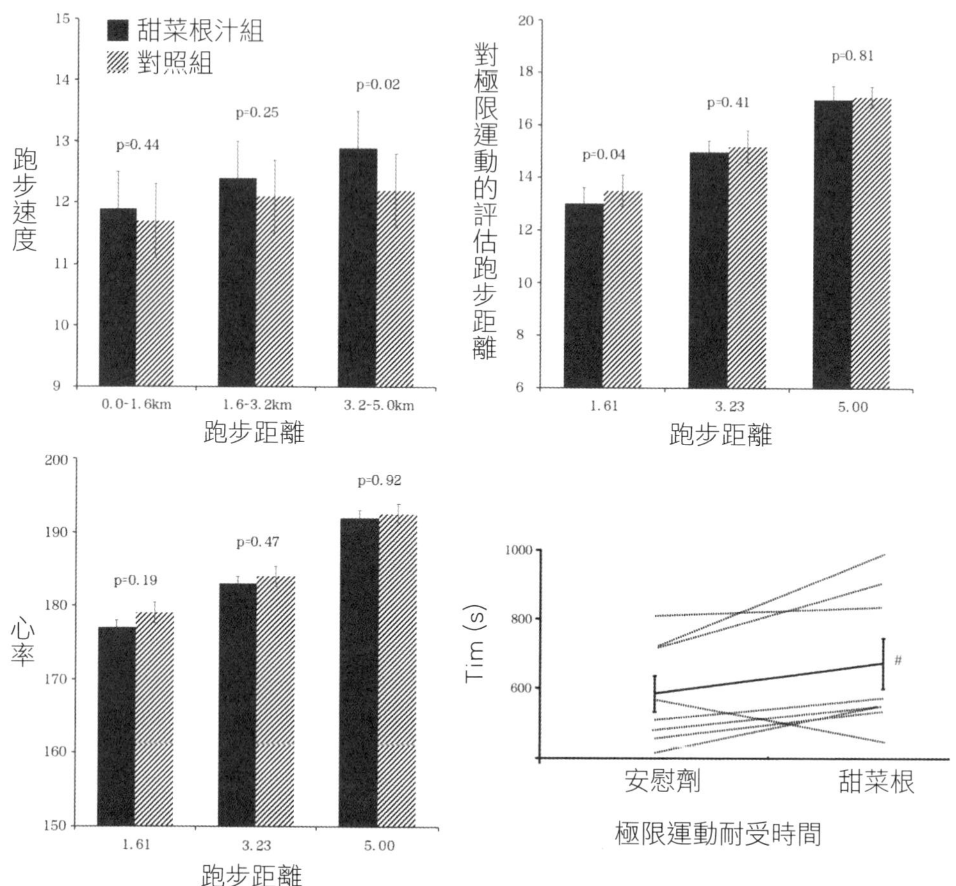

進一步研究顯示，**甜菜根汁可以降低運動耗氧量，加快細胞能量的恢復**[2][3]。打個比方說，吸一口氣，本來可以跑 10 步，但如果喝了甜菜根汁，可以跑 11 步！在高強度高水準的競技場上，這多出來的一步就意味著可能提前 0.01 秒到達終點。

亞硝酸鹽降低漏呼吸？

線粒體是人體細胞的發電廠。在這裡，葡萄糖（燃料）和氧分子充分「燃燒」，產生能量，並以 ATP 的形式儲存起來。但這個能量產生過程並不是完美的，一部分能量沒有轉化為 ATP，漏掉了，即所謂「漏呼吸」。

研究發現，**甜菜根汁可以降低漏呼吸[4]，把平時不知不覺浪費掉的能量撿回來。**甜菜根含有大量硝酸鹽。硝酸鹽進入身體後，大約 75% 透過尿液排出，餘下的 25% 從口腔的唾液腺分泌出來，被口腔細菌轉化為亞硝酸鹽[5]。目前的證據顯示，**亞硝酸鹽或者其還原產物一氧化氮可能是降低漏呼吸的關鍵物質[6]。**

哪些食物可以提高運動成績？

那麼還有哪些食物硝酸鹽含量高，可以提高運動成績？**除了甜菜根以外，芹菜、生菜、君達菜（編註）、小蘿蔔、菠菜等都是很好的硝酸鹽來源。愛吃蔬菜的人不但跑得更快、更遠，還更容易適應高原缺氧的環境。**

2017 年我參加「萬里素騎行」，從上海一路騎行到西藏的時候，我們每天的食譜裡安排了大量的各類蔬菜。有目共睹的是，吃蔬食的隊友比路上遇到的吃肉車友表現出更強的體力和較少的高原反應。

可是賣菜利潤低，於是有人決定把化學的硝酸鹽做成運動補充品。研究發現，這種補充品也可以提高氧利用率。那麼營養補充品和蔬菜哪個提高得更多？你猜對了！蔬菜更多[7]。除了硝酸鹽外，蔬菜還含有成千上萬種生物活性物質。這些物質完美的組合使得天然食物對身體有更完美的效應。

編註：即葉用甜菜，俗語又叫牛皮菜、厚皮菜、豬乸菜。

亞硝酸鹽不是致癌物嗎？

真的不是。之前的文章已經介紹過，亞硝酸鹽只有在血紅素的催化下和蛋白質起反應才產生真正的致癌物——亞硝胺（請參考本書第三章第三篇〈加工肉類是1級致癌物〉）。

看來提高運動成績和癌症可以是一種選擇關係。**當我們選擇植物性食物，亞硝酸鹽可以提高運動成績；當我們選擇吃肉，亞硝酸鹽被轉化為1級致癌物亞硝胺。**

蔬食能否滿足運動員高強度的體力需求？其實這是個充滿偏見的問題。研究發現，植物蛋白的增肌效果不輸動物蛋白，而遵循植物性飲食的人更容易保持肌肉。德國科學家比較一位純素的超級鐵人三項（3倍鐵人三項，11.4公里游泳＋540公里自行車＋125公里跑）運動員與不吃蔬食的同齡運動員，發現純素食運動員的各項營養和健康指標都不比非蔬食者差[8]。

一項涉及8項隨機對照研究的綜合分析發現，蔬食不提高也不降低運動成績[9]。看來蔬食者比較弱小僅僅是偏見而已。不過還是經常有人問我，為什麼吃肉的動物如老虎，要比吃草的動物跑得更快，而且更強壯？

以下是我的解釋：在爆發力上肉食動物並沒有優勢，只是老虎抓到的都是老弱病殘而已。耐力上肉食動物的劣勢更明顯。動物性飲食提供較少的抗氧化物，並造成微酸性的內環境，這使食肉動物不能耐受長時間的極限運動，因此牠們的衝鋒最多只有幾分鐘，而草食動物可以連續急奔幾個小時。

這或許是北京奧運會20%的運動員為蔬食者（遠遠高於蔬食者占普通人群1%~2%的比例）的另一個原因。

「節食而不節食」的瘦身良方

減肥在不在你的個人目標裡？減肥是愛美的需求，也是健康的需要。當今中國 80% 以上的死因與超重或肥胖相關的健康問題重疊。

中國死因與肥胖 / 超重相關的健康問題高度重疊

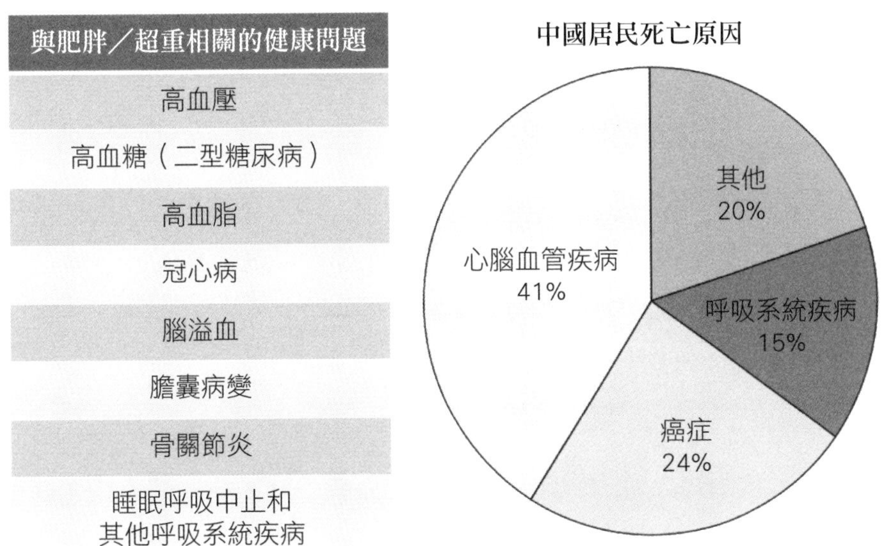

與肥胖／超重相關的健康問題
高血壓
高血糖（二型糖尿病）
高血脂
冠心病
腦溢血
膽囊病變
骨關節炎
睡眠呼吸中止和 其他呼吸系統疾病

尤其**對於女性，因為脂肪是人體生成雌激素的第二大來源，保持健康的體重可以降低多種婦科癌症的風險**[1]**。**當減肥不當時，不但效果不佳，還會造成營養不良、厭食等健康隱患。

01

很多人透過節食來瘦身，但是經常因為不能堅持而半途而廢。常見的節食方案是透過嚴格監控每天的進食來達到降低熱量攝入的結果，從而改變熱量平衡。

20 世紀 80 年代，美國賓州大學醫學院的一個臨床研究小組讓患有肥胖症的受試者堅持 4 個月的超低卡路里飲食，並監測他們身體消耗能量的速度（代謝率）[2]。

他們發現，開始節食後，受試者的靜息代謝率（測定維持人體正常功能和體內穩態，再加上交感神經系統活動所消耗的能量）很快下降到之前的 80%，並在節食期間一直保持 80% 的代謝水準。假設節食前每天消耗 2000 千卡熱量，那麼節食後，只消耗 1600 千卡。

更令人搖頭的是，在受試者恢復正常飲食後的 7 個月裡，他們的靜息代謝率只能恢復到節食前的 90%。也就是說，**如果復食之後吃的和節食之前一樣多，體重會很快反彈，直到上升得比節食以前更高。**

有沒有見過越減肥越胖的人？

02

現在，我們對人體的代謝調控有了更深的了解。我們的脂肪組織會產生一種叫「瘦素」（leptin）的荷爾蒙[3]。透過血液循環，瘦素被運輸到全身。身體的脂肪細胞收到瘦素的信號，會提高脂肪代謝。同時瘦素作用在下丘腦，降低我們的食欲。然而在饑餓時，這個天然的瘦身系統會受到抑制。這與在進化過程中形成的應對覓食環境變化的機制有關。

當我們吃飽時，身體認為環境中有足夠的食物，於是發出信號，提高能量消耗，控制食欲，減少脂肪的堆積；**當我們饑餓時，身體會認為環境中缺少食物，於是抑制瘦素系統，以降低代謝，保存能量。**

可見透過節食來減肥只能事倍功半。

03

不能節食又要減少熱量攝入，如何是好？我們可以採取「節食而不節食」的減肥方法。我們可以透過選擇食物，達到既控制能量攝入，又不挨餓的目的。

飽腹感主要與攝入食物的體積相關。在食物的宏觀營養素中，每克脂肪、碳水化合物、蛋白質和膳食纖維分別提供 9、4、4、0 千卡的熱量。對於相同體積的食物，纖維的熱量最低，脂肪的熱量最高。**因此選擇低脂高纖的食物可以讓我們用最低的熱量填飽肚子。**

04

因此，我們可以用「纖維脂肪比」來判斷一種食物是否有利於減肥[4]。

蔬菜、水果、豆類和全穀類含高纖維、低脂肪，是減肥的理想食物。肉魚蛋奶和精煉油屬於高脂低纖的食物，要避免。堅果、種子、酪梨等屬於高脂高纖的食物，要嚴格控制。

食物纖維脂肪比

食物	纖維（克）	脂肪（克）	纖維脂肪比
蘋果（1 個）	2.4	0.4	6.0
香蕉（1 個）	2.7	0.5	5.4
橘子（1 個）	3.1	0.1	31.0
橘汁（1 杯）	0.5	0.5	1.0
桃子（1 個）	1.7	0.1	17.0
西瓜（1 杯）	0.8	0.7	1.1
白麵包（1 片）	0.6	0.9	0.7
全麥麵包（1 片）	1.9	1.2	1.6
白米飯（1 杯）	0.6	0.4	1.5
糙米飯（1 杯）	3.5	1.6	2.2
去殼大麥（1 杯）	6	0.7	8.6
義大利麵（1 杯）	2.4	0.9	2.7
大豆（1/2 杯）	5.2	7.7	0.7
花生（1 盎司）	2.3	14	0.2
黑豆（1/2 杯）	7.5	0.5	15.0
豇豆（1/2 杯）	4.2	0.3	14.0
花椰菜（1 杯）	2.8	0.6	4.7
菠菜（1 杯）	4.4	0.4	11.0
胡蘿蔔（1 杯）	2.6	0.1	34.0
紅薯（1 個）	3.4	0.1	34.0
烤馬鈴薯（1 個）	4.8	0.2	24.0
炸馬鈴薯片（1 盎司）	1.3	9.8	0.1
瘦豬肉（3.5 盎司）	0	6.7	0.0
鮭魚（3 盎司）	0	6.9	0.0
去皮雞胸（1/2 個）	0	3.1	0.0
雞蛋（1 個）	0	5.3	0.0
奶（1/2 杯）	0	2.8	0.0
冰淇淋（1/2 杯）	0	7.3	0.0

摘自柏納德醫師（Neal Barnard）《21 天健康挑戰》

05

這種減肥方法的效果如何？在我參與的多中心減肥研究中，受試者被要求遵循低脂植物性飲食。嚴格控制「吃什麼」，而對「吃多少」不作限制。我們發現這種飲食很容易被接受，並可達到平均每週減重 0.5 公斤的效果。體重基數大的人，一年下來可減重 25 公斤，並在 2 年內保持減肥成果[5] [6]。

06

低脂高纖的飲食是否會造成營養不良？剛好相反，**蔬、果、豆和全穀富含維生素、礦物質、微量元素、抗氧化劑和上千種植物生化素。這些微量營養素是提高身體自癒能力，預防癌症、心血管疾病等所不可缺少的。**現代人的飲食恰恰因為攝入蔬、果、豆、穀不足而造成微量營養素的缺乏。

當然我們也要避免新手上路常犯的錯誤（請參考本書第八章），以及減肥時的其他迷思。

你的體重達標了嗎？

講解完瘦身後，很多朋友問我怎麼增肥。為了回應他們的認真，於是再寫一篇來說明如何吃出健康的身材。要說明白這個問題，我們需要先確認，健康體重的標準在哪？

01

和膽固醇不一樣，體重的標準是因人而異的，因為每個人的身高不同。190 公分的人和 160 公分的人，他們的標準（健康）體重肯定不同。

考慮到這個因素，營養學家發明了一個叫身體質量指數（BMI）的概念，使身高不同的人也可以相互比較體重。

$$BMI = 體重（公斤）/ 身高（公尺）^2$$

這個公式不分男女。比如，一位體重 50 公斤的人，如果身高 1.6 公尺，那麼他的 BMI 是 19.5。

對於亞洲人，正常的體重指數範圍是 18.5 至 24[1]：低於 18.5 表示體重過輕；高於 24 表示超重；高於 28 表示肥胖。其他人種的正常 BMI 範圍是 18.5 至 25。

02

早些時候有人問我，「為什麼我嚴格按照您的建議飲食，體重還是降不下來？」我問她每天吃些什麼，怎麼吃的，結果發現她吃得很健康，低脂高纖，沒問題呀！於是從早餐到中餐到晚餐到零食到宵夜，我一一為她仔細分析，還是沒發現任何特別引起注意的情況。最後我問她身高和體重多少，結果計算出來她的 BMI 是 18，這已經是過度減肥了！

從這以後遇到類似的問題，我總是先搞清楚對方的 BMI。過度減肥是很多女孩子的通病。不知道什麼時候出現了一句俗話「好女不過五十」。於是大家紛紛以 50 公斤為體重的目標。180 和 160 公分的人都要減到 50 公斤。過度減肥造成多少營養不良！

我諮詢過的最低的 BMI 是 13。這個女孩已經得了厭食症，還希望出去找工作。父母不同意，於是來問我。我建議她先把身體質量指數升高到 17 以上再考慮找工作的事情。

03

BMI 的理想範圍定在 18.5 至 24 是有科學依據的。美國國立衛生院（NIH）的一項綜合分析總結了 19 項研究，一共隨訪了 150 萬人，結果發現死亡率和一個人的體重指數 BMI 呈"J"形曲線關係：當 BMI **大於 21 時，死亡率隨 BMI 升高而增加；當 BMI 小於 21 時，死亡率隨 BMI 下降而升高**[2]。

超重的問題在先前已經討論過。體重過輕通常是熱量攝入不足導致營養不良而引起的。體重過輕會導致免疫力低下、體溫下降以及生育問題等。除了營養因素，癌症、甲亢、中晚期糖尿病、消化系統疾病等都可能造成體重過輕。所以如果出現不明原因的體重大幅下降，一定要去醫院仔細檢查一下。那麼如何計算自己最理想的體重呢？

理想的體重（公斤）=21× 身高（公尺）^{2}

04

回到如何增重的問題。既然減肥要低脂高纖，那麼增重是不是要高脂低纖？如果你想培養出有份量的啤酒肚，高脂低纖是個有效的方法。如果你想要好身材，仍然要遵循低脂高纖的飲食。這是不是與我們的直覺有些相反？

20 世紀 70 年代，中國人的平均 BMI 是 21[3]，而且心腦血管疾病、糖尿病和各種癌症的發病率都很低。和現在不同的是，那時的醫院沒有什麼病人，那時中國人的飲食就是低脂高纖，是接近於蔬食的飲食習慣。最健康的飲食會給你最健康的體重。當你體重過重，最健康的飲食可以把它降到 21；當你體重過輕，它也能幫你升到 21。

在低脂高纖植物性飲食的原則下，做到不餓不吃，餓了就吃，吃就吃飽，並配合正常作息、適量運動和健康的心態，那麼你的體重會趨於理想體重 21× 身高的平方 [4]。

高蛋白飲食，不光減肥，還能減壽！

攝入太多的簡單碳水化合物，是現代人超重和肥胖的原因之一（請參考本書第三章第四篇〈為什麼要盡量避免白米、白麵、白糖？〉）。

1972 年，羅伯特・阿特金斯（Robert Atkins）醫生出版了《阿特金斯醫生的飲食革命：高卡路里方法永保身材》一書 [1] [2]。在這本書裡，阿特金斯醫生推薦了高蛋白、低碳水化合物飲食的減肥方法。

這種方法符合高升糖指數食物提高胰島素，進而促進脂肪堆積的科學邏輯。阿特金斯飲食的真正流行發生在 21 世紀初的 2003 年前後 [3]。當時幾乎每 10 個美中國就有一個人認為自己是高蛋白飲食的實踐者，這種飲食的流行甚至導致市場上澱粉類食物的銷售大幅下降。

01

阿特金斯醫生建議大家儘量多吃高蛋白的動物製品，避免高澱粉的食物。這種方法減肥的實際效果如何？幾年前我去參加世界肥胖大會，分享我們用低脂蔬食的方法幫助職場瘦身的臨床數據。那是一個很大的專業會議，有來自全球的 2 萬多人參與。在會上，我特意統計了一下體重管理業界的趨勢。

我發現當今最流行的瘦身飲食有 2 種：一個是低脂蔬食；另一個就是

動物性高蛋白飲食。關於兩種飲食的研究數量差不多。而且在有限的閱讀中，我發現兩者短期內的減重效果都差不多。

也就是說，高蛋白飲食可能真的可以幫助減肥！

02

那麼作為需要選擇瘦身方法的朋友，或者體重管理的從業者，可能要問，這 2 種方法對身體到底有什麼不同的影響？

著名的佛萊明罕（Framingham）心臟健康研究院發表過一項研究，比較 1 年的高蛋白飲食和低脂飲食（更接近於蔬食）對心臟血流的影響[4]。

在心肌灌注顯影的掃描圖中，紅顏色表示流過心臟的血流。流過心臟的血流越多，表示心臟的供血越好，心臟越健康；反之，當流過心臟的血流減少，說明供應心臟的血管（冠狀動脈）堵塞了，心臟面臨缺血和冠心病的風險。

我們發現，**在高蛋白飲食之後，流過心臟的血流明顯減少，同時受試者多項心血管健康的生化指標都變差。而低脂飲食使流過心臟的血流明顯增多，同時各項生化指標好轉。**

由此可見，**高蛋白飲食如果能減肥的話，也是用長期的心臟健康交換短期的瘦身[5]。**

相關研究還發現，動物性高蛋白飲食會提高腎病、腎結石[6]、便秘、鈣流失甚至癌症的風險[7][8]。

03

瑞典一項研究收納了 14 萬志願者並追蹤 25 年，發現**動物性高蛋白飲食顯著提高總死亡率** 23%，**心臟病死亡率** 14%，**癌症死亡率** 28%。而植物性的高蛋白飲食則降低各種風險[9]。

由此看來，高蛋白或許不是很重要，但是蛋白質的來源非常重要[10]。重要的不是吃什麼，而是不吃什麼。日本學者分析了 17 項研究，涉及 27 萬受試者，發現高蛋白飲食可以提高死亡率 31%[11]。

也就是說，高蛋白飲食也有減壽的「功效」！

諷刺的是，2003 年，72 歲的阿特金斯醫生死於跌跤。去世前，他患有嚴重的心肌梗塞、心衰竭和高血壓；體重 118 公斤[12]。可見這種極端的多肉、避免碳水化合物的飲食是很難堅持的。

西班牙著名的 PREDIMED（PREvencion con DIeta MEDiterranea，地中海式飲食預防醫學研究）發現，如果把所有沒能堅持下去的案例統計進去，遵循阿特金斯飲食的人，體重增加 10% 的概率加倍，而死亡率增加 59%[13]。

04

對於能夠堅持的人，阿特金斯飲食是有短期減肥效果的。科學家認為，造成有限程度減肥的原因有幾種可能性[14]：一種說法是，碳水化合物會結合水分，當極大地限制碳水化合物的攝入時，體內的碳水化合物流失，導致水分流失。所以減掉的重量主要是水分，而不是脂肪。這可以解釋為什麼這類飲食短期有明顯的減重效應。

另一種說法是，高蛋白質和脂肪的食物在胃裡面停留時間較長，從而延後了饑餓感出現的時間，使得總體熱量攝入降低。還有一種解釋是，由於這些飲食方式很單調，抑制了食欲。如果減肥的原因是後兩種，那麼這種減肥方法不過是一種變相的節食而已。

05

和其他形式的節食一樣，限制碳水化合物的攝入可能導致一些營養素的缺乏。過分地強調減少碳水化合物，使得植物來源的維生素C攝入不足，導致肉類裡面雖然有大量的鐵，但是不能吸收。

低碳水化合物的飲食，除了高動物蛋白的阿特金斯飲食，還包括高脂肪的生酮飲食 [15]。實際上生酮飲食出現的時間比高蛋白飲食還要早，已經有 100 年了，二者的相似點多於不同點，它們都是以動物性食物替代碳水化合物，前者強調蛋白質，後者強調脂肪。不可否認，當代的肥胖率上升與白麵白米白糖的攝入有一定關係，但是我們沒有必要拒絕所有碳水化合物。如果用複雜碳水化合物替代簡單碳水化合物，如甜品和含糖飲料，用雜糧替代細糧，如白米白麵，那麼我們可以既獲得低脂純素的利益，也收穫低升糖指數的利益。

人體就像一部燒汽油的車子，如果我們誤加了柴油，就可能出現這樣或那樣的問題，甚至熄火。只有加入正確的燃料，汽車才能長期安全地行駛。我們人類也如此。

Chapter

8

蔬食 VS.
營養 VS.
健康面面觀

健康蔬食很簡單。但眾說紛紜，不知該聽誰的。
曾經有人問我：
「應該吃一口飯，再吃一口菜，
還是吃一口飯，吃兩口菜？」
本章就是要全面回答關於蔬食與營養的各種問題。

蔬食這麼久還是常生病？你吃的可能是假素！

經常有蔬食者問我，吃蔬食多年了，為什麼還有糖尿病、高血壓、高血脂？為什麼過敏性鼻炎、濕疹還沒好？為什麼還長甲狀腺結節？為什麼一直很消瘦，容易累？為什麼出現低血糖低血壓，手腳冰涼？我是女生，為什麼月經量減少？蔬食是不是很寒涼？蔬食不是可以啟動我們的自癒能力嗎？

沒錯，健康蔬食可以停止飲食上的自我傷害，啟動自癒力，因此很多人蔬食後各種疾病都不治而癒了。但是如果吃得不合理，仍然可能還沒有完全停止自我傷害，極少數人甚至產生了新的自我傷害，所以才得不到健康。如何才能吃對蔬食？以下是最常見的幾個問題：

是否還在攝入蛋、乳製品？

蛋和奶是動物性的食物。它們含有大量動物蛋白、動物脂肪等。它們的細胞結構和物質形式與動物製品沒有區別。從科學上，蛋奶素不能算是蔬食，所以我們當然得不到蔬食的好處。

是否在吃鍋邊素？

鍋邊素就好像好東西沾了毒藥吃。在烹飪過程中，食物會被動物性成分或其在烹飪中產生的毒素所汙染，吃了它仍然會把這些毒素帶入體內。另外鍋邊素通常營養搭配不完全，比如缺乏蛋白質，容易造成營養不平衡。

是否攝入了很多含油食物，比如煎炸炒的食物？

植物油和動物製品一樣，攝入後仍然會促進腸道非益生菌的生長。非益生菌會導致腸道通透性增加，使腸道裡面的毒素和致病抗原進入我們的血液，造成一系列的炎症和免疫性病變，統稱腸漏綜合症。三高、肥胖、過敏症、自體免疫疾病等都可以歸入這一類。

和動物脂肪一樣，植物油也是高熱量密度的食物。長期大量吃油多的食物也會促進肥胖。

在人類的兩種必需脂肪酸中，Omega-6 促進炎症，而 Omega-3 有抗炎的作用。因此 Omega-6 和 Omega-3 的比例很重要，不要高過 4：1。除了少數植物油，比如亞麻籽油、紫蘇籽油，多數植物油中的脂肪以 Omega-6 為主。所以一般來說，吃越多油，這個比例就越不平衡，可能誘發炎症性病變。即使亞麻籽油也只有新鮮冷榨的最健康，因為不飽和脂肪容易被氧化，且在加熱的過程中還會生成自由基。後者是促進炎症和體內氧化破壞的元兇之一。不要誤會，**人需要脂肪，但是不需要油。**攝入健康脂肪的最好方式是透過攝入全食物，比如綠色蔬菜和少量亞麻籽（每天一大勺）。儘量吃生、蒸、煮，避免煎、炸、炒，同時要限制堅果的攝入（每天不超過一小把）。

是否攝入了很多精製碳水化合物和糖？

這類食物包括精製白麵、白米、白砂糖（「三白」）等，屬於高熱量低營養的問題食品。穀類的主要營養在於穀皮。穀皮含有豐富的膳食纖維、礦物質和維生素，尤其是維生素 B 群。精米、精麵去掉了這些營養成分，如果再進一步洗米，水溶性的維生素 B 群會損失殆盡。

三白攝入後在體內升糖的速度很快，刺激胰島素分泌，促進增重和炎症，加重脂肪肝和糖尿病。

是否攝入過多的鹽？

其實人類不需要很多鹽。如果我們只吃生食，理論上不需要鹽，也不需要水，因為這些食物的電解質自然平衡。食物在煮熟後，部分電解質流失了，我們才需要鹽。根據世界衛生組織的建議，我們每天不要攝入超過 6 克的食鹽或 2 克鈉。過多攝入可能是導致高血壓和水腫的原因。

是否攝入了足夠的熱量？

這點沒做對是蔬食不成功的主因。蔬食是高纖低脂的飲食，肉食是高脂低纖的飲食。除非吃大量的油脂，否則蔬食的熱量密度天然小於肉食。

所以**我們需要攝入比吃肉時更多體積的食物，才能滿足我們身體的基本需求。**如果以前吃一碗飯，蔬食後還吃一碗飯就不夠了。所以我們會感到蔬食容易餓。餓了就説明我們身體需要了，所以我們吃蔬食後除了吃飽，可能還要多餐，輔以健康零食，才夠滿足熱量和營養需求。如果餓了不吃，吃飯時只吃七分飽，再加上有些人過午不食，那一定會餓出營養不良來！

營養不良時，我們會面黃肌瘦、發無光澤、手腳冰涼、低壓低糖，女性甚至閉經。難怪人家會說蔬食沒有營養！

是否有規律地運動和曬太陽？

關於蔬食「寒涼」的問題反覆出現。我不是中醫，但我知道我們的近親大猩猩、猴子等天天吃生的水果也不寒涼。因為他們天天在戶外運動、曬太陽。鍛鍊和曬太陽是健康生活方式的一部分，可惜做到的人不多。

每人每天需要 15 至 60 分鐘的日曬（具體時長取決於季節和緯度）才能滿足身體對維生素 D 的需求，否則需要透過口服維生素 D 來補充。

根據每個人做到的情況，我們可以透過吃加熱過的食物，**多吃溫熱性的食物，以及多咀嚼來幫助平衡「寒涼」的問題。**

是否補充了維生素 B_{12} ？

除了 Omega-3（亞麻籽）和曬太陽，蔬食者最容易忘記的是補充維生素 B_{12}。維生素 B_{12} 對我們的血液、血管和神經系統至關重要。動植物都不能合成維生素 B_{12}。我們的腸道細菌合成的 B_{12} 也不能直接吸收（因為吸收腸段更靠上面）。傳統農耕中，我們用發酵後的糞便做農家肥，這樣生產出的食物含有較豐富的維生素 B_{12} 成分。現代農耕使用化肥農藥，土壤裡面的有益菌也很少了，所以才會出現維生素 B_{12} 的缺乏。

那麼為什麼非蔬食者沒有維生素 B_{12} 的問題？豬不是也吃不到 B_{12} 嗎？豬肉裡面的 B_{12} 從哪兒來的？答案是：從飼料裡！全世界每年生產大約 40 噸的維生素 B_{12}，大部分用於飼料添加。所以**非蔬食者獲取二手的 B_{12}，蔬食者可以透過維生素補充劑補充 B_{12}。**

蔬食很簡單，但要吃得健康，是有方法的。你們吃對了嗎？其實，要健康，只要下面這一張圖就夠了；當然還要活得開心。

健康蔬食基本原則

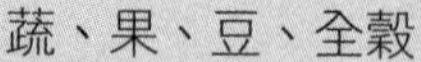

蔬、果、豆、全穀

盡量少油、無油烹飪，限制堅果

避免精製穀類和圾垃食品

高纖維、全食物

攝入足夠的熱量
吃飽、多餐、健康零食

維生素 B_{12}、維生素 D、Omega-3 脂肪酸

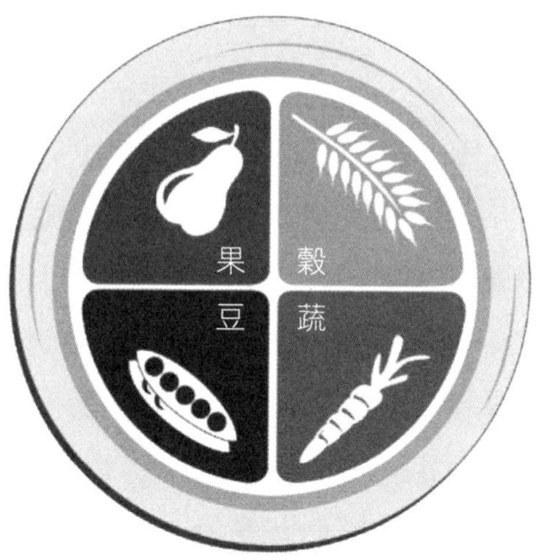

人體必需的營養元素——維生素 B_{12} 解惑 Q&A

一位朋友向我求助。她的朋友多年蔬食，有貧血症狀，胸悶憋氣，未成熟紅血球增多，伴有膽紅素增多。這是巨幼細胞貧血（megaloblastic anemia）的現象。我建議他看醫生，同時補充維生素 B_{12}，幾天後患者病情基本好轉。

維生素 B_{12} 在人體生化反應中參與 DNA 合成、轉化有害物質等，與血球成熟、維持血管和神經系統的健康息息相關。缺乏 B_{12} 可能導致巨幼細胞貧血、血管硬化和抑鬱等神經系統症狀。

以下就針對關於 B_{12} 的種種疑問提供解答。

Q. 為什麼蔬食者容易缺乏 B_{12} ？

A. 因為植物不能合成 B_{12}。而現代的化肥農藥農耕生產的作物幾乎不含 B_{12}。

Q. 是不是只有動物才能合成 B_{12} ？

A. 動物也不能合成 B_{12}，B_{12} 是由微生物合成的。牛胃裡的細菌合成的 B_{12} 被腸道吸收，所以牛肉裡含有 B_{12}。人和豬體內，能夠合成 B_{12} 的細菌存在於腸道的後半段，所以 B_{12} 必須在隨糞便排出後重新攝入才能吸收。

古代農耕用農家肥，裡面主要的成分就是人和動物的糞便。天然的土壤裡的細菌也可以合成 B_{12}。因此在有機和自然農耕情況下生長的作物是含有 B_{12} 的。現代化養殖條件下，動物飼料裡會加維生素 B_{12} 以保證肉裡面的含量，所以從動物製品裡面獲取的 B_{12} 不過是二手的而已。

Q. 雜食者和不完全蔬食者會不會缺乏 B_{12} ？

A. 有可能，如果食物中 B_{12} 的含量不夠的話。美國政府建議 50 歲以上的美國人都要補充，以預防 B_{12} 缺乏。

另外，服用糖尿病藥二甲雙胍的病人更容易缺乏 B_{12}。一項數百名糖尿病患者的試驗發現，服用二甲雙胍提高 B_{12} 缺乏的風險 3.5 倍，且服用劑量越高，B_{12} 缺乏越嚴重 [1]。

Q. 怎麼知道 B_{12} 缺乏或過量？

A. 可透過驗血得知。一般情況 B_{12} 不會攝入過量，因為一個人每天只能吸收 2.4 微克左右，即使都吸收了也沒有副作用。

Q. 如何透過非動物性食物補充 B_{12} ？可吃海苔、腐乳、天貝等發酵食品？

A. 這些都不是 B_{12} 的可靠來源。它們可能含有 B_{12}，但是含量不確定，通常不多，可靠的來源包括含 B_{12} 的補充劑和 B_{12} 強化過的食物。

Q. 如何保證 B_{12} 補充品是純素的？

A. 補充品中的 B_{12} 是由細菌發酵生產的。實際上人類沒有第二種生產 B_{12} 的方法。

Q. 蔬食小朋友也每天一片（編註）B_{12} 補充品嗎？

A. 兒童從斷奶開始就應該補充 B_{12}，可以從每天半片開始，吃多了也吸收不了。

Q. 長期吃 B 群，還需要補充 B_{12} 嗎？

A. 複合 B 群維生素已經含 B_{12} 了。

Q. 甲鈷胺片和 B_{12} 一樣嗎？

A. 甲鈷胺素是 B_{12} 的一種形式。

Q. 氰鈷胺素是否有毒？

A. 氰鈷胺素是 B_{12} 更穩定的形式。氰鈷胺素代謝會產生一個分子有毒的氰基團，但是因為服用劑量非常小，會被迅速排出，不會有問題。實際上氰化物中毒時，就是用其他形式的維生素 B_{12} 靜脈注射，置換氰基團來解毒的。

Q. 飯前還是飯後補充 B_{12} ？

A. 沒有要求。B_{12} 是維生素 B 群的其中一種。維生素 B 群都是水溶性的，無需和含脂肪的食物同時吃。

編註：大陸的標準劑量，一片等於 25 微克。

Q. 備孕期間，服 B_{12} 時可以同時服用葉酸嗎？

A. 可以。但是不建議吃葉酸（folic acid）補充劑。因為葉酸補充劑與葉子和豆類中的天然葉酸（folate）不同，需要在肝臟轉換，而且轉換率很低，造成 folic acid 的積累，反而對身體不好 [2]。所以要吃葉子和豆子，而不是葉酸。

Q. 服用 B_{12} 是否可以同時服用維生素 C ？

A. 純的維生素 C 在實驗室酸性條件下被證明可以破壞維生素 B_{12}。但是人體試驗發現 B_{12} 與維生素同時服用，不會影響其作用。

Q.B_{12} 會被加熱破壞嗎？

A. 一般烹飪不會，除非長時間燒烤。

Q. 每天需要多少 B_{12} ？

A. 每天 2.4 微克就夠了。B_{12} 在進入消化道後，和胃壁細胞生產的一種蛋白質內因數結合，只有結合後的 B_{12} 才能被小腸後段吸收。這些蛋白質因數的產量有限，所以，理論上人每天只能吸收 2.4 微克。B_{12} 還有一種吸收方式是在高濃度下被動地滲透吸收。這種高含量的 B_{12} 補充劑每週吃 2 至 3 次即可。

Q. 維生素 B_{12} 可以預防憂鬱嗎？

A. 一項包括 2800 人的芬蘭研究發現，葉酸攝入越多，患抑鬱型憂鬱症的風險越低 [3]。葉酸富含於蔬、果、豆、穀之中，但是在人體內會被很快利用。而維生素 B_{12} 的關鍵作用之一就是幫助葉酸的回收，因此 B_{12} 缺乏有可能導致抑鬱。

到底要不要補充膠原蛋白？

有人問我，吃膠原蛋白能不能讓皮膚更緊緻？俗話說，吃什麼補什麼。那麼是不是吃豬腦就補人腦，吃豬的膠原蛋白就會補人的膠原蛋白？問題不只是人和豬的蛋白質之間一點點結構的差別而已。

01

膠原蛋白是動物體內最豐富的蛋白質，占哺乳類身體蛋白質的30%，植物和微生物不含膠原蛋白。我們攝入的任何一種蛋白質，都會在消化道被消化成單個分子的氨基酸（有時候是短肽）才能被吸收。進入身體後，這些氨基酸和體內現有的氨基酸一起被我們的細胞利用，構建所需要的蛋白質，包括膠原蛋白。

那麼，**人體吃進豬的膠原蛋白（豬皮的主要成分），它在進入我們的血液之前也已經被消化成氨基酸了，而不是「現成」的膠原蛋白。**所以，理論上我們不需要攝入任何的膠原蛋白，吃了也沒有直接幫助，吃多了還幫倒忙。

02

有些讀者可能會說，即使豬膠原蛋白被消化了才被吸收，因為其氨基酸成分和人膠原蛋白的氨基酸成分比例相似，所以理論上還是最好的構成人體膠原蛋白的材料來源。

上述說法有些道理，但是不盡然。膠原蛋白是比較簡單的蛋白質，它的結構裡有很多「甘氨酸—脯氨酸—X 氨酸」和「甘氨酸—X 氨酸—羥脯氨酸」的重複序列結構。其中「X 氨酸」表示其他氨基酸。甘氨酸、脯氨酸和羥脯氨酸加起來占膠原蛋白序列的一半。因此，膠原蛋白是一種不完全蛋白。

膠原蛋白有這麼偏的氨基酸比例，在大量合成的情況下，會不會造成體內氨基酸的失衡？膠原蛋白主要的三種構成氨基酸都不是必需氨基酸，可以從其他氨基酸轉化。所以在合成膠原蛋白時，雖然這些氨基酸消耗較多，但對體內氨基酸平衡的影響並不大。同樣，因為有氨基酸之間複雜的轉化關係，攝入膠原蛋白並不表示我們會增加皮膚裡面的膠原蛋白。

此外，**植物性食物如大豆、其他豆類、各種種子和綠色蔬菜本身就含有豐富的甘氨酸和脯氨酸，所以蔬食者也可以輕鬆滿足膠原蛋白合成的氨基酸需求。**

有時見到一些蔬食者面黃肌瘦，皮膚出現過早老化的特徵主要是因為沒有攝入足夠的熱量。熱量不足，蛋白質和其他重要的營養素攝入也可能不足。這樣不僅膠原蛋白的合成會減少，身體的其他功能也會受影響。

03

對膠原蛋白的平衡影響更大的是維生素 C 和皮質激素。維生素 C 在膠原蛋白的合成中起著關鍵的作用 [1]。膠原蛋白的合成不是一步完成的，首先是生成「原膠原蛋白」。原膠原蛋白需要經過羥化才變成成熟的膠原蛋白。這個羥化過程需要大量的維生素 C。所以我們**是否攝入足量的富含維生素 C 的新鮮蔬果，會直接影響膠原蛋白的生成。**

另一方面，腎上腺皮質激素會加速膠原蛋白的破壞[2]。皮質激素是人的「緊張」激素。當人體處於壓力和應激狀態時，比如持續的緊張情緒和炎症反應時，會釋放大量皮質激素。

典型的促炎飲食，如西方式飲食（高脂肪、精製碳水化合物、肉類、菸酒）[3]，是導致膠原蛋白流失的主要原因之一。

近年的研究發現，**婦女在懷孕時攝入大量的肉類和魚類，會提高後代長大後的皮質激素水準**[4] [5]。換句話說，我們的皮膚是否漂亮緊實，與我們的母親懷孕時的飲食也有關係。

04

皮膚的豐潤程度不單單取決於膠原蛋白的含量，皮膚組織中的透明質酸[6]（玻尿酸）至少起到一半的作用。透明質酸在皮膚細胞表面生成，其特性是保持皮膚裡的水分子。所以，說一個人皮膚「嫩得可以擠出水來」是有道理的。和膠原蛋白一樣，皮膚的透明質酸水準隨年齡增加而降低。研究發現，**大豆異黃酮可以促進皮膚細胞合成透明質酸，而藻類和薯類食物含有天然的透明質酸。**

那麼使用玻尿酸護膚產品對皮膚有沒有幫助？其實幫助不大。皮膚不是用來吸收營養的，而是用來保護體內組織的。所以，外來物質對皮膚的穿透性都不大。一些特殊的技術如脂微球（Liposome）可能在一定程度上會提高皮膚的滲透性，但是很難達到最需要玻尿酸的真皮層。

最好的方法還是提高我們細胞自身生產玻尿酸的能力。**要想保持皮膚的彈性，多吃新鮮蔬果與大豆製品，同時避免高油脂的食物、精製碳水化合物，以及肉類。不吸菸，不飲酒。**

再多說一句，皮膚老，反映的是心老了。**保持積極樂觀的心態（降低皮質激素）是青春永駐的祕密。**

蔬食者如何達到蛋白質的均衡攝取？

這個問題我經常被問到，它包含兩個方面：

蔬食者如何獲得足夠的蛋白質？蔬食者如何保證攝入蛋白質的氨基酸均衡，滿足身體的需要？

01

我曾有一次在貴陽去參觀市中心的黔靈山的途中，看見一大群猴子從樹林中呼嘯而下。為首的一隻大猴子（估計不算尾巴有 60 公分長）一把抓住了前面女士的一大包水果，差點把女士拉倒。拖曳了兩回後，女士不敵，只得放手。猴子把袋子抓到路邊的空地上，開始狼吞虎嚥地享受牠的戰利品。我仔細端詳了那猴子，身材不大，但是體態勻稱，略顯肌肉。顯然牠不缺蛋白質。

猴子、猩猩和人一樣，同屬於高等靈長類。它們主要以水果為食（水果可是低蛋白食物哦），在沒有水果時，牠們會吃樹葉。絕大多數高等靈長類是果食動物，在極少數情況下，牠們也被發現偶爾會吃昆蟲等小動物。

除了高等靈長類，牛、馬、犀牛、大象……，地球上 90% 以上動物的蛋白質來源都是植物。看來蔬食者不應該缺乏蛋白質。

02

根據世界上最大的營養師專業組織——美國飲食與營養協會的建議，成年人每人每天需要攝入 0.8 克／公斤體重的蛋白質。因此，一位 50 公斤體重的人每天只需要大約 40 克的蛋白質。讓我們來推算一下他能否靠純素飲食獲得所需要的蛋白質。

50 公斤重的人每天大約需要 1700 大卡的熱量。我們假設他以穀類為主要的熱量來源。因為穀類的蛋白質供能比（蛋白質提供的熱量占總熱量的百分比）平均約為 10%，所以如果他吃足了 1700 大卡熱量的穀類，他就吃到了 170 大卡左右的蛋白質。每克蛋白質含 4 大卡熱量，170/4=42.5 克蛋白質，剛好滿足他的蛋白質推薦量。

只要一個蔬食者攝入足夠的熱量，他就可以攝入足夠的蛋白質（靠可樂和炸薯條維生的人除外）。這還沒把豆類算在內呢！

所以蛋白質是最容易滿足的營養素。只要吃飽，很難做到蛋白質缺乏。如果需要更多的蛋白質，比如**孩子生長發育或運動員增肌，可以在蔬、果、豆、穀的正常飲食之上，多攝入些豆類、藜麥或堅果等高蛋白的食物即可。**

20 世紀 6、70 年代，中國居民的飲食接近於蔬食，那時的人民就是以吃飽為原則，食物以主食為主。當時的慢性病非常罕見。相反的，不管肉食還是蔬食者，現代人往往攝入了過多的蛋白質。蛋白質消化後變成氨基酸，過量的氨基酸進入人體後不像糖類和脂肪一樣可以儲存，再加上澱粉攝入不夠，於是逼迫肝臟起動脱氨基反應，把氨基酸轉化為葡萄糖作為能量來源，或進一步轉化為脂肪儲存起來，同時生成尿酸和尿素。這些含氮物質反而增加了肝腎的負擔。

相比之下，植物蛋白高的食物如豆類，同時含有豐富的碳水化合物，蛋白質和碳水化合物的比例比較平衡，因而多攝入一些問題不大，就是可能出現脹氣而已（花生、大豆脂肪含量高除外）。

而過量攝入動物蛋白，則同時攝入了大量動物脂肪，這是導致現代文明病發病率高的原因。

03

有人擔心植物性蛋白中有些氨基酸的含量比較低，而動物蛋白才是「完全蛋白」或者「優質蛋白」。只食用植物性食物會不會造成這些氨基酸攝入不足？

研究發現，**有變化地食用豆類、穀類和蔬菜，可以滿足所有人體必需的氨基酸。**人們曾經認為各類植物性食物需要在一餐內一起吃，才能獲得全部蛋白質價值，但是現在營養學權威，包括美國飲食與營養協會，相信只要在一天之中攝入不同的植物蛋白即可。

實際上，**植物性食物中某些氨基酸的含量較低，比如蛋氨酸，反而對預防癌症是有利的。**

那麼什麼是各種植物性食物理想的攝入比例？**每天最佳的蔬、果、豆、穀量的比例為 4：3：2：5，能做到 1：1：1：1 也不錯了。**從種類上，**每天最好攝入至少 1 至 2 種穀類、1 至 2 種豆類、2 種水果、3 至 5 種蔬菜，其中一定要有綠色蔬菜。**

有的人嘗試以水果為主要食物，這要小心，因為水果是高纖低蛋白的食物。只吃水果，可能達不到熱量需求；即使透過多吃達到了，碳水化合物和蛋白質的比例可能失調，可能真的會出現蛋白質不足。

最佳的飲食方式還是建立在蔬、果、豆、穀基礎上的平衡飲食。

04

人們總是擔心缺乏蛋白質，實際上**我們真正缺乏的是微量營養素，比如抗氧化物、植化素、某些維生素和礦物質。**

抗氧化物主要存在於植物中。動植物食物抗氧化物的含量比約為 1：20。抗氧化物對於中和體內的自由基至關重要。自由基是造成心腦血管疾病、癌症和多數退行性疾病（如老年失智）的重要原因。

植化素存在於植物之中，有多種生物表現形式，如異黃酮、木質素、兒茶素等。**植化素有抗癌、提高免疫力、促進代謝等多種功能。抗氧化物和植化素廣泛存在於各種新鮮的蔬菜水果中，尤其是光照充足的深色蔬果。**追求動物蛋白，過度攝入動物性食物，反倒容易造成這些植物來源微量營養素的缺乏。

不要老擔心蛋白質不夠，對照本章第一篇〈蔬食這麼久還是常生病？你吃的可能是假素！〉去做，就沒什麼問題了。最後多嘮叨一句，擔心蛋白質不足，是貪欲在作怪。其實身體需要的不多，不信你問問它。

我吃蔬食後為什麼臉色發黃？

造成臉色發黃的可能原因有：熱量攝入不足，飲食不平衡，運動、曬太陽不夠，作息不規律，甚至是病理藥理原因。根據我的經驗，最大的可能是熱量攝入不足。前面幾篇，很多問題都已經解答。現在我們討論另一種現象，就是植物色素的沉積。

01

類胡蘿蔔素家族的抗氧化物，包括 β - 胡蘿蔔素和番茄紅素，呈黃色、橘黃到紅色等顏色。這些色素是脂溶性的，攝入後會分佈到皮下脂肪。如果類胡蘿蔔素攝入過多，我們的皮膚也會呈現出黃色[1][2][3]。

這是正常現象。類胡蘿蔔素即使攝入很多，也不會對身體造成傷害，如果不喜歡膚色太黃，停止攝入類胡蘿蔔素含量高的食物，過幾天顏色就褪去了。在日常生活中，**富含類胡蘿蔔素的食物包括胡蘿蔔、木瓜、紅薯、番茄、西瓜、哈密瓜、柳丁、深綠色蔬菜等。**

深綠色蔬菜所含的葉綠素的顏色會蓋住胡蘿蔔素的顏色，但是當葉綠素退去的時候，胡蘿蔔素的顏色就呈現出來了。到了秋天，樹葉變黃變紅就是這個道理。

02

實際上**類胡蘿蔔素具有優良的抗氧化性能，可以保護我們的身體免受自由基的侵害並降低癌症的風險 [4]，在皮膚組織裡可以減少皮膚的衰老。**研究發現，血漿番茄紅素越高，皮膚對紫外線照射的保護越強 [5]。

夏日陽光紫外線的持續曝曬會在動植物體內產生大量的自由基，這些自由基對人和動物的組織都會造成很大傷害。動物生成抗氧化物的能力較弱，但是牠們可以躲起來或者撐把傘遮擋陽光。

植物不能移動，只能忍受，於是大自然為它們提供了另一個解決辦法。植物細胞可以合成很多不同的抗氧化物，以保護其組織免受紫外線的傷害。正是這些抗氧化物使植物呈現出五顏六色。

科學家把植物放在各種能夠產生自由基的環境下，發現在紫外線等高環境壓力的情況下，植物會生成更多的抗氧化物，只有在電磁輻射的環境中會減少 [6]。

因此，陽光直射過的蔬菜水果，其抗氧化物的含量更高。值得注意的是，和天然食物相反，提煉的胡蘿蔔素和番茄紅素的營養補充劑在臨床上反而增加各種癌症的風險 [7]。

03

科學家讓白人受試者每天攝入不同量的蔬菜和水果，然後用光譜手段檢測他們皮膚的黃色和紅色的程度，結果發現，**攝入越多的蔬菜和水果，皮膚的黃色和紅潤程度越高 [8]。**

隨後在雙盲的條件下，他們讓隨機的評價者評價受試者膚色的健康程度。結果評價者普遍認為，膚色越接近紅至黃的顏色，受試者更健康，更有魅力。可能這種心理認知是長期進化的產物。攝入更多的蔬菜水果，因為有膚色的優勢，被認為更健康，更適合繁衍後代。

對於黃皮膚的亞洲人，膚色過黃也可能會引起一些困擾，不過只要適度攝入蔬菜水果，一般人不會出現這樣的問題。

04

如何區分色素沉積和其他因素造成的膚色改變？類胡蘿蔔素過多造成的膚色發黃經常明顯地反映在手腳心上，而鞏膜（眼白）不會上色。而黃疸、藥物等因素造成的色素沉澱會使眼白髮黃。如果不確定，最好去醫院做個全面檢查，排除病理和其他因素的可能性。

無麩質飲食、PURE研究和生酮飲食——碳水化合物真的那麼不堪嗎？

「人們最愛聽關於自己壞習慣的好消息。」

這是營養學家麥克杜格爾（John McDougall）博士經常說的一句話，用在高蛋白飲食上很貼切。高蛋白飲食真是很頑強。許多國家現在即使不支持蔬食的營養學者，絕大多數都不同意這類以肉類為主的飲食。可是到了中國，它顯然又有了新市場。

無麩質飲食，就是這種另類飲食模式的新表達。

無麩質飲食的觀點

有一本書名為《無麩質飲食，讓你不生病！（Grain Brain）》，作者之一是美國神經科醫生大衛·博馬特（David Perlmutter）。博馬特醫生認為，穀物裡的碳水化合物和麩質蛋白（麵筋）是老年失智、肥胖、糖尿病以及幾乎所有文明病的根源。他主張要避免所有含碳水化合物的食物，包括小麥、水稻、玉米、馬鈴薯，甚至藜麥、含糖水果等。

那我們還剩下什麼可以吃？魚蝦肉蛋奶、堅果，以及無澱粉無糖的蔬果。沒錯，和我們一直推薦的健康飲食結構幾乎完全相反！

根據博馬特醫生的理論，人類身體的基因與結構是很多萬年以來逐漸進化而來的。在這個過程中，絕大多數時間人類食物的主要來源是高脂肪的肉類和堅果。

幾千年以前農業化以後，富含碳水化合物的穀類才成為人類的主食，這造成現代的飲食習慣與舊石器時代的基因結構不一致，導致文明病。所以博馬特醫生主張人類的飲食要回歸舊石器時代，以和我們的基因結構相一致。

可是臨床和考古資料顯示，無麩質飲食的幾塊基石都有很大問題，甚至是完全錯誤的。這些基石包括：

- 文明病與碳水化合物、麩質關係的假設；
- 史前人類以高脂食物為飲食核心的假設；
- 基因結構幾千年不變的假設。

文明病、碳水化合物與升糖指數（GI）

根據無麩質飲食的理論，碳水化合物是誘發老年失智症、糖尿病等文明病的原因。這種說法基於以下理由：糖尿病患者患阿茲海默症的概率增加[1]；胰島素阻抗提高認知障礙的風險[2]。胰島素阻抗使葡萄糖無法有效進入腦細胞，導致腦細胞退化和死亡。布朗大學的神經學家蒙特（Suzanne de la Monte）首先提出阿茲海默症是三型糖尿病的觀點[3]。

在這裡，無麩質飲食犯的錯誤和現代醫學在糖尿病上所犯的一樣。**血糖不能控制不是因為我們吃了太多穀物，而在於動物製品和高脂食物。透過避免穀物和高升糖指數的食物來控制血糖不能治好糖尿病，而斷除動物製品和高脂食物可以實現糖尿病的完全逆轉。**

低脂純素是已經被反覆證明，是唯一可以逆轉糖尿病的方法。對於大腦健康也是如此。多項研究發現，富含膽固醇、飽和脂肪的動物製品提高認知退化的風險[4][5][6][7]，而高碳水化合物的植物性飲食降低失智症的風險[8]。最近的科學數據指出，**阿茲海默症病人的大腦內堆積了過多的鐵[9]，而紅肉的攝入是造成鐵過量的主要根源。**

葡萄糖是大腦和人體細胞最重要的能量來源，而碳水化合物是葡萄糖的儲存形式。如果避免碳水化合物，我們的身體會把蛋白質轉化為葡萄糖，脫下的氨基變成尿素和尿酸等物質，這樣會提高肝腎的負擔。

高蛋白、低碳水化合物的飲食被大量研究證明提高死亡的風險[10]。需要指出的是，現代人攝入過多高升糖指數的精製碳水化合物，在一定程度上促進了脂肪堆積、胰島素減敏和糖基化炎症反應。但是我們完全可以透過吃低升糖的全穀物，實現較緩慢的葡萄糖釋放。所以，我們反覆強調要吃全食物。

麩質與炎症

無麩質飲食理論的另一個觀點是，穀物促進炎症，炎症引發文明病。穀物與炎症之間有兩條線可以扯上關係：一個是糖化終產物（AGE）；另一個是麥膠蛋白（Gliadin）。

糖化終產物是糖和蛋白質結合後的產物，它在人體內形成後，可以啟動一系列氧化和炎症反應[11]。除了加工食品中含有以外，這種產物在血糖高的時候更容易在體內產生。因此 AGE 是結果，不是原因，關鍵在於避免持續的血糖升高和加工食品。

麥膠蛋白是小麥等穀物的主要蛋白質——麩質蛋白（麵筋）的成分之一。近年的研究發現，麥膠蛋白或其未完全消化的產物可以直接作用於小腸細胞，誘發暫時性通透性增加（腸漏）[12]。對於麩質過敏的人，這種腸漏的時間大幅延長，引發炎症，嚴重的會導致小腸絨毛的免疫性損傷[13]。這種自體免疫性疾病叫乳糜瀉（celiac）。

在西方人群中，乳糜瀉的發生概率為 1 至 3%，中國的發病率更低。如果懷疑自己對麩質不耐受，可以去醫院做個測試。如果結果是陽性，採取無麩質飲食是減少身體傷害的明智做法。

並不是所有穀物都含有麩質。只要避免小麥、大麥、黑麥等含麩質的穀物，以不含麩質的大米、小米、玉米、蕎麥、高粱、藜麥等為主食，就可以做到無麩質飲食。

對麩質過敏的研究發現，人體可以根據腸內的環境信號，主動調節腸漏和腸道的免疫功能。腸漏很可能是一種自我保護過程，幫助腸壁細胞短時間內沖走有害細菌和有毒物質 [14]。但是對於麩質過敏的人，這種機制的調節出現了問題，本應該是短暫的腸漏反應，變成了長時間的腸漏，導致毒素入血液和系統性傷害。

近年來乳糜瀉發病率在全球處於上升趨勢，顯示除了遺傳易感性，還有外界因素的參與。有學者認為，另外一個參與者是基因改造作物或用於基因改造作物的除草劑——草甘膦 [15]。但是這種說法尚未被完全證實。

證據確鑿的是，多數現代人都有的腸漏是攝入動物性食物和高脂食物引起的 [16] [17]。這些食物滋養大腸內的非益生菌。有害菌的增殖傳遞給腸細胞不友好的信號（硫化氫增多、丁酸減少），引起腸漏和強烈的免疫反應 [18]。腸道通透性增加導致細菌毒素進入血液，誘發系統性炎症。此外，攝入動物製品後腸壁和血管壁表達出來的動物抗原 Neu5GC[19]，以及其他糖化終產物也可能造成系統性炎症，在這裡就不一一介紹了。

總之，**造成炎症的最重要原因，其實是動物性食物和高脂食物，而不是穀物。**

古代人類都吃什麼？

無麩質飲食的另一個假設是，史前絕大多數時間，人類食物的主要來源是高脂肪的肉類與堅果，即所謂的舊石器飲食。這種說法沒有足夠的科學依據。根據現有的考古資料，我們尚不能確定史前人類飲食中動植物性食物的比例。至少一項大規模研究發現，3 萬年以前（舊石器時代），中國人在還沒有發明農耕時，就已經在食用野米了 [20]。

比較研究還發現，**古人類的維生素 C、膳食纖維和類胡蘿蔔素的攝入是現代人的 3 至 10 倍** [21]。這說明那時候我們的飲食更接近於植物性飲食。人類是很少數失去合成維生素 C 能力的動物之一。作為身體最重要的抗氧化成分之一的維生素 C，人類居然失去合成它的能力，那麼唯一的解釋就是，人類在發展過程中一直可以從高度植物化的飲食中獲得充足的維生素 C。因為沒有選擇優勢，合成維生素 C 的基因在演進過程中逐漸退化了。

人類飲食基因的演變

另一個有趣的發現是，比起多數靈長類，**人類的基因組裡含有更多複製的負責消化澱粉的基因 AMY1**[22]。這說明在進化中，人類對穀物和其他澱粉類食物越來越依賴，於是消化澱粉能力更強的基因組合被選擇並傳遞下來。

有趣的是，現代人 AMY1 基因的複製數顯示出多樣性。複製數越多，患代謝病的概率越低 [23]。可見，我們基因演變的方向是越來越能有效地消化利用澱粉，這種進化趨勢使我們更適應新石器時代依賴於農耕的飲食模式，而不是舊石器時代 [24]。

PURE 研究

2017 年有一個相關的研究，結論令人矚目，那就是「前瞻性城市鄉村研究」（Prospective Urban and Rural Epidemiology Study），簡稱「PURE 研究」[25]。

PURE 研究是一項大規模飲食與死亡率的研究，涉及 18 個國家，13 萬人，追蹤 7 年。作者發現，攝入最多碳水化合物的人群（-80% 熱量），比起最少的人群（-45% 熱量），死亡率提高 28%。他們還發現，攝入最多脂肪和飽和脂肪的人群，死亡率較低。於是這些研究者得出和《無麩質飲食，讓你不生病！》一書類似的結論，碳水化合物不好，要多吃高脂肪的食物。

這篇報告的最大問題是，沒有意識到，文章中涉及的人群很多來自經濟發展高度落後的國家，高碳水化合物、低脂肪的飲食結構，反映的是他們貧困的生活狀況。而貧困對應的是更差的健康保障。生存環境、新生兒死亡、傳染病等都是拉低預期壽命的重要因素。

一項涉及 20 萬人的印度研究發現，財產最少的人死亡率升高 300%[26]！在眾多因素中，如果研究者不能發現並考慮到因素之間的關聯性，其結論可能是誤導性的。古今中外的數據反覆證明，在飲食上，比起食肉[27][28]，植物性飲食的生活方式更健康更長壽。和之前討論過的高蛋白飲食一樣，舊石器飲食、阿特金斯飲食、生酮飲食等都是同一類的飲食結構。這些不健康的飲食方式之所以很容易被人接受，是因為我們不願意走出自己愛吃肉的習慣。我們來到這個世界，除了吃喝拉撒，總得做點什麼。如果總被習慣奴役，總被病苦糾纏，如何活出人的尊嚴？

白血球少？恭喜你！

曾經一位蔬食者告訴我，她的白血球很低（2800 個／微升），醫生說她抵抗力差，建議她吃肉。很多蔬食者有這種困惑。他們自述身體很健康，不怎麼得病，可就是白血球低。是不是營養不良，或者免疫力低下？

影響白血球計數的因素

白血球是我們身體的軍隊，具有保護和抵禦內外危險因素的作用，其正常範圍被定在 4000 至 10000 個／微升。白血球的平均壽命只有 5 天，它們主要在組織裡，不在血液中，其使命完成後就在組織裡死亡了。還有一部分白血球平時貼在血管壁上，可以隨時進入組織，以履行它們神聖的使命。

影響白血球計數的原因主要分四個方面：

- **白血球的生成**：當生長激素不足、維生素 B_{12} 缺乏、再生障礙性貧血和接受化療時，白血球計數下降；相反，血癌會增加白血球計數。
- **白血球的破壞**：自體免疫、HIV、藥物、皮質激素和輻射都會降低白血球計數。
- **白血球的功能**：當身體受到外來物質的入侵，或者發生過敏時，白血球就會增加，以對抗入侵者。炎症反應和某些癌症也會調動白血球，增加白血球計數。

- **假象：**類固醇激素（皮質激素）除了破壞白血球，也有抑制白血球的作用。這表現為減少白血球的「沾黏分子」，把貼壁白血球和組織裡的白血球釋放進血液，同時延長了它們的存活時間。這時血液白血球表現為升高。這是一種假像，實際上體內的白血球總數並沒有增多，甚至減少了。使用皮質激素的總效應是提高血液白血球計數 2000 至 5000 個／微升。

純素食者白血球低的現象已經被多項研究發現[1]。羅馬林達大學的研究發現，**蔬食者的平均白血球計數為 5000 個／微升，非蔬食者為 5800 個／微升[2]。**而波蘭一項研究則發現，在蔬食者中經常出現顯著偏低的白血球計數[3]。

蔬食人群中白血球計數低於 3000 是很常見的，甚至在 2100 左右，但是他們很少生病。雖然蔬食者的白血球少，但是研究發現它們的「戰鬥力」更強。白血球的殺傷能力，就好比士兵的作戰能力。一項德國研究發現，**純素食者白血球殺傷能力比非蔬食者提高一倍[4]。**因為每個白血球都是特種兵，雖然計數少一些，但它們保護我們的能力反而更強。

也許這就是純素食者患癌症概率較低的原因之一。

蔬食者白血球計數為何偏低？

可能有多種原因在共同起作用。首先攝入動物性食物會誘發腸漏和腸內毒素入血，引起系統性慢性炎症，從而不斷刺激免疫系統，使它處於戰鬥的狀態，所以誘導更多的白血球生成。其次，有一種動物細胞特有的抗原 Neu-5GC[5]，在進化過程中，人體細胞失去了合成這種抗原的能力。研究發現，在攝入動物製品後，我們的血管壁細胞就開始表達 Neu-5GC。

因為 Neu-5GC 是外源抗原，它會誘發長期低度的免疫性炎症反應，從而升高了非素食者的白血球計數。有趣的是，肉食者的癌細胞也會表達 Neu-5GC，由此引起的炎症反應可能會誘導血管在癌組織裡面生長，增加惡化的概率。這也是罹癌後為什麼要吃蔬食的原因之一。

另外一個可能性與皮質激素有關係。一方面，動物性食物在生產過程中添加的激素會留在肉裡，最終進入食肉者的血液；另一方面，攝入動物性食物後，人體自身也會應激性地產生更多的皮質激素。在這些激素的作用下，白血球被釋放出來，從而提高了白血球計數。但是皮質激素是抑制免疫功能的，所以雖然白血球數目看上去較多，我們的抵抗力反而降低。

此外，比起植物蛋白，動物蛋白更加促進生長激素 IGF-1 的水準，從而刺激骨髓產生更多的白細胞。總之，多種因素的共同作用，導致蔬食者的白血球偏低。但是偏低並不表示不健康；正常也不表示健康。

哪些情況下，白血球減少是不健康的？

那麼白血球計數多低才需要擔心？**如果蔬食者的白血球低於 2000 個／微升就要注意了。**如果伴有身體的不適和虛弱，則更應該認真對待。一些疾病會導致白血球計數下降，比如 HIV、自體免疫性血液病、再生障礙性貧血等。一些環境因素也會減少白血球，比如我們的周圍有未知的輻射源，或一些藥物（如化療藥物）或食物中的毒素，會殺傷我們的造血能力。

另外飲食缺乏維生素 B_{12}／葉酸，或者蛋白質攝入嚴重不足，也會使白血球計數降低。缺乏鋅 [6] 和硒元素 [7]、維生素 A 或維生素 C 等營養因素也可能影響白細胞的成熟。

如果「正常」被理解為在一般人群中的常態，那麼當這個常態不符合自然規律時，「正常」就變成了「不正常」，「不正常」反而可能是「正常」的。白細胞少的健康蔬食者，恭喜您進入了真正的正常狀態。

魚、魚油？亞麻籽、亞麻籽油？賈伯斯留下的營養學困惑

2011 年 10 月，56 歲的蘋果品牌創始人，史蒂夫 · 賈伯斯因胰腺癌去世。不只一個人問過我，賈伯斯是蔬食者，為什麼會死於胰腺癌？首先，一個蔬食者可以死於任何疾病；任何一個人都可以死於胰腺癌。對於 n=1 的個案，最好不要搬出科學來解釋。我們可以明確說的是，當一個人的飲食更趨近於最科學的飲食，他患各種疾病的概率會降得較低。其次，賈伯斯並不是蔬食者，他最愛吃的食物包括壽司、冰淇淋等非純素的食物。在英文詞彙裡，賈伯斯的飲食方式被稱為 Pescetarianism（魚素者）——這個翻譯好彆扭。

2016 年以前，這種「魚素」在西方很流行。一些營養學者認為，這種飲食避免了最不健康的肉類，還富含健康的 Omega-3 脂肪酸。

Omega-3 & Omega-6

Omega-3 是一類含有不飽和雙鍵的脂肪酸，因其第一個雙鍵位於碳鏈的第三個碳原子的位置而得名 [1]。

有兩種脂肪酸是人體無法自身合成的，即 Omega-3 和 Omega-6，所以它們又稱為「必需脂肪酸」。（更嚴格地講，只有 18 碳的 ALA 和 LA 是必需的。）

Omega-3 根據其碳鏈的長短又包括 18 碳三烯酸 ALA（亞麻酸）、20 碳五烯酸 EPA 和 22 碳六烯酸 DHA 等等。

Omega-6 根據其碳鏈的長短又包括 18 碳二烯酸 LA（亞油酸）、20 碳四烯酸 AA（花生四烯酸）和 22 碳四烯酸 AdA 等。有一些證據顯示，人類是從 1：1 的 Omega-3：Omega-6 攝入比例進化過來的。在典型的西方式飲食中，這兩類脂肪酸的攝入比達到了 1：17[2]。

因為 Omega-3 和 Omega-6 的代謝使用同一個生化途徑，科學家認為這麼偏的攝入比是造成很多文明病的重要原因，包括心血管疾病、癌症、炎症、自體免疫性疾病等[3]。

吃魚或魚油補充 Omega-3？

於是，各式各樣的 Omega-3 營養補充品出現了，而魚油製品是這些補充品的主要形式。

雖然綜合資料支援 Omega-3 可以減輕血液的炎症指標[4]，可是涉及多項相關實驗的綜合研究並沒有發現 Omega-3 補充品對預防心血管疾病有任何幫助[5]。同樣，多項對於 Omega-3 攝入與癌症之間關係的研究得不出統一支持 Omega-3 補充品的結論[6][7]。

DHA 是人類大腦中含量最豐富的 Omega-3 脂肪酸，所以才有吃魚使人變聰明之說。較多的觀察研究發現 DHA 和 EPA 的攝入對認知有益，但是歐洲更嚴格的大規模介入研究，並沒有發現攝入這些脂肪酸對認知有幫助[8]。

需要提醒的是，魚類所富集的重金屬汞等，對認知的傷害要遠大於其所含的 DHA 對認知的利益。到目前為止，Omega-3 補充品、魚油和健康之間的關係仍在研究之中。

植物源的 Omega-3

多項研究發現，比起雜食人群，純素食者更容易缺乏 Omega-3 脂肪酸 [9]。這可能是在一些研究中，純素食者的全因死亡率高於吃魚者的原因之一 [10]。（沒有補充維生素 B_{12} 是另一個重要原因。請參考第八章第二篇〈人體必需的營養元素——維生素 B_{12} 解惑 Q&A〉）但是我們不需要透過吃魚或魚油攝入 Omega-3。實際上動物體內的 Omega-3 也是從植物攝入的。

Omega-3 **脂肪酸含量高的植物性食物包括：亞麻籽、紫蘇籽、奇異果籽、奇亞籽、無花果籽等；深綠色蔬菜也含有少量** Omega-3**。**亞麻籽是物美價廉的植物性 Omega-3 來源。除了 ALA，亞麻籽含有豐富的膳食纖維和木質素，這些都是抗癌、抗衰老的天然成分。

食用亞麻籽的最好方法是把生亞麻籽放在攪拌機裡和蔬菜水果一起打成糊狀蔬果汁。較方便保存和攜帶的方法是把生亞麻籽打成粉，撒在飯菜和粥湯裡食用。如果吃亞麻籽油，最好是現榨的，因為這種形式的亞麻酸更容易被氧化，但亞麻籽油丟棄了膳食纖維和木質素等有益的營養成分。

值得注意的是，植物源 Omega-3 多以亞麻酸 ALA 的形式存在。18 碳的 ALA 在人體內需要經過幾步的轉化才能變成人體更需要的 22 碳的 DHA。這個轉化的效率較低，而且受到食物中 Omega-6 脂肪酸的競爭 [11]。（所以更要少吃油！少吃油！少吃油！）

鑑於 Omega-3 的重要性和現代研究結論的不確定性，**建議蔬食者每天至少吃一湯勺亞麻籽，但是不要超過** 6 **湯勺。**

有特殊生理需要的人群，如孕婦／幼兒，可以補充海藻來源的 DHA（200 毫克 /70 毫克）。即使研究證實了 Omega-3 對健康的益處，也不表示含有 Omega-3 的食物（如魚和魚油）都有益處。因為我們的食物畢竟不是單一的 Omega-3 脂肪酸。魚和魚油都是混合物。除了 DHA 以外，吃魚者同時攝入了其他動物脂肪、動物蛋白，以及汙染和富集的各種環境毒素。

一項收納了 50 萬人的超大型研究（NIH-AARP）發現，**動物性食物中的飽和脂肪，不論來自紅肉、乳製品還是魚，顯著提高胰腺癌的風險。**而植物源的飽和脂肪與胰腺癌的風險無關 [12]。關於動物蛋白與癌症之間的關係，請參考本書第四章〈遠離癌症〉部分。

食物飽和脂肪含量與胰腺癌風險關係圖

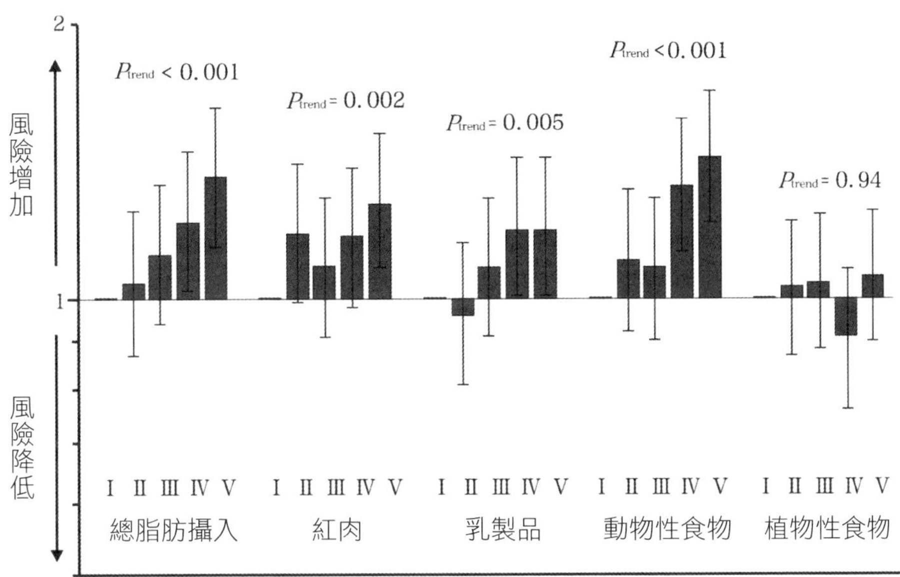

I：攝入最低的 1/5V：攝入最高的 1/5
資料來源：J Natl Cancer Inst 2009;101:1001-1011

蜂蜜到底能不能吃？

我經常被問到「蜂蜜能不能吃？」及類似的問題。這時我會感到很無奈，因為我從不替別人作決定，這是對他人權利最起碼的尊重。我也無法幫你做決定，因為我不了解你的價值觀。你需要根據自己的價值觀判斷一樣食物能不能吃，然後決定吃不吃。我能夠做的，僅僅是提供一些健康飲食的資訊，希望這些資訊對你的飲食選擇有幫助，僅此而已。

蜂蜜到底算不算素食？

「蜂蜜到底算不算素食？」這個問題我可以回答，但是沒想像的那麼簡單。這要看你認為自己是哪一類素食者。每個人吃素的原因五花八門，每一類素食者面對同一個問題，比如「蜂蜜是不是素食」，心裡會有不同的反應。

如果你是健康素食者，你在意的是，吃了蜂蜜對我的健康加分還是減分？如果你是環保素食者，你可能在想，蜂蜜的環境代價有多大？如果你是道德素食者，你關心的是，獲取蜂蜜的行為，有沒有侵害到蜜蜂的權益？如果你是宗教素食者，你可能會問，在經典中有沒有關於蜂蜜的論述？如果你是靈修素食者，你可能會擔心，吃了蜂蜜會不會干擾我的磁場？如果你是個跟風的素食者，你的思路是，我吃了蜂蜜，別人還會覺得我是個素食者嗎？

如果你是個不得已的素食者，你大概就不會煩惱了。可見，從不同的角度出發可能會出現不同的判斷。

健康素食者

健康素食者考慮的是食物對維持生命的作用。他們對食物的培育、生產和製作方式很關心：食物是不是有機種植出來的？有沒有汙染物？食物裡面是否有添加物？油、鹽、糖是不是很多？是否烹飪過？是否過度加工過？加工過程中損失了什麼營養素，食物的特性有什麼改變？我們的生理結構適合吃這種食物嗎？吃了後會不會影響我的身材、膚色、體味？健康素食者面對肉類會聯想到動物的屍體，感到噁心。另一些人會感到停肉如同戒菸，明知不好，但是不容易戒除。

從健康的角度，蜂蜜的成分是果糖，還有少量的微量營養素，以及可能存在的汙染物，如農殘、環境毒素。蜂蜜幾乎不含動物蛋白和動物脂肪。

環保素食者

環保素食者關心的是食物選擇對自然環境和地球生態圈的影響：食物生產、加工、運輸和保存過程中是否消耗大量能源，排放大量溫室氣體？食物的生產過程會不會對土壤、水源、空氣造成長遠或近期的汙染或負擔？食物在生產和消費過程中是否產生一次性的廢棄物或其他浪費？食物的生產是否對其他物種的生存以及整體生態環境造成破壞？

從環保的角度，蜂蜜不是塑膠袋，也應該不會產生更多的溫室氣體。就是人工養殖有可能會影響物種的多樣性。如果蜜蜂減少了，蜂蜜貴了，可能意味著生態環境的惡化。

道德素食者

道德素食者的出發點是動物權益和社會公正。他們關心的是：我們的愛心和良心是否允許我們把動物當作食物？我們有沒有平等地對待其他眾生？（比如人和動物的平等，寵物和牲畜的平等。）我們有沒有剝奪動物的生命和選擇的權利？我們有沒有充分尊重一個生命？享用這份食物會不會導致其他人或動物的痛苦，甚至侵害到動物的生存權利？

這類素食者不僅僅不吃動物製品，也不參與任何造成直接或間接傷害的行為，如不穿皮草、不去動物園、不用進行過動物實驗的化妝品。

他們發出的信號是：「動物是我們的朋友，別吃朋友。」所以從道德素食的角度，蜂蜜不是素食，因為蜂蜜是蜜蜂的食物。如果我們把蜂蜜拿走了，蜜蜂需要不斷地飛出去採蜜，很多蜜蜂會被累死的。

宗教素食者

宗教素食者的出發點也包括慈悲，還有因果報應、還願回向和降低欲望的因素。宗教增加了戒律的監督。所以關於一種食物能不能吃，宗教素食者傾向於從經典裡找答案。佛教、道教、基督教、伊斯蘭教、印度教、猶太教……，絕大多數宗教都把不傷害或不殺生放在戒律的首位。

所以各種宗教都有素食的一面，但是對經典的理解不同造成了現實生活中踐行的不同。比如雖然很多基督教信眾吃肉，但是美國的復臨安息會和衣索比亞的東正教都是提倡素食的基督教分支。

有時候素食不局限於避免動物性食物。比如佛教不把五辛歸入素食；印度的耆那教除了不吃五辛，根類食物也在禁食之列。因為不同宗教之間的差異，對蜂蜜的態度也不一樣。根據耆那教的規矩，蜂蜜不是素食。其他宗教好像沒有禁止。

不過如果慈悲是所有宗教的共同理想，我個人認為真正的宗教人應該不吃蜂蜜。

靈修素食者

靈修素食跟前面提到的幾種素食都有相通之處。真正的靈修者追求萬物一體的體驗。他們認為，不論是健康、環保、道德還是宗教都是從不同的方面闡述同一件事。所以對健康好的，對環境、良心或戒律應該同樣好。

因為他們更追求超意識的感知，所以對食物的特性很講究。在吃的問題上，他們強調對自然的敬畏、謙卑、感恩，以及食物的品質對「磁場」和「修行等級」的影響。比如，很多靈修者選擇生食、果食甚至斷食辟穀的飲食方式。因為他們發現，這些方式能夠使他們更容易和萬物連接。再比如，瑜伽修行者強調吃「悦性」食物，避免「變性」和「惰性」食物。

很多瑜伽修行者認為蜂蜜屬於惰性食物。

跟風素食者

有些人説素食者是跟風，是行為藝術，其實只有很少部分素食者這樣。這類人吃素的目的是要打造一種與眾不同的感覺，展示一種獨特的氣質，其實內在不一定真的認識到素食的價值。有時他們會模仿某些明星。因為某某明星吃素，他們也吃素。

有一句英文諺語：“Fake it until you make it.”「先假裝，直到你變成了真的。」所以跟風素食者也構成重要的素食群體。他們屬於「在路上」的人，時間到了，他們會找到自己的定位。因為暫時沒有關於素食的價值取向，他們吃不吃蜂蜜往往取決於他們所跟隨偶像的選擇。

不得已素食者

顧名思義，不得已素食者是不得已才為之的，所以他們吃不吃蜂蜜也只受限於供給。比如某些饑荒戰亂地區吃不到動物製品，能吃飽肚子就不錯了。但是往往這種被動的素食會使他們養成長期的習慣，甚至成為終生的素食者。

你可能好奇，我吃不吃蜂蜜？我是個純素食者，不吃任何動物性食物，不吃蜂蜜。不穿皮草或使用任何動物製品，不支持動物表演。這是我的紅線。外出不得已會吃到精緻米麵和植物油等食物。我知道這不健康，但是有時無法避免。有沒有人要跟我一樣？不管出於哪種原因，蔬食已經成為當今世界的大趨勢。很多人預言蔬食可能成為今後的主流飲食方式。

但是各種素食選擇之間的差異給食物供應商造成了很大的挑戰。到目前為止，飛機上的餐食選擇還是：「雞肉，還是牛肉」？這其中一個原因是各種素食之間不能統一。

其實這也不難。如果我們堅持減法原則，減掉所有可能造成選擇矛盾的食物，那麼剩下的將是一款統一餐食，不但所有素食者都可以享用，純素食者也可以接受。這對飛機、火車上的餐飲服務都將是一個革命。希望有一天乘務員的午餐問候語改為：「蔬食，還是非蔬食？」

補了這麼多年鈣，為什麼還缺鈣？

▼

不論男女，25 歲時骨密度達到顛峰值，40 歲骨質開始加速流失[1]。為了避免骨質疏鬆，人類發明了一個詞，叫補鈣，它泛指一切意在幫助骨骼的行為。

不過關於補鈣有太多不同，甚至相互矛盾的說法。比如針對牛奶就有三種說法：

- 牛奶可以補鈣；
- 牛奶不能補鈣；
- 牛奶瀉鈣。

這讓民眾怎麼判斷？現在，我們透過查閱科學文獻，了解一下當今營養學對牛奶、補充品、生活方式等因素對骨骼健康影響的最新評估。

牛奶

因為鈣含量高，牛奶一直被認為是補鈣佳品，可是臨床數據並不能支援這種說法。比如，哈佛大學在 18 年裡收納 7 萬人，發現成人喝奶不能降低骨折率[2]。哈佛的另一項研究歷時 22 年，涉及 13 萬人，發現男孩每天每多喝一杯奶，顯著提高 50 歲以後的骨折風險 9%[3]。

近年來對多項大規模臨床研究的綜合分析也發現，喝牛奶對於骨骼幾乎沒有保護作用[4][5][6][7]。為什麼牛奶不能補鈣，牛奶不是含有很多鈣嗎？

關於這個問題，科學家尚無確切的答案。一種說法是牛奶所含的動物蛋白在體內造成酸性代謝環境，幫助鈣的流失[8][9]，所以補進來的鈣基本都流失掉了。值得注意的是，**雖然牛奶對骨骼的影響不顯著，但是牛奶可以提高某些癌症[7][10][11][12][13]、帕金森氏症[14]、一型糖尿病[15]、兒童過敏症[16]等疾病的風險。**因此根據現有的資料，喝牛奶得不償失，不如不喝。

鈣補充品

牛奶不能補鈣，那麼市面上的各種鈣片，如碳酸鈣、檸檬酸鈣、葡萄糖酸鈣等等，能不能補鈣？

對於青春期女孩，研究發現服用鈣補充品對骨骼的發育沒有長期幫助[17]。關於成人使用鈣補充品，一項綜合分析收納 46 項研究，發現補充品的攝入與骨折率無關[18]。另一項 2015 年的綜合研究，發現對於年長女性，每天鈣攝入在 400 至 1500 毫克之間不會影響 5 年內的骨質流失[19]。**服用補充品反而提高消化道問題住院率 100%，而腎結石和心肌梗塞風險分別提高 17% 和 20 至 40%。**所以，鈣補充品無益，反而有害。

維生素 D

保持健康的維生素 D 水準對於鈣的代謝至關重要。自然情況下，維生素 D 是皮膚在陽光紫外線照射下產生的。由於很多現代人整天在室內工作學習，維生素 D 缺乏越來越普遍。

研究顯示，當血清維生素 D 水準低於 20 納莫耳／升，骨折率顯著升高[20]。較高緯度的地區，日照減少，更是維生素 D 缺乏的重災區。

澳洲內分泌協會認為，**在儘量暴露更多皮膚的情況下，夏天上下午 6 至 7 分鐘，或者冬天 7 至 40 分鐘（具體時長取決於緯度）的日曬，足以維持健康的維生素 D 水準[21]。**

維生素 D 缺乏也可透過口服 5000 國際單位／天的維生素 D_3 在半年內有效逆轉[22]。但是多項綜合分析的結果顯示，維生素 D 補充品對骨折率的影響並不確定[23]。

綜合現有資料，為了保持 50 納莫耳／升的血清正常標準，強烈建議透過每天日曬獲取天然維生素 D。若實在做不到，可以透過口服補充品達到標準；但是補充品不是最佳方案。

蔬、果、豆類

深綠色蔬菜和豆類有很高的鈣含量和鈣吸收率[24]。綜合研究發現，**蔬菜可以降低骨折風險 25%[25]。**羅馬林達大學的研究收納 3 萬人，發現每天攝入豆類比每週攝入不到一次豆類的受試者髖關節骨折的風險降低 64%[26]。新加坡華人研究發現，蔬果豆類的飲食模式降低骨折風險 34%[27]。

生活方式

骨骼是一個動態平衡。一方面，成骨細胞不斷產生新的骨質；另一方面，破骨細胞持續吸收骨骼。這個過程叫骨骼的重塑。研究發現，酒精對成骨細胞有殺傷作用；而吸菸產生的自由基會幫助破骨細胞破壞骨骼。一項綜合分析發現，**缺乏運動、吸菸、飲酒對骨骼都有明確的負面影響[28]。**

其他因素

- **咖啡／茶：**多項近年的綜合研究發現，總體上咖啡與骨折關係不大[29]，但是女士喝咖啡可能會稍稍增加骨折風險[30][31]。相反，一項綜合研究發現，每天 1 至 4 杯茶可以降低骨折風險 28%[32]。
- **鹽：**人們一直認為，多鹽飲食促進鈣的排出。但是一項涉及 7 萬名女士，追蹤 11 年的研究發現，鹽的攝入與骨密度和骨折風險無關[33]。
- **碳酸飲料：**這類研究不多，但是現有的資料傾向於含糖碳酸飲料不利於青少年骨骼發育[34]。
- **雌激素：**包括 28 項研究的綜合分析發現，荷爾蒙替代療法降低骨折率，但是增加血栓發生概率[35]。

到底怎麼補鈣？

以下是綜合現有文獻，截至 2018 年 1 月的建議：

- **蔬果豆全穀的飲食結構；**
- **曬太陽／維生素 D；**
- **運動；**
- **戒菸酒；**
- **喝茶；**
- **不推薦乳製品、鈣補充品、碳酸飲料、雌激素療法。**

科學證明，人體的鈣代謝是一個高度自我調控的過程。即使生了多個孩子的母親，骨折率和其他女士並沒有顯著區別[36][37]。**當身體需要時，鈣吸收和排出會作相應的調整。**

女人比男人長壽可能是這個原因

▼

女人比男人更長壽，這是個不爭的事實。關於其原因有各種各樣的解釋，有人認為這和女人的月經是個排毒機制有關。美國科學家對 30 年內 36 種癌症的發病和死亡率做了詳細的統計，發現男士比女士更容易死於癌症 [1]。根據最新的研究，這可能真的跟男人沒有月經有關。

鐵的生理作用與調控

月經是失血和鐵流失的過程。為了更好地理解這些科學數據，我們從鐵的生理功能說起。

鐵在人體內的主要功能是支援有氧呼吸、細胞能量代謝，以及免疫功能。成人體內一共有 4 至 5 克鐵，其中約 2.5 克以血紅素的形式存在，幫助血液運輸氧氣；約 0.3 克在肌紅蛋白裡，幫助肌肉組織臨時儲氧；約 0.6 克在巨噬細胞中，是紅血球破壞後回收的產物，並且幫助完成其免疫功能；0.1 克分佈在全身細胞的線粒體裡面，用於細胞的能量產生 [2]。

負責細胞之間鐵元素運輸的是轉鐵蛋白（Transferrin）。在任何時刻，全身的轉鐵蛋白一共只結合大約 3 至 4 毫克的鐵，但是這些存在於血液中的蛋白質每天要搬運多達 80 毫克的鐵——「翻桌率」很高 [3]！剩下的鐵儲存在鐵蛋白（Ferritin）中，而後者主要存在於肝臟、骨髓和脾臟。鐵蛋白的含鐵量被稱為一個人的鐵儲備。

人體的鐵量是被嚴格調控的。當鐵儲備升高時，肝臟細胞釋放一種叫鐵調素（Hepcidin）的激素，作用在小腸細胞上，降低其鐵的吸收率。反之，當身體需要更多鐵的時候（比如懷孕期間），肝臟會降低鐵調素的分泌，腸細胞的鐵吸收增加[4] [5]。

鐵過量與疾病

鐵代謝被嚴格調控，是因為鐵是一把雙刃劍：鐵過低無法充分支持生理功能；鐵過量會導致大量氧化自由基的產生，引起多種疾病[6]。自由基破壞 DNA 可能誘發細胞癌變。研究發現，血清鐵蛋白濃度越高，DNA 的氧化損傷越嚴重[1]。

紅肉含鐵量高，與乳腺癌之間也有很明確的關係[7] [8]。一項法國研究針對 4600 多位女士平均追蹤 13 年，發現，膳食鐵攝入較高的 1/3 女士比較低的 1/3，乳腺癌風險提高 1.8 倍[9]。有趣的是，如果定期攝入抗氧化物補充品，這種風險消失。這說明，**鐵過量的氧化作用是造成癌症的關鍵原因。**

另一項涉及 6 千多人的研究顯示，總癌症死亡率與血清鐵和鐵蛋白飽和度均呈劑量效應關係。鐵越多，癌症死亡率越高[10]。受這個現象的啟發，科學家把受試者分成兩組，其中一組定期放血，另一組不放血作為對照，然後觀察他們的癌症發病率。4 年半以後，放血組的內臟癌症發病率下降了 35%，死亡率下降了 61%[11]！

鐵過量產生的氧化自由基也是誘發動脈硬化的重要因素。血清鐵蛋白提高會顯著增加冠心病的風險。當血清鐵蛋白高於 200 納克／毫升時，風險提高 3.5 倍[12]。血清鐵蛋白與空腹血糖、三酸甘油酯和膽固醇正相關，與高密度脂蛋白負相關。因此，鐵儲備過高是代謝症候群的主要原因之一[13]。

綜合研究發現，**鐵蛋白高的人患二型糖尿病的風險提高** 70%；**攝入血**

紅素鐵可提高二型糖尿病風險 33%。每天每多攝入 1 毫克血紅素鐵，二型糖尿病風險提高 16%[14]。

動、植物鐵的區別

人體鐵的飲食來源可以分為動物性的血紅素鐵和植物性的非血紅素鐵，二者的吸收和調節遵循不同的規律。**動物鐵的吸收率比植物鐵高很多，但是植物鐵的吸收率更容易調控**[15]。當身體鐵儲備高的時候，植物鐵的吸收率接近於 0；當鐵儲備低到一定程度（20 納克／毫升以下），植物鐵的吸收率才開始大幅上升。看來所謂植物鐵的吸收率低是我們身體主動調控的結果。

植物鐵又一次背了黑鍋！而動物鐵即使在鐵儲備很高的時候仍然保持較高的吸收率，因此更容易造成鐵過量。實際上肉食者很難達到有效的鐵調控。研究發現，**純素食男士的鐵攝入高於非蔬食者 70%，他們的鐵蛋白反而低於非蔬食者 50%**，兩個人群的血紅素則沒有差異[16]。

這說明我們的身體是很聰明的。當它的鐵需求已經被滿足的時候，**過多攝入的植物鐵被攔在消化道內，沒有被吸收。而動物鐵吸收得太好，攔也攔不住，造成鐵儲備過高。**

什麼是健康的鐵儲備？

純素食者的鐵儲備低於非蔬食者，但是較低的鐵吸收率並沒有表現出任何有害的結果。那麼健康的鐵儲備應該是什麼標準呢？

世界衛生組織認為，**男女鐵蛋白的正常範圍分別是 12 至 200 納克／毫升與 12 至 150 納克／毫升**[17]。但是醫學應用中沒有統一的標準。比如美國著名醫院梅約診所（Mayo Clinic）認為男女的正常範圍應該在 20 至 500 納克／毫升與 20 至 200 納克／毫升 [18]。這些標準的最大問題是只強調鐵缺乏的情況，沒有充分考慮鐵過量的問題。我們需要一個更有資料支援的鐵蛋白上限。

前面提到的關於放血與癌症關係的研究可能給我們一些啟示 [11]。在該研究中，參與定期放血（減鐵）的受試者並不是每個人都嚴格遵守研究設計。有些人沒有按計畫每次放血，所以對於不同的遵循度，研究人員計算了癌症新發率。結果發現，只有遵循度達到 60% 以上的受試者，新發癌症風險才開始顯著降低。60% 的遵循度對應大約 55 納克／毫升的鐵蛋白。換句話說，不增加癌症概率的鐵蛋白上限應該比 55 納克／毫升還要低很多。

月經是女士每個月天然放血的生理過程。健康女士的鐵蛋白平均在 20 至 30 納克／毫升之間。[16] 由此可見，**最健康的鐵蛋白水準很可能在 12 至 55 納克／毫升區間內偏低的範圍，比如 12 至 40 納克／毫升。**由於男士沒有月經，沒有天然減鐵的途徑，所以鐵儲備比較高。如果吃肉的話，由於動物鐵的吸收難以調控，鐵儲備會更高。但這不是優勢！

與其吃了肉再放血來避免鐵過量，不如遵循更自然的植物性飲食。每每提到蔬食，人們就說容易貧血，似乎蔬食者是比女人更容易貧血的一族。（那蔬食的女人怎麼辦？）他們還拿出資料（化驗單）說：「你看，你鐵蛋白低……」。指標低並不一定不正常；而正常也並不一定健康。

聽到過很多蔬食者被醫生建議吃肉的經歷。吃什麼是個人的事，我們應該尊重每個人自己的選擇。在有必要增加鐵的攝入時，醫生和營養師應該在尊重個人選擇的前提下提供建議，比如如何吃蔬食，可以提高鐵的獲取與吸收。

所以，隨著蔬食者越來越多，是不是每個醫生和營養師也都應該加強蔬食相關的營養學？畢竟，每個合情合理合法的個人選擇都應該被尊重。

生機飲食能幫助我恢復健康嗎？

生機飲食近年來日漸盛行，不少實踐者表示它們從中獲得了很大的健康改善，但是也有反映生食帶來不適。關於生機飲食的研究實在太有限了。本篇試圖挖掘生機飲食的理由和證據，並溫馨提醒：**選擇生食要謹慎。**

什麼是生食？

生機飲食在純素食的基礎上，又加了生食和有機兩個條件，其本意是吃有生命力的食物，簡稱生食。典型生食者的食物內容包括：所有水果、蔬菜、芽苗、堅果、種子、穀類、海菜和其他未加工的有機／天然食物。因為不可以烹飪或加熱，浸泡和生芽是生食者特殊的食物製備方法。

關於生食者應該怎麼吃，沒有統一的意見，但是在生食金字塔裡，**新鮮蔬菜和水果要占 60% 以上，然後依次是芽苗類、脫水／發酵食物、堅果／種子、藻類／麥草／香料等 [1] [2]。**

一些生食者會選擇以某一類較單一的食物為主，比如瓜果、芽苗或蔬果汁。理論上比起蔬食，生食更不容易滿足人體的營養需求。但是對於完全生食的超級鐵人三項（3 倍鐵人三項，也就是：11.4 公里游泳，540 公里自行車，125 公里跑步）運動員的研究發現，即使是極限強度的運動，純素生食也可能滿足營養需求 [3]。

畢竟 60 萬年用火的歷史 [4] 在人類 450 萬年的長河中，僅僅是很短的時間。烹飪的歷史還要短得多[5]，人的生理結構和我們生食的靈長類近親幾乎沒有什麼差異。

生食者給食物的分類

生食的理由很多，有一些觀點，也有一些資料，我們先看看觀點。生食者把食物分為毀滅性、退化性、惰性、活性和再生性食物，它們對人體的作用依次變好。

毀滅性的食物破壞身體的器官和細胞，使身體失去自癒的能力。這些食物是有毒的，它們通常包含化學成分、防腐劑、合成成分、人工色素和人工調味劑。用鋁鍋烹飪過的食物和用激素飼養的動物製品也屬於這類。

退化性食物的破壞性是逐步顯現的。它們會使身體變弱，最終造成疾病。這類食物包括肉類、烹飪過度和包裝的食物、過期和腐爛的食物、罐裝食物、含無機物質的食物、加工食品、用油烹飪過的食物、冷凍時間太長的食物、均質化和工業化處理過的乳製品、含未知或未標示物質的食物、生氣時製備的食物。

惰性食物需要時間和能量消化，留給身體的營養非常少，這些食物可能稍微幫助維持生命。這一類食物包括烹飪過的水果、烹飪過的蔬菜、烹飪過的穀類、烹飪過的豆類、冷凍食物、高溫乾燥的食物。

活力食物含有很多關鍵的營養，可以使身體機能處於最佳狀態，這些食物建構和維持身體的正常機能。它們包括：生、活、有機的食物，全食物，高氨基酸食物，高活性酶的食物，低溫乾燥的食物。

最強大的食物是**再生食物**。這類食物可以幫助修復機體，促進長壽和療癒。這類食物包括：芽苗和葉綠素豐富的食物，培養的食物，草藥，新鮮、野生和手摘的食物，用愛製備的食物。

腸道的細菌

烹飪可以改變食物表面的菌群特性[6]。酵素圈的好友蘭貞幫我做過一個實驗：把一棵白菜分成兩半，一半燙熟，一半洗淨，然後分別用同樣的方法製作環保酵素。

結果生的那一半做成了酵素，燙熟的那一半壞掉了。你可能會說，當然是這樣了！熟的白菜沒有生命力了，酶死了，細菌死了！這項實驗說明蔬菜材料上的細菌對於酵素的形成是必要的。來自紅糖、水或環境裡的其他細菌不能提供製備環保酵素所需要的有益菌，同樣的情況也可能發生在我們的腸道裡。研究發現，**相當一部分生鮮蔬果所含的細菌可以在通過胃液和腸液之後保存活性[7]，生食蔬果可以顯著改變糞便的菌群結構[8][9]。**

水知道答案

水分子不單單是 H2O。水分子之間可以透過氫鍵構造出一種超分子結構，這種結構可以由成百上千個分子構成[10]。

水的超分子結構圖

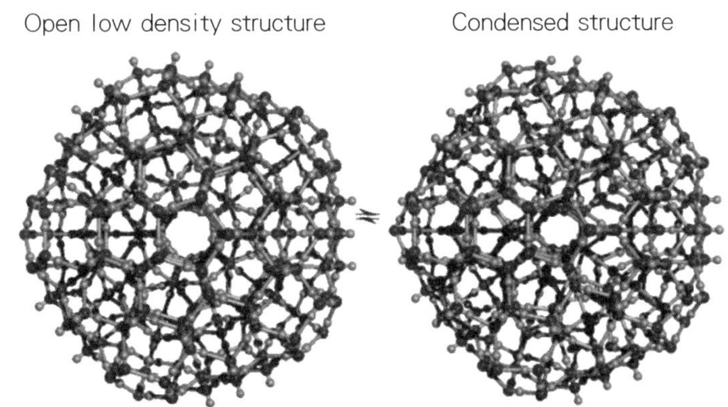

資料來源：http://www1.lsbu.ac.uk/water/icosahedral_water_clusters.html

理論上相對穩定的勢能狀態可以發生於很多種（或者無數種）有序的水分子構象，環境的擾動可能導致這種超分子結構的構象變化。因此水可以儲存資訊，好的或者不好的，就像江本勝博士在《水知道答案》書裡描述的那樣。而加熱或烹飪會破壞食物中水的超分子結構，丟失這些資訊。如果生鮮蔬果中含有「好的」資訊，烹飪的過程可能使之丟失殆盡。

生食營養研究

研究發現，蒸煮可以顯著降低某些營養素在食物中的含量，也可能增加另一些營養素的生物利用率[11]。

烹飪還可以部分滅活（**編註 1**）農藥等有害物質[12][13]。烹飪後損失最多的是食物自由基的中和能力[14]，而發芽有時會提高某些抗氧化劑的水準。**長期生食者攝入的抗氧化物水準比普通人高 1 至 2 倍[15]。**豆芽提取物可以提高細胞的生存力，而生豆和熟豆沒有效果。生豆、熟豆、芽豆在神經保護和抗癌能力上各有千秋，取決於實驗系統[16]。美國希波克拉底生食研究所（Hippocrates Health Institute）對於生食 12 周志願者的調查顯示，**生食可以顯著提高生活品質，尤其是心理健康和總健康狀態。情緒和免疫狀態也獲得明顯改善[17]。**

編註 1：滅活是指用物理或化學手段殺死病毒、細菌等，使其失去感染、致病和繁殖能力，但是不損害它們體內有用抗原的方法。

生食歷史

生食不是現代人的發明。1947 年出土的《死海古卷》裡面記錄了西元前一個叫艾賽尼人（Essenes）的猶太宗派。這個宗派的飲食傳統以生的蔬食為核心 [18] [19]。其中一卷記錄被認為是耶穌基督和他的門徒之間的對話 [20]。有一段是這樣寫的：「不可以殺人、動物或進入你嘴巴的食物。因為如果你吃了活的食物，你會獲得活力；如果你殺死你的食物，死的食物也會殺死你。因為生命只能從生命而來，從死亡只能得到死亡……因此，不要吃被火燒、冰凍毀滅的食物。」

有人推測，希臘哲學家畢達哥拉斯曾經到過艾賽尼人聚居的地區，並帶回了蔬食和生食的理念 [21] [22]。這些理念影響了蘇格拉底和柏拉圖，並被現代醫學之父希波克拉底所繼承。現在美國的希波克拉底生食研究所就是基於這種理念建立起來的 [23]。當代生食療癒家愛德蒙 · 賽克利（Dr. Edmond Bordeaux Szekely）在讀研究所的時候，發現並翻譯了《艾賽尼和平福音（The Essene Gospel of Peace）》。（**編註** 2）

根據其中的生食原則，賽克利醫生在大溪地（Tahiti）的一個部落治好了很多痲瘋病人，之後到墨西哥開了一個健康診所。在 33 年裡，他用這種方法治療了 12 萬多病人，其中 90% 完全康復，包括很多被認為患有不治之症的病人 [24]。

瑞士蘇黎世的畢爾克（Max Bircher-Benner）醫生透過自身試驗，自我療癒了黃疸和無法進食的症狀，進而發現了生食的力量。後來他有個病人不能消化任何食物，包括煮熟的食物，直至健康慢慢衰退。畢爾克醫生發現生活於西元前 500 年的畢達哥拉斯曾經用生食治癒有消化不良的病人，

編註 2：中文只有簡體中文版，由明師出版社於 1997 年出版。

於是他對這位病人使用了畢達哥拉斯的方法，病人隨後痊癒。於是畢爾克醫師開始研究生食的特點。他發現不管疾病多嚴重，生食治療都是一種非常有效的療癒方法。他於 1897 年成立的畢爾克診所是世界最受尊敬的療癒中心之一[25]。

其他著名的當代生食者包括：創建巴德維飲食療法的德國化學家喬安娜·巴德維（Johanna Budwig）；創建生命之樹禪修中心的蓋布瑞爾 · 庫森醫師（Dr. Gabriel Cousens）；創建葛森療法和生命綠洲療癒中心的馬克斯·葛森（Max Gerson）等。

生食注意事項

生的豆類和穀類含有胰蛋白酶抑制因子、凝集素和植酸等「抗營養素」，以及單寧酸、皂角苷等刺激消化道黏膜的物質，所以**穀豆類不宜生食**。發芽的過程可能去除其中的一部分，但不是全部[26]。所以要控制進食芽類食物的量。

以蔬菜和水果為主的生食，有低熱量、低蛋白、電解質平衡等特點。一個柳丁大約含 62 千卡熱量。如果完全以柳丁為食，我們一天需要吃 35 個柳橙以獲得 2000 千卡。一個大蘋果（500 公克）含有 0.6 克蛋白質。如果完全以蘋果為食，我們一天要吃 80 個蘋果才能達到 50 克的飲食標準。

蔬菜的熱量更低。因此**生食要配合一些香蕉、酪梨、堅果和種子以保證熱量和蛋白質的供應。**我本人進行過一年半的 70 至 80% 生食。我當時的食譜主要是加了亞麻籽的蔬果昔和水果乾。我發現，生食幾乎不需要吃鹽，也很少感覺渴。這可能因為生食的電解質是天然平衡的。一些人擔心未烹飪的食物中可能存在寄生蟲卵。這種擔心有道理，但無需過度，因為能在人體內繁殖的寄生蟲只能來自動物。

由於物種的區別，寄生在植物上的蟲在人體內不可能生長。但是如果蔬果在種植或製備的過程中汙染了動物的成分，寄生蟲的風險會增加很多。所以，要仔細了解蔬菜種植過程中是否使用過未滅活糞便，以及葷食餐廳是否有把素的涼菜和葷食分開準備。

和蔬食一樣，生食也需要注意維生素 B_{12}[27]、亞麻籽（Omega-3）和維生素 D（日曬）的補充。

我的建議，**生食不需要做到 100%，根據自己的感覺，循序漸進儘量增加生食比例，就好。**

社交軟體裡流傳的營養學，科學嗎？

資訊氾濫、真相假象東拼西湊的時代，做對判斷和選擇，變成了一個人的「核心競爭力」。本篇將舉例說明為什麼網路上某些營養科普文章可能會誤導您而不是幫助您。

是資料還是觀點？

如果一篇文章講的完全是觀點，沒有證據來支援，那麼我們將無從判斷其對錯。

比如，有人告訴我們，糖尿病患者不可以吃水果。如果陳述只到這裡，沒有資料支援，這只是一種說法，對我們了解事物的真相幫助不大，我只能選擇忽略它。這種說法不一定錯，但是只有被證實了以後才能成為有用的資訊。如果一篇科普論文或者書籍沒有證據，那我們就是在讀小說。

資料的來源

光有資料還不夠，資料要有來源。資料沒有來源幾乎和沒有資料一樣不可信。**在有信服力的科普文章裡，關鍵的資料一定會註明來源和所引用的參考文獻，否則我們無法判斷這一資料是不是想像出來的。**

一般情況下，資料來源放在文尾，也可能透過超連結引用，或者出現在資料後面的括弧裡。比如：研究顯示，大量吃水果的糖尿病患者比不吃水果的，在治療效果上沒有區別。（a. Nutr J. 2013 Mar 5; 12:29.）

來源是否可追溯？

有了來源，我們還要看這個來源是否可追溯到最初產生資料的那個實驗或調查。有一種流行的說法：中國有 5 千萬蔬食人口。我最初是在國外的媒體上看到的，於是想了解一下這個資料的可靠性。

首先，我發現，很多媒體把這個 5 千萬的數字引來引去，搞不清誰先說的。利用時間搜索的功能，我發現一篇 2013 年 6 月 27 號的 PRI 文章似乎是最早使用該數字的 [1]。可是這篇文章的數字來自何處？沒有出處！好像是作者憑空說出來的！**如果資料的來源沒有依據，不管被引用多少次，仍然不能構成論據。**

引用來源要具體

引用來源要具體，比如某某醫學雜誌某年某月第幾期第幾頁到第幾頁，要能讓讀者找到那篇原始資料來源的文章，而不是籠統地說「某某糖尿病雜誌」或「某某網」。因為某某糖尿病雜誌上可能發表過成千上萬篇文章，某某網的文章可能不計其數，籠統地引用，表示作者沒有誠意，或者根本沒有閱讀過原始資料。

在引用書籍時要註明作者和書名，方便讀者找到這本書，甚至在必要時註明頁數。

數據的權威性

有了可溯源的數據，下一步要考慮資料的可靠性和信服力。

- **小數據**

小數據（案例）可能有不同的來源：或親眼所見，或道聽塗說。顯然親眼所見的可靠性要大得多。

但即使如此，小數據最大的問題是樣本量小，經常沒有統計學意義，很多情況下 n=1。可是我發現很多文章，一些甚至出自專業人士和機構，以個案為依據得出結論。比如某媒體文章說，一對老夫婦先後得了胃癌，他們又是吃蔬食的，於是醫生下結論：他們胃癌是吃蔬食造成的。

n=2 是隨機事件，在統計學上無法得出任何結論。我們為什麼不問問中國每年新增 68 萬胃癌患者[2]，他們的飲食情況如何呢？**我們不主張忽視小數據，但是可靠的結論需要透過較大的樣本量才可以得到。**

- **不可控因素**

資料可能以推文、媒體、書籍，或學術文章等形式呈現。一般來講，**越接近於學術文章，可靠性越高。**這是因為，學術文章是透過嚴格控制的科學實驗得出的結論；不像生活中的案例不可控的因素太多。拿上面那對老夫婦的例子來說，他們的胃癌可能與多種不可控的因素有關，包括生活習慣、環境、情緒、遺傳……，要得出飲食是否致癌的結論，需要大樣本，並用嚴格的實驗設計排除干擾因素才有可能。

- **學術水準**

引用學術文章已經很好了，但學術文章裡資料的可靠性也有優劣之分。一般來說，**知名學術機構有影響力的科研小組發表在好雜誌上的大數**

據更有信服力。這是因為好的大學更需要維護其名譽，對其所屬的科研人員有更高的學術和道德要求。好的雜誌有更多的資源投入到論文審評機制中，確保文章的品質。一個研究小組的信譽是透過在好的雜誌上連續發表優質論文建立起來的，良好的學術發表記錄意味著較強的專業素養。

- **實驗設計和邏輯問題**

好的雜誌發表的文章在很大程度上保證了資料的品質，但是偶爾這樣的文章也難免出現評委沒有發現的偏差。

比如最近很風光，發表在權威醫學期刊《刺胳針（The Lancet）》雜誌上的PURE研究[3]。這項涉及18個國家13萬人、追蹤7年的大規模研究，發現攝入碳水化合物最多的人群死亡率最高，於是得出結論：攝入碳水化合物降低壽命。該文章雖然在大眾媒體上很風光，但是在學術界受到廣泛的質疑[4][5][6]，因為作者忽視了一個事實：在該文章中，高碳水化合物、低脂肪的飲食結構反映的是貧困的生活狀況。而貧困會降低社會保障，縮短預期壽命。

這項研究說明，數據不會撒謊，但結論可能誤導。

- **資料的信服力**

最常用的營養學研究方法包括觀察性研究和介入性研究，前者又包括截面研究、病例對照研究和佇列研究。

截面研究指在某一時間節點看自然人群中不同營養條件下的某種疾病的發病率。這種研究不能反映因果性，但是可以為未來的研究指出方向。比如在一個特定人群中，比較攝入不同量的水果的人群糖尿病的發病率。

病例對照研究是在結果（疾病）發生後，比較患者和非患者的飲食習慣，以證明某種關聯性。這種以果求因的研究容易漏掉某些初始人群，結論較容易產生偏差。比如：找 500 個糖尿病人和 500 個健康人，比較他們吃水果的多少。

佇列研究是以因求果的，需要從未發病的人群開始，持續追蹤隨訪。其樣本量大，研究成本高，但是提高了信服力。比如：找 1000 個沒有糖尿病的人，記錄下他們吃水果的習慣，然後定期隨訪，記錄下他們的相關醫學數據。經過一段時間後，看吃不吃水果的人群糖尿病的發病率，計算兩個人群的發病風險。著名的佇列研究包括哈佛醫護工作者研究系列 HPFS、歐洲癌症及營養學前瞻性研究 EPIC、復臨健康研究系列 AHS 和中國的上海女士健康研究 SWHS 等。

更有信服力的是隨機對照的**介入研究**。這種研究要證明的是，對於已經患病的人，能否透過營養飲食干預，逆轉疾病。這也是營養學研究要解決的終極問題。

在一項研究中，糖尿病患者被隨機分成兩組，一組被要求在 22 周內採取低脂純素，另一組被要求採取美國糖尿病協會的推薦飲食。經過 22 周以後比較兩組患者的糖尿病指標（糖化血紅素）在干預前後的變化 [7]。

結果發現：低脂純素組比糖尿病協會飲食組有更好的改善。因為一項研究可能受到其研究人群、地點、時間和其他條件的限制，在存在多項相關研究資料的時候，科學家可以使用統計學方法進行**「綜合分析」**（meta-analysis），**提高總樣本量，減少單個實驗可能存在的偏差，進一步提高證據的可信度。**

一項綜合分析收納了 6 項相關的介入研究，包括 255 名患者，發現蔬食介入可以顯著降低糖化血紅素 [8]。再比如：關於牛奶和鈣補充品能否補鈣，有太多研究得出甚至相互矛盾的結論。在寫這個專題時，我大量引用了綜合分析的結果，以減少因為資料選擇造成的主觀性。

利益衝突

當一篇論文的作者有利益衝突時，我們對文章的結論更要仔細推敲。對 1140 篇原始文獻的研究發現，**產業資助的研究得出對產業有利結論的概率是中性結論的 3.6 倍** [9]**。**近年來的一些綜合分析的結果受到了西方食品行業的影響 [10]。比較典型的是 2014 年的一項綜合分析，指出飽和脂肪不會增加心臟病的風險 [11]。這項綜合分析透過對既往研究的挑選，把不同品質不同實驗設計的資料混在一起，抵消掉優質資料的結論，從而產生「壞食物不那麼壞」的假像。同樣，**如果科普文章的作者在賣相關產品，或者有個人飲食偏好（包括我本人），我們更應該仔細地分析，並透過實踐檢驗其觀點的客觀性。**

長期效果和副作用

有時候某些飲食干預方法在短期會帶來有效的結果，但是長期不一定有效，甚至有很大的副作用。所以作為讀者，用這些資料指導生活時更要小心。比如低碳水化合物的高動物蛋白飲食被證明可以幫助瘦身，但是長期研究發現，這種飲食方法會顯著提高心臟病和死亡的風險 [12] [13] [14]。

雖然我們寫了很多，但是對於普通讀者可能最有用的是前 4 點和第 5 點的第 1 小點。使用這些簡單的方法，我們可以快速過濾大量資訊，節約很多時間。剩下的專業問題，可能需要更專業的人員辨明解讀。網路上有很多營養學陷阱，提高辨識能力已經成為當代人必備的生存技能。畢竟，時間面前，人人平等。

你的注意力在哪裡，生命就走向哪裡。

Chapter

9

與我同行！
邁向健康蔬食之路

想嘗試健康蔬食？輕鬆起步的 6 點建議

如何開啟你的健康飲食之旅呢？這 6 點可能幫你少走冤枉路。

不做糊塗的蔬食者

認真學習關於健康蔬食的知識。任何疑惑都可能成為你前行的障礙，所以在開始前要充分研究，才能有明確、篤定的信念。這本書就是寫給您看的。

除此之外，有很多蔬食方面的書籍和紀錄片可以幫助您了解蔬食的各個面相。這裡只舉出最經典的幾個：

- **書籍**：《救命飲食》、《蔬食聖經》、《和平飲食》、《餐叉取代手術刀》。
- **紀錄片**：《餐叉取代手術刀》、《地球公民》。

量身規畫您的蔬食

吃什麼？怎麼做？一開始可能無從入手。提供一個最簡單可行的初期食譜設計方案。每週有 14 頓中餐和晚餐，考慮到外出用餐和重複的因素，有 10 道食譜一個星期就搞定了。

首先在您平時已經在吃的蔬食中選擇 3 道最喜歡的（每個非素食者也

都有幾道愛吃的素菜）。其次在您平時愛吃的葷食中找 3 道可以用蔬食食材替代的。比如，番茄炒蛋中的蛋可以用豆腐代替；肉絲炒青椒中的肉絲可以用大豆纖維蛋白代替。

然後在網路上或朋友圈裡找 3 道您覺得不錯的蔬食食譜。（請各路大廚在討論區曬出你們最愛的素菜或菜譜，將你們的貼文置頂！）最後讓你的親人或朋友推薦 1 道素菜。這樣就有 10 道了。怎麼樣？一個星期的菜單輕鬆搞定！

注意在開始時一定要做足夠量的飯菜，保證吃飽。因為蔬食的平均熱量密度比肉食要低，您的身體需要攝入更多體積的食物來滿足它的熱量需求。做得好吃是享受蔬食很重要的一點。若有時間可以報名蔬食烹飪班，提高廚藝，也是一個好方法。

避免誘惑

嘗試蔬食的初期，難免被習慣或誘惑驅使，以致常功虧一簣，無法堅持下去。所以在展開蔬食之路前一定要**把家裡的冰箱清乾淨**，只放預備吃的蔬食食材。如果和他人共用冰箱，可以**留一層專門放自己的食物。**

外出後盡**可能繞開可能誘惑您的街道和餐飲小吃店。**跟同事和朋友吃飯一起用餐時也要預先心理建設與下定決心，通常縱使葷食餐廳也都可以提供蔬食料理，同時要設想若被勸進吃肉時的回答術，比如「我正在進行一個體重管理計畫」。

不要空腹出門。例如去超市前確保肚子不餓，人一旦餓得慌時會饑不擇食，什麼計畫和定律都會拋到九霄雲外去了。為保險起見，出門可隨身攜帶健康零食，比如水果或水果乾。

正能量社交

堅持寫日記。把蔬食後的心得體會和遇到的問題及解決的方法寫下來。比如像我一樣開個微信公眾號，或使用部落格或 FB。

在朋友圈分享食譜和吃的內容照片是個好方法。它可以幫你吸引同道之人和支持鼓勵的正能量。

和蔬食者交朋友。可以加入線上或線下的蔬食社群，參加蔬友聚會，聽蔬食講座，或者到蔬食餐廳認識新朋友。

剛開始吃蔬食時要保持低調。大家都知道線上朋友圈和線下朋友圈不是同一個時空。我們有充足的信心，但是沒必要見人就勸他吃蔬食，引來不必要的爭辯和負面情緒。

隨著時間的推移，當人家看到您身心的變化，會自然被您吸引。

好的心態

首先要**做好心理建設**，了解每一個不順心的事都是學習的機會。就好像遊戲裡的關卡，每當我們通過了一關，我們就遠遠超越了原來的自我。

不要期望值太高。如果太高的預期得不到滿足，可能侵蝕已建立的信心。合理的預期，輕鬆的心情更有利於享受蔬食對身體帶來的好處。

萬一沒有守住底線，也不要自責。跌倒了，爬起來繼續往前走。學走路就不要怕摔跤。誰都知道走路終將變成本能。

要善於處理環境的壓力。往往我們周圍更多是非素食者，他們對您的態度也不都是支持的。但他們的質疑或勸說，初心都是為我們好的。要保持理解，避免爭辯，又堅持原則。

我們不是為了別人而活著，我們要知道自己的底線。

21 天健康挑戰

不要給自己太大壓力，覺得從今天起就一輩子不吃肉了。壓力太大往往把自己嘗試一下的機會都失去了。**可以做一次 21 天健康飲食挑戰，**就是 100% 地堅持 21 天的植物性飲食。

我們可以跟自己的身體對話：

「你已經吃了一輩子的肉了，現在給你放 3 個星期的假休息一下，嘗試 21 天不同的飲食。」

經過 3 個星期的健康蔬食，我們的很多健康指標都會改善。體重、血糖、血壓、血脂都會往好的方向變化。可以在開始前和 21 天後分別做一次體檢，看到前後對比的資料是最好的培養信心的方法。

心理學上，21 天是養成一個習慣的週期。21 天後，不但我們的味覺會適應新的飲食方式，我們在心理上也更適應，不再抗拒。3 週後再做任何選擇都是 OK 的。

21 天很快就會過去，我們收穫的將是健康的飲食習慣和生活方式。這可能對您，甚至您周圍人的一生都有長遠有益的影響。

跟我一起經歷神奇的
21 天健康挑戰

「21 天健康挑戰」這個專案，實際上在 2009 年，美國就已經開始進行了。我在美國工作的單位叫做責任醫師協會，就是專職在推廣健康飲食，在全球有極大的影響力。美國在前歐巴馬總統夫人的推動下，把原來的飲食金字塔改變成飲食餐盤。這個餐盤最開始，就是責任醫師協會推動的。

為了使這個很棒的健康理念更容易傳播，我們發起了 21 天健康挑戰。

最原始的版本是英文版，我們提供了 21 天的食譜指南，讓大家可以一天一天跟著食譜實踐。我們有一些影片可以提供學習，也傳播營養學知識，更有蔬食名人以錄音的方式跟大家分享他個人的飲食體會。

「21 天健康挑戰」的確在美國取得了很大的成功，至今全世界大約有 50 萬人已經參加挑戰。美國知名歌手碧昂絲（Beyonce），她也是 21 天健康挑戰的受益者。她經過了幾次挑戰之後，完全變成一個純素者，並且還開始了自己的蔬食生意。

我是在 2010 年加入責任醫師協會，從 2012 年開始負責 21 天健康挑戰在華語地區的推廣。一開始，我主要透過微博來進行，有一個 21 天健康挑戰的微博。現在你還可以關注，我們也在不斷地更新。

到了 2014 年，我積極致力在健康蔬食巡講，但是我們一直覺得 21 天健康挑戰是非常棒的一件事，有許多志同道合的夥伴與你一起經歷 21 天的健康蔬食，這 21 天之內有可能會出現許多問題，我們都可以討論、可以分享，有社群支持。

為什麼是 21 天？

我在巡迴演講過程中發現，很多人覺得，自己很難下決定說「我從現在開始就一輩子都要吃蔬食」，有時候壓力會很大。千萬不要給自己太大的壓力，健康飲食應該是很輕鬆的一件事。你想這麼做沒有問題，但不是一定要下決心一輩子吃蔬食。我們可以下決心 21 天吃蔬食，這個門檻就不高了。

在這 21 天裡，我們 100% 做到低脂純素，我們會感受到自己身體的變化：想減重的，確實體重下降了；血糖開始平穩了；腦子變得更清醒了……。

透過 21 天，我們可以真真實實地感受到低脂純素對身體的好處，21 天之後我們再決定，我們到底要怎麼做。

你也許決定回到以前的飲食，也許你覺得我繼續再做一個 21 天，也許你會覺得蔬食對我很好，我決定更長時間甚至終生蔬食。讓每個人透過自己的親身體驗做決定。

從心理學上來講，21 天也是我們養成一個習慣的一個週期，21 天之後，我們已經自然而然地有一個健康飲食的習慣。

21 天應該怎麼吃？

21 天的飲食原則，最關鍵就是做減法！

我們一直在覺得自己缺了什麼營養，所以我們覺得要補這個、要補那個。但正是因為這些加法，我們吃錯了、吃多了，造成我們現在的亞健康。所以我們現在需要做的是減法，減掉那些我們不應該吃的東西，停止自我傷害，就能夠重拾健康了。

很多人問我：「徐博士，蔬食是不是萬靈藥？」

我說：「蔬食不能治療任何的疾病，蔬食唯一能夠做到的就是停止自我傷害。」

這本書取書名為《非藥而癒》，**核心思想就是停止自我傷害。**我們不要再用不健康的飲食習慣、不健康的食物來傷害自己。**只要不吃這些傷害我們的食物，我們的自癒能力就可以發揮作用，去療癒你自己。**

你會疑惑為何蔬食還得糖尿病？蔬食是不是身體不健壯、很羸弱？許多的為什麼，這都是**因為我們吃得不正確。蔬食並不一定健康，但是健康一定要蔬食。**

再次強調健康飲食的最基本原則：穀類、豆類、蔬菜、水果各占 1/4。穀類儘量要選擇全穀類，健康的餐盤是沒有動物性食物。

那麼按照這個比例要吃多少呢？要不要吃早餐？可不可以晚餐後加餐？我的答案是「都可以」，只要你做到：不餓不吃，餓了就吃，吃就可以吃飽。

有些人問，不是要吃到七分飽就該住嘴了嗎？這個說法，是給吃肉的人設置的。你要吃肉的話，每餐再吃個十足飽是不行的。蔬食更容易消化，我們身體的負擔不重，吃飽不是問題。

絕大多數吃蔬食無法持久的人，最主要原因是它的熱量攝入不夠。蔬食屬於高纖低脂的飲食，肉食屬於高脂低纖的飲食。我們在吃肉的時候，可能只吃一碗飯就夠了。但是現在改吃蔬食了，一碗飯就不夠了。所以你會發現，吃蔬食之後你的食量會增加，這是正常的。

有些人以前吃肉是一碗飯，現在吃蔬食之後還吃一碗飯，甚至還會不吃晚飯。一些人吃蔬食之後面黃肌瘦、沒有力氣、低血壓、低血糖……就是因為熱量吃得不夠。**這是我第一個要提醒大家的：吃夠熱量！**

第二，在蔬果豆穀的基礎上，做到低脂。低脂，就是儘量不吃油。身體不需要油，不管是動物來源還是植物來源的油，對健康都是減分的。我們儘量吃生的、蒸的、煮的、用水炒的，避免煎、炸，就可以儘量不用食用油。

肉、蛋、奶、油這四種東西，都是對健康減分的，沒有好處，不建議大家吃。

為什麼吃長素的人也會出現三高、糖尿病？就是油的問題。也要注意堅果，我們人體是需要脂肪的，但是堅果脂肪太高了。有些人一天吃很多的堅果，又或者你天天吃堅果，因為脂肪太高，即使吃純素，糖尿病仍然不會逆轉。

我建議，如果身體健康有問題，就停掉所有的堅果；如果身體沒有問題，可以每天吃一小把堅果，量大概是 3、4 個核桃或者 10 幾粒花生。

第三，要避免精緻米飯與麵粉。穀類營養主要在穀皮上，吃去掉了穀皮的精米、精麵，基本就是在吃熱量了，就可能造成營養不平衡。我們應該吃更有營養的東西：例如糙米、山藥、紅薯、馬鈴薯、玉米等。

蔬食者的營養補充須知

- **維生素** B_{12}

另外，蔬食者需要每天補充維生素 B_{12}。維生素 B_{12} 對人體的重要性在前面第八章已講了很多，在此只再次強調，無論是蔬食者，還是吃肉的人，維生素 B_{12} 的實際來源，都是工廠裡用細菌發酵生產出來的。維生素 B_{12} 不是化學合成的，它沒有毒，我們每天只能吸收 2.4 微克，你吃多了也吸收不了。

- **維生素** D

維生素 D 可以從陽光裡獲得；或者是從真菌裡獲得；有一些動物性的食物會有維生素 D，比如動物的肝臟、牛奶。一般來講，吃肉的人維生素 D 的來源會稍微多一點。吃蔬食的人主要靠外面的陽光、所吃的真菌來攝取維生素 D。現在這個社會，維生素 D 缺乏是比較普遍的。

建議大家，要注意曬太陽。太陽怎麼曬？取決於緯度。在緯度較低的地方，夏天白天你可能曬上 15 分鐘就行了，冬天，可能需要 40 分鐘。但是到了緯度較高的地區，你就要至少增加一倍。

有些人說，我不願意曬太陽，我吃維生素 D 補充品。維生素 D 不能完全替代曬太陽，所以說有太陽還是要曬。如果你實在不想把臉曬黑，可以曬你的胳膊、腿、後背……，但是一定要把皮膚露出來，不能隔著衣服，不能隔著玻璃，不能隔著防曬霜，需要紫外線的直曬才能合成維生素 D。

- Omega-3 **脂肪酸**

傳統的意義上來講，都是從魚裡面來的。魚裡面有很多 DHA，也含有動物蛋白；但是也含有膽固醇、很多汙染物，尤其是汞。而魚體內的汙染物會促進一些生殖系統癌症。所以魚確實含有好東西，但也有不好的東西。更健康、更乾淨的 Omega-3 脂肪酸是從植物來的。

我建議大家吃亞麻籽。你可以把生亞麻籽打成粉，每天放在你的飯裡、菜裡、湯裡。如果你想弄熟也可以，但是生的營養素破壞少一點，雖然說亞麻籽稍微有一點點毒性，但毒性不大。

除了亞麻籽，你可以選擇紫蘇籽、牡丹籽、火麻仁、杜仲籽、沙棘籽、奇亞籽等，也都是比較好的 Omega-3 脂肪酸來源。

懷孕的婦女可以吃海藻。

以上就是我們在 21 天健康挑戰裡要遵循的飲食原則，這個原則有很多科學的數據來支撐，是非常科學的飲食方式。請大家放心。

當你確實做到了低脂純素的飲食，就能避免自我傷害。你會發現，我們的自癒能力是非常強大的。

如何出門在外，依然能吃得營養又健康？

我常被許多人問：「你常駐哪裡？」

我都回覆：「我常住酒店。」

這幾年，一年之中有 9 個月經常在各地巡講，那麼我如何在外出用餐時，還能吃得健康？

我的旅行包這樣準備

出遠門時，很有必要做好吃的準備。這可以幫你保證最基本的營養需求，避免不健康的食物，並省去很多覓食的時間。

我一般**不吃酒店的早餐。**一方面酒店的食物不一定健康安全；另一方面早餐時需要攝入一些每天必須的營養物質，這些在外面吃不到。建昌中醫院的郭老師幫我準備了 80% **生亞麻籽和** 20% **粗雜糧混合製成的亞麻籽粉。**早晨起來燒一壺開水，泡 1 至 2 勺亞麻籽粉就可以當我的早餐了。隨之服下的還有**維生素** B_{12} **和維生素** D**（如果預計當天曬不到太陽）**。

一般我還隨身帶一點**綜合維他命**。雖然不常吃，但是在需要熬夜或吃不到蔬菜水果的情況下，偶爾補充一顆是有幫助的。

除了以上特製的早餐粉，我還會**帶一些代餐的雜糧粉**。代餐粉很方便攜帶，即使沒有合適的東西吃，有開水就餓不著了。市面上的品牌很多，

選擇那些沒有動物成分、脂肪較低、以（有機）雜糧為核心的產品。

隨身帶一餐量的水果。這樣在沒有可吃的食物時，**首選用水果代餐。有時還備上幾袋堅果（20 克裝，生的最好）**，以備不時之需。（糖尿病患或減肥者不要吃）

植物配方的能量棒也可以作為零食。

為了吃水果方便，我的旅行包裡必備**一只長把削皮刀**。這樣在沒有水的情況下，把皮削了就可以吃了，很方便。一次爬山下來，路邊買到桃子，幾個人就地刮皮開吃，引來很多羨慕的目光！有了削皮刀，在沒有蔬食餐廳時，到水果攤或超市就可以解決問題。注意在搭乘飛機時有可能隨身攜帶的削皮刀會被沒收，所以保險起見，隨行李托運。

葡萄、櫻桃等水果不能削皮。因為鹼水浸泡去農殘的效果最好，所以最近我的包裡又加了**一小袋小蘇打**。

我隨身還攜帶**一小噴瓶環保酵素**，用來清潔空氣，濕潤皮膚，或者處理傷口。小蘇打用光了也可以暫時替代，去除農藥殘留。

背包裡一直有**一個約 250 毫升的搪瓷杯**，可以用它沖泡代餐粉，也可以用它喝茶。一杯兩用，體積不大，很方便。

不銹鋼湯匙也是必備的餐具，除了吃早餐，也可以用它挖西瓜吃。餐巾紙以外，隨身帶**一小瓶消毒酒精膠或幾片濕紙巾**，這樣沒有條件的時候也可以把手擦淨。

雖然市面上有幾款便攜式攪拌機，但是因為體積太大，目前還沒有攜帶。

我這樣挑選食物

我外出挑選食物會**以蔬果豆穀為核心。**在購買或接受一份食物之前，一定要**仔細閱讀配料表和營養成分。**

要熟記常見的動物成分，如明膠／膠原蛋白、肉粉、乳清蛋白、動物油、甲殼素、凝乳蛋白酶等。不標明植物來源的卵磷脂、乳化劑、鈣粉、起酥油、香辛料、硬脂酸鎂等都可能來自動物。

氫化植物油和棕櫚油都是有害的植物成分，有時廠家把它們標示為「精製植物油」。

很多**食品添加劑**都對身體有害。一般來說，如果食物以外的添加成分超過 3 種，就要高度警惕，考慮是不是需要吃它了。

營養成分表主要看膽固醇、脂肪、熱量、糖和鹽的含量。純植物性食物不含膽固醇，所以膽固醇含量如果 >0，就一定有動物成分。

一般來說，**每餐不要攝入標示量超過 3 克的脂肪。**因為我們吃的很多食物沒有標示，實際攝入的脂肪要比知道的多出不少。

糖儘量不攝入；鹽每天不要超過 6 克，甚至更少。

如果包裝沒有標籤，就當它不合格。這樣比較保險，因為有些食品有動物成分我們無法透過感官分辨。

如果食物有異味，就不要吃了。黃麴黴素是一級致癌物。

乘飛機前可以電話訂餐。如果沒有預訂，我也會問一下有沒有蔬食餐，一般航班都會多準備一套蔬食餐。更重要的是，唯有我們蔬食者都主動提出這個需求，航空公司才可能重視起來。希望不遠的將來，蔬食將成為不需要預訂的常規餐之一。

到餐廳用餐的提醒

尋找附近的蔬食餐廳，我一般用 google **地圖**，但是其他地圖軟體以及蔬食網路社群，或者比如中國的蔬食雷達和外國的 Happy Cow 都有更專業的指南。

去蔬食餐廳前最好事先打電話確認該餐廳是否營業，以避免白跑一趟。餐廳用餐事先要有明確的底線。我的底線是純素食（無動物成分）。特殊情況，不得已，油大的食物也會吃一點，但是這種情況很少。所以我會儘量到蔬食餐廳用餐。**點菜時，要具體到不吃什麼，而不是簡單的「純素」**，因為每個人對於這個詞的理解是不同的。**不得已需要在非素餐廳用餐時，我一般不吃生的菜**，因為不知道在製備時葷素是否分開。如果沒有分開，存在寄生蟲卵的風險。

最好讓餐廳無油烹飪。如果廚師不會做，**可以點蒸菜或燙菜，配上鹽或醋就可以了。**如果所有菜的油都很大，可以用開水涮一下再吃。

如果是在員工／學校餐廳用餐，因為成本問題，現在很多員工／學校餐廳都承包出去了，有些朋友在那裡根本吃不到營養全面的素菜。在這種情況下，**首先要提建議開蔬食窗口，反覆提出需求，才會有結果。**

同時可以暫時自帶餐食，或者準備電熱炊具自己做飯。比如，**可以準備一個輕便的電鍋煮熟穀類和豆類；配上沙拉就可以滿足一天蔬果豆穀的營養需求。**

聚會的提醒

不必要的社交也是一種自我傷害，要儘量避免。參加必要的社交時要堅持底線，避免吃有傷害的食物。預先準備好一套話術，應對預期的勸吃。比如：**「我在執行一個減肥計畫，不能吃 abc……」**多半情況，朋友會理解並支持你的。

如果你剛剛開始健康蔬食， 還不夠堅定，就不要太高調，引來不必要的關注。即使所有食物都不能吃，也可以放兩片在盤子裡，多說話，喝茶水。當人家看到你的嘴巴在動時，就不會注意你吃不吃了。

當你已經透過健康飲食成功地逆轉了自己的問題，這時的對話就可以變成：**「我在執行一個減肥計畫，並且已經獲得了很大的利益……」**這時我們分享的機會就來了。

萬一在聚會時吃了不健康的食物，比如炒菜油放太多（我時常遇到），聚會後要學會自我調整，透過更嚴格的飲食管理，甚至斷食一下，彌補過來。**家庭聚會時可以預先和主人打個招呼，說明自己的飲食偏好。**這樣主人會有所準備。也可以自告奮勇貢獻一道菜，這樣到時就不會沒吃的了。

不管是出遠門還是在家附近用餐，外出吃飯都是開拓視野，提高適應能力的機會。學會管理自己，我們就會從這些機會中學到很多東西。在外出用餐的過程中，豐富我們的食譜和生活，比如發現新的健康食材，或者新的烹飪方法，或者一家又好吃又健康的蔬食餐廳。

建議理想的三餐飲食
可以跟我這樣吃

我一年裡有 9 個月都到處跑，住酒店，吃餐廳，或是如上文中所分享我出遠門的旅行包是怎樣準備的，雖然都是純素，但是比起真正的健康飲食還差得遠。每每看了大夥在朋友圈曬的一餐照片，令我好生羨慕。

那麼我就分享一下另外 3 個月，最理想的情況下是怎麼吃三餐來補充營養，雖然能滿足這些條件也不容易就是。

早餐強調「營養密度」

早餐是唯一可以計畫的餐，所以一定要把一天需要補充的東西都吃進去。生機飲食是保證營養吸收的最佳方式。

我會打一大壺有機蔬果昔，這裡面有：

- 1 根紅蘿蔔
- 1 根芹菜、半顆檸檬、莓果，或奇異果或 1 至 2 顆蘋果
- 2 大葉羽衣甘藍、一大勺生亞麻籽
- 一大勺生南瓜子／葵花子／黑芝麻混合
- 維生素 B_{12}／維生素 D 補充品（如果今天沒機會曬太陽）
- 葡萄乾或可加一小把枸杞
- 如果有薑黃粉，可加少量，或可加益生菌

要打滿一壺（1700ml），以上蔬果部分至少要加倍，或添加甜菜根、紫甘藍、任何水果等。蔬果大約放到 3/4 壺，儘量少加水，打成綿密稠狀。

生亞麻籽打碎是最好的吸收方式，內含木質素等太多有益物質。裡面的 Omega-3 脂肪酸可以幫助胡蘿蔔素的吸收。檸檬和莓果含大量抗氧化物。羽衣甘藍提供抗癌的蘿蔔硫素。其他種子除不飽和脂肪外，是多種維生素、礦物質的好來源。

喝這一整壺，一天的營養可以保證了。熱量主要由亞麻籽等種子類提供，一般一整個上午不需要再額外補充其他食物了。如熱量消耗大，可以再加一勺亞麻籽。喝不完可以分兩次，但間隔不要超過 20 分鐘，否則氧化了就可惜了。胃口小的人分兩次打。

午餐考慮熱量和蛋白質

午餐需要吃飽，要有足夠的熱量和豆類。米紙卷（類似春捲）是我的最愛。

裡面捲食材：生綠色生菜（lettuce）生紫高麗菜／高麗菜絲、大豆製品、豆腐 scramble（豆腐／豆皮＋薑黃）、藜麥飯或中等粗細的米粉；還有其他您想加進去的食材。

這食物我可以吃 3 至 4 個！吃不了可以留著下午加餐。也可以早上在家做好，帶到工作場合，食用前用水在表面濕潤一下即可。可以配熱茶吃，或一款粥湯。

晚餐注意查漏補缺但不要吃太飽

晚餐不要吃太飽、吃太晚。要想一下，一天中漏掉了哪些需要吃的營養。想想蔬果豆全穀，想想五顏六色，想想十字花科，以及是否攝入了足夠的纖維。

比如說，我可以吃全麥麵包配一碗豆子／花椰菜／南瓜燉菜，或者咖哩馬鈴薯。

不餓不吃，前一餐剩下的可當零食

零食可以很靈活，餓了就吃，但是應該以水果為主，因為我一般不在正餐時吃水果。

除了水果、水果乾、蒸／烤地瓜等，前一餐剩下的都可以做零食。可以根據體重情況，選擇熱量高些或低些的零食。這樣吃不需要擔心缺乏營養，也不用計算吃了多少量或熱量。不餓不吃，餓了就吃，吃可以吃飽。**注意 4：3：2：5 或 1：1：1：1 的蔬、果、豆、穀比例，以保證熱量和蛋白質的攝入。**

除此以外，曬太陽，運動，晚上 11 點前睡覺，早晨 5 至 6 點起床，常懷感恩，心無掛礙，無疾而終。

如何選購強馬力的蔬果調理機？

自從分享了一日三餐可以怎麼吃的文章後，太多人問我蔬果機調理機的問題。一問才知道，原來很多朋友都沒有喝過蔬果昔呢，更不用說使用蔬果調理機了！

蔬果調理機的原理

蔬果調理機也叫食物攪拌機，其原理是利用高速旋轉的刀片產生的動能擊破植物的細胞壁，從而釋放細胞內透過咀嚼不能完全釋放的營養物質。在實驗室中，高速攪拌機曾經被用來把植物原材料打碎成細胞勻漿，來提取其內含物。但是在這些實驗方法中，科研人員不僅僅用機器破壁，他們還會加入界面活性劑、酶、穩定劑，以及酸鹼緩衝液，幫助破壞細胞壁，並且保護釋放出來的生物活性物質。食物碎塊要打得更小，所需的動能就更大，直到不能更精細。

蔬果機打成的細胞顆粒大小分布圖

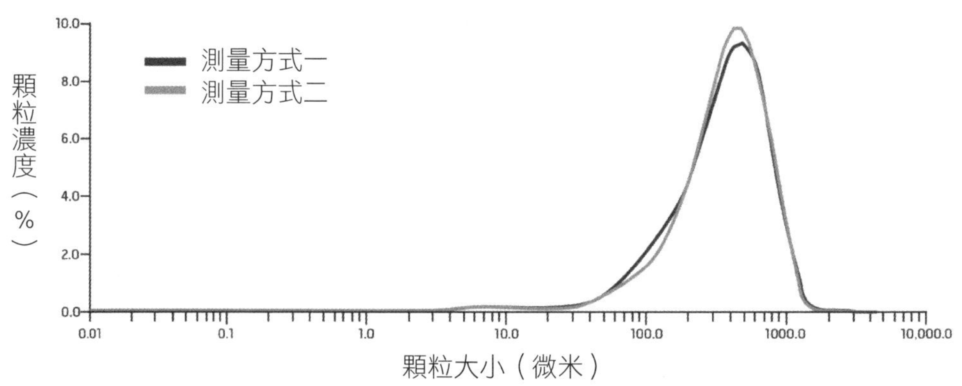

植物細胞的平均大小為 10 至 100 微米。根據攪拌後顆粒大小的分佈，絕大多數細胞在攪拌後仍然處於細胞團的狀態。研究顯示，只有當細胞碎片大小在 125 微米以下的時候，某些營養素的生物利用率才大幅提高。

所以機器的功率很重要，因為它決定了負載轉速。如果負載轉速不夠，打碎食物產生的顆粒就更大，可能達不到理想的破壁釋放營養素的效果。要想充分打碎，建議功率至少在 750 瓦（1 匹馬力）以上。注意轉速和負載轉速是兩碼事。空轉速度很高，但加滿了食物後不一定還能達到很高的轉速。

在咀嚼的時候，根據食物的特性，我們用牙齒把它們研磨成 0.3 至 3 毫米大小的碎片。使用攪拌機讓食材均質化所產生的顆粒大小處於這個區間偏小的範圍，同時均一度更高。

所以，強馬力蔬果調理機比我們的牙齒在破碎食物上要有一些優勢。不過，二者都不足以把食物的營養充分釋放出來。食物顆粒必須在胃裡面進一步消化才適於吸收。食物進入我們的胃以後，其細胞壁被胃酸腐蝕得更加通透，有利於細胞內物質的釋放。

到底要不要使用強馬力蔬果機？

大功率高速旋轉刀片的均質化方式也會帶來一些問題：

- 高速攪拌，與食物摩擦會產生熱量；
- 高速攪拌會攪入氧氣；
- 食物破壞越徹底，氧氣的接觸面積越大。熱效應、氧化作用都會破壞食物中的營養素，因此使用強馬力蔬果機是釋放營養素與破壞營養素的平衡，攪拌時間越長，溫度越高，破壞的也越多。

個人認為，使用強馬力蔬果機的最大優點是讓我們在不知不覺中吃下去很多新鮮蔬菜水果。光憑攝入大量的植物營養素和膳食纖維，就很值得擁有！

如何選購蔬果機？

因人而異。每個人看中的性價指標可能不同。杯體選擇：塑膠或玻璃杯體。個人建議選擇塑膠杯體，各知名的生產廠家都是選用比較耐用、食用級的材料，不會有健康隱患。

玻璃杯理論上更健康，但比較沉，如果偶爾不小心放入金屬或比較堅硬的異物，可能把杯體打碎，造成危險。除了基本的參數（功率、刀片、杯體），我們可能需要更多考慮其他功能，比如能否加熱、能否打乾的固體、有沒有預設方便功能（比如做冰淇淋的功能）等。根據自己的實際需要選擇就好。另外一些指標可能對你也很重要：噪音大小、耐用程度、運作穩定性、清洗難易、是否便攜以及安全啟動模式。

我用過國內外幾個品牌的食物調理機，基本都可以達到滿意的效果。如果選擇中低端的品牌，在保證可靠性的前提下，儘量選擇功率大的。

常見蔬果機相關問題

- 由於營養素被較好地釋放出來，但是打好的蔬果昔很容易被氧化，所以**最好在打好 20 分鐘內喝完。**
- 有些人擔心充分打碎食物會破壞膳食纖維？這種擔心是沒必要的。膳食纖維就是植物的細胞壁。它發揮作用是亞細胞水準——微米以下的奈米級，比攪拌機產生的碎片小近千倍。

- 由於強馬力蔬果機幫助我們把20毫米左右的食物打碎到0.5毫米碎渣，如果每天只喝蔬果昔，不吃其他固體食物，長期下去可能會造成咀嚼功能的退化。不過估計沒人捨得每天只喝蔬果昔，不吃其他東西，因此不必擔憂咀嚼功能的問題。
- 美國很多水果，包括有機的，都噴了蠟以延長保存期。蘋果籽在一定條件下能釋放出少量氰化物（類似於亞麻籽中的）。比如成人吃100粒以上蘋果籽可能有生命危險，不過少量攝入是無害的。**在打蔬果昔時，我會選擇削皮去籽。**
- 強馬力調理機和普通的食物料理機不同。後者不強調高速，更強調功能，是製作醬料和較大食物碎塊的好幫手。使用強馬力蔬果調理機的目的就是要把食物打成液體。
- 榨汁機在榨汁的過程中丟掉了纖維，和纖維上附著的營養素。從全營養的角度來看，強馬力調理機更有優勢，但是我們也沒必要把榨汁機丟掉。這兩種調理機器有不同的功用。很多人透過這兩種工具獲得了不同的健康利益，這很可能與其半斷食加上天然營養素的模式分不開。如果想回收膳食纖維，榨完汁剩下的渣滓可以做成餃子餡或加麵做成小餅。

有朋友問我常用的是什麼蔬果調理機。現在市面上有很多選擇，可以依功能需求、預算考量而決定，不必跟風購買喔！

Chapter
10

植物性飲食
利己又利他

植物性飲食可以停止自我傷害，
激發自癒能力，使很多疾病不藥而癒。
但是蔬食只是覺醒的開始，
只是向正確方向邁出的第一步。
隨著時間的推移，你會發現：
我們的世界有多麼豐富多彩；
蔬食後我們更容易和太多事物連結；
我們開始思考人生的意義和目的……
所以一切的病痛只是要喚醒沉睡的我們，
醒來後我們的生命才真正開始。

進化到食物鏈頂端的我們該認真思考了……

有一天在我在廣東河源水庫邊一個酒店的陽臺上，望著靜得讓人感動的湖水，思考著我們人類究竟適合吃什麼？

人類的消化道更接近於草食動物

食肉動物嘴巴的功能是撕咬和吞咽。牠們的嘴巴可以張開很大，下頜不易橫向移動；牠們的牙齒鋒利，適於切割和撕裂食物；唾液呈酸性，沒有消化酶。草食動物的嘴巴用於研磨和咀嚼：面部肌肉群更加發達，牙齒平；唾液偏鹼性，含有消化酶。

為了消化吞下去的食物，肉食動物胃液的酸度可達 pH<1，而草食動物的胃液酸度只有 4 至 5 左右。肉食動物能夠自身合成維生素 C，牠們的肝臟可以解除維生素 A 的毒性，人和食草動物則沒有這些功能。

從這些資料來看，人類的消化道更接近於草食動物。可是草食動物的胃很大，分成若干個獨立區段，供植物纖維的發酵。肉食動物的胃也很大，因為牠們經常饑一頓飽一頓，一次可以吃很多，食物在口腔裡沒有咀嚼就吞下去了。人的胃部相對小很多。

從以上解剖學的證據來看，**人類更適合於吃果實和種子**，和我們的靈長類近親一樣。

祖先的選擇 [1]

大約 5500 萬年前的熱帶叢林中，一些小型食蟲哺乳類開始爬到樹上，捕食傳粉的昆蟲，牠們逐漸習慣樹居的生活，並且越來越適應把果實和樹葉作為營養的主要來源。自然選擇使牠們的四肢適於抓住不同粗細的枝條，在樹冠之間靈活移動。採食果類需要更敏銳的視覺，和辨別、記憶食物的能力，因而牠們的大腦越來越發達。它們就是原始靈長類。

後來根據生存環境的不同，靈長類分化出不同的分支。450 萬年前出現的南方古猿，被認為是最早的人類祖先 [2]。根據對牠們骨骼化石的研究，人類學家認為，這些古猿的腦體比（腦容量／體重）超過當時地球上所有其他物種，接近於現代的大猩猩。和大猩猩一樣，牠們能夠進食很多不同種類的植物性食物，如果實、嫩葉、堅果、花，甚至樹皮等，以應對生存環境的變化。但是牠們的牙齒結構並不適於吃肉類。對比大猩猩，可能南方古猿 94% 以上是蔬食動物，只是偶爾吃一些昆蟲。

在這期間，動物的生存環境變得越來越惡劣。森林面積減少，被草原所代替。熱量和營養豐富的果實類食物越來越不容易採食到。這使靈長類和人類的祖先面臨著重要的選擇：要麼繼續保持原來相對定居的生活方式，但是需要增加葉類食物的攝入，降低食物的熱量密度；要麼改變行為習慣，擴大採集食物的範圍，保證優質食物的供給。

選擇前者意味著增大消化道的容量，加強發酵膳食纖維的能力，以便從中提取熱量和營養。選擇後者就要有能力記住較遠的路徑，哪些地區有什麼食物，在眾多食物種類中分辨哪些沒有毒，甚至一群個體協同覓食。這個選擇需要更強的大腦功能。人類的祖先選擇了後者。

水果與腦容量

加州大學柏克萊分校的靈長類學家凱薩琳・彌爾頓（Kathrine Milton）花了幾 10 年的時間研究生活在巴拿馬熱帶雨林的靈長類。2 種身體差不多大的猴子引起了她的注意。

吼猴的食物以低熱量的嫩葉為主，牠們的採食空間限於每天 1 至 2 棵樹；而蜘蛛猴的食譜是從 5 至 10 棵樹上採摘回來的成熟水果。吼猴有較長的消化道，便於發酵膳食纖維，食物通過消化道需要 20 小時左右；蜘蛛猴的消化道短很多，果實類的食物通過只需要 4 小時。

腦容量方面，蜘蛛猴是吼猴的 2 倍。彌爾頓的研究被最近更大規模的研究所證實 [3]。對於 140 種靈長類的研究發現，唯一與腦容量相關的因素不是吃不吃肉，不是社會複雜性的大小，而是吃樹葉還是水果。**以水果為食的靈長類腦容量更大。這種飲食的特點是，高果膠（膳食纖維的一種）、高維生素 C，食物較快通過消化道。**

在後來環境進一步惡化的過程中，人類祖先的飲食中增加了一部分肉類，但是實在是出於不得已，我們的消化道不是為食肉而設計的。吃肉還會造成動脈硬化，這在食肉動物中是很少發生的 [4]。食物中有肉類並不表示我們的祖先以肉類為主要食物。研究發現，史前人類的飲食中，植物性食物占據大部分比例 [5]。

史後文明

古埃及文明始於 5500 年前。考古學家分析了 45 具不同年代木乃伊中碳同位素的相對豐度，並研究了他們的骨骼、牙、頭髮的成分。他們發現，古埃及人以大麥和小麥為主食。和當代人相比，木乃伊頭髮中的碳同位素比例更接近於歐洲的蔬食者[6]。對尼羅河邊出土的木乃伊的元素分析也顯示，這些古埃及人雖然生活在河邊，但是很少或不吃魚[7]。

生活於西元前1380至前1362年的埃及法老阿肯納頓（Akhenaten）禁止動物祭祀，只供養水果。他認為奪取任何神賜的生命都是有罪的[8]。

1993年，土耳其出土了大量西元前2至3世紀的古羅馬艾菲索斯（Ephesus）城的遺物，包括60個角鬥士和其他貴族的骨頭[9]。透過比較這些骨骼中的鈣和鍶的相對含量[10]，考古學家發現，角鬥士的飲食是植物性的[11]。

中國古代也有「肉食者鄙」、「君子遠庖廚」、「殺生求生，去生更遠」等名句，說明長期以來，中國人的飲食結構是以蔬食為主的。實際上在古代的條件下，只有君王才可以經常吃到肉。這也使人們長期以來把吃肉看成富貴的象徵，雖然我們的生理結構並不適合於吃肉。

不幸的是，這種看法沿襲到過去的40年，經濟的發展和冰箱的普及導致中國肉類消費猛增了10幾倍。隨之而來的是慢性文明病叢生，越來越多的人帶病生存。

世界肉類消費趨勢圖

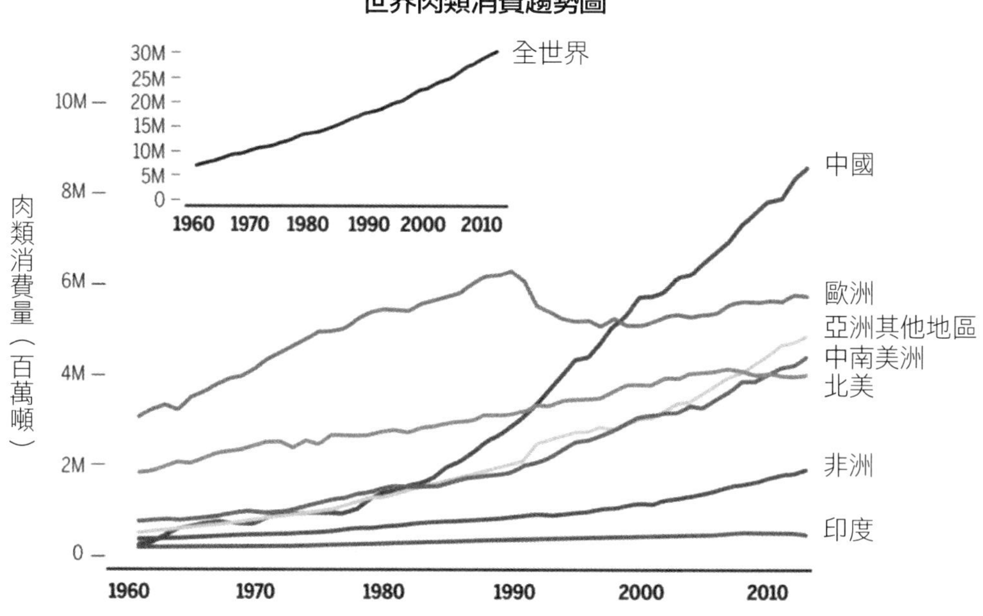

資料來源：Science. 2018 Jul 20;361(6399). pii: eaam5324.

多方面的證據告訴我們，人類是果食動物。健康的飲食結構應該以蔬、果、豆、穀為基礎，如果偏離了這種飲食模式，我們就會經常生病。

進化與食物鏈

一些朋友認為吃肉是進化的產物；還有一些人認為進化是吃肉的結果。總之，似乎進化與食物鏈有很大關係。達爾文的進化論是最被普遍接受的關於進化的理論，但它並沒有被證實，也很難被證實。達爾文認為，基因突變是隨機的，自然選擇的壓力使得最適應自然的物種存活下來，不適應的物種被淘汰。這種理論在很大程度上促進了人類200年來弱肉強食、你死我活的競爭模式。這種隨機突變、適者生存的進化論近年來受到了學術界很多質疑[12]。人們發現，進化可以是有目標性的，獲得性在一定程度上是可以遺傳的，基因甚至可以從一個物種直接傳遞到另一個物種；個體不一定是自私的，為了種群的生存，個體會主動做出犧牲。

進化與食物鏈沒有必然聯繫。鯊魚在進化上很古老，但處於海洋食物鏈最高端；多數靈長類的食物含95至100%的植物來源，而它們在進化上比肉食動物更高等。法國著名古人類學家，北京猿人的發現者之一德日進（Pierre Teilhard de Chardin）認為：進化包括物質與精神兩個方面。精神的進化指的是同理心、利他行為和意識的進化，用今天的話來說，就是回歸萬物同一體的覺知。當我們做傷害其他生命的事情時，我們自己是真正的受傷者，因為我們的內心無法原諒自己。

進化的是我們的智慧和愛心，不是食物鏈中的位置。

地球 CO_2 達 400 萬年最高，人類何去何從？

今天地表二氧化碳（CO_2）的濃度是 410ppm[1]，遠超過一個世紀以前的 300ppm。科學家預測，這個濃度在未來 1000 年都降不下來[2]。實際上在過去 35 萬年間，地球經過了三個冰川時期，每一次在 CO_2 濃度達到或接近 300ppm 時，氣溫達到峰值，緊接著就是氣溫驟降和氣候劇變[3]。

地球在變暖，一場氣候浩劫隨時都可能發生。

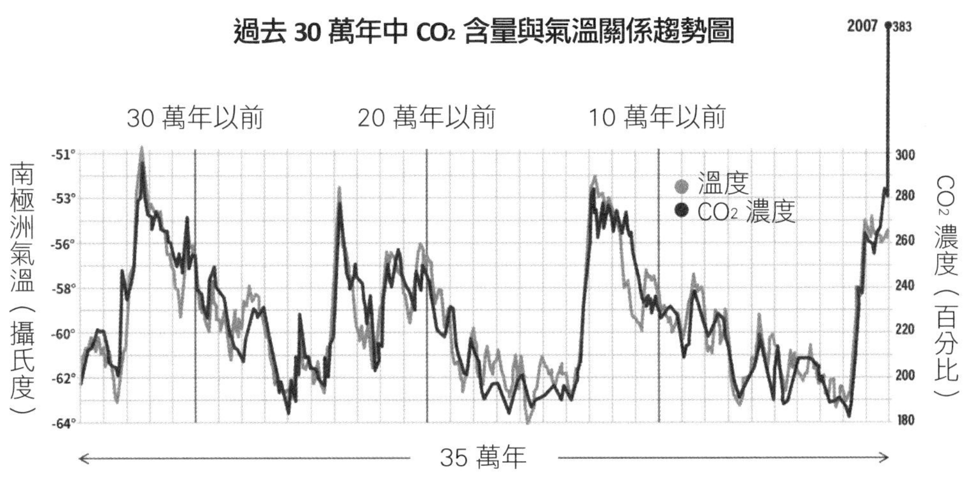

海平面上升 40 公尺？

因為地表溫度緊跟 CO_2 濃度[4]，所以 CO_2 被叫作溫室氣體。隨著地表和海洋溫度逐漸升高，首先發生的是地表冰雪融化。研究發現，北極 2012 年 9 月的冰層覆蓋面積比起 1979 至 2000 年平均值減少了一半[5]。

2017 年，俄羅斯油輪在沒有破冰船的支持下首次穿越北冰洋[6]。同年 5 月，南極的拉森 C（Larsen C）冰架崩裂，並徹底脫離了南極大陸[7]。極地冰蓋的縮小會減少地表反射回宇宙的陽光，造成更多熱能被地球吸收，海洋表層溫度進一步上升[8]，形成惡性循環。

冰層融化還直接導致海平面上升。根據美國國家太空總署的資料，地球海平面在過去 20 年裡，以平均每年 3.2 毫米的速度上升[9]。

2016 年，海平面上升使所羅門群島的 5 個島嶼被淹沒[10]。

2008 年 12 月，水城威尼斯當局發出警報，稱海水可能要比正常水位上升 1.6 公尺。科學家預測最壞情況是威尼斯將在 21 世紀消失[11]。

這不是危言聳聽。上一次地表 CO_2 為 400ppm 的時候是 400 萬年前[12]。當時的海平面比現在整整高出 40 公尺[13]！如果現在的海平面上升 40 公尺，中國華北大部，長江中下游地區，上海、香港、廣州、天津都將被徹底淹沒。

地表溫度上升還導致凍土層迅速溶化[14]。地表凍土層和海底蘊藏著 1.6 萬億至 1.8 萬億噸甲烷（可燃冰）[15]。凍土溶化和水溫上升可導致這些甲烷被大規模釋放出來。美國西北大學格雷戈里．雷斯金（Gregory Ryskin）博士的研究顯示：**250 萬年前從海洋中噴湧而出的甲烷，曾經導致 90% 的海洋生物以及 75% 的陸地物種滅絕**[16]**。**

極端氣候為何日益頻繁？

極地的冰層對於氣候的穩定起著重要的作用。赤道和極地之間海水的溫度差推動著南北半球的洋流，即所謂的氣候引擎。

極地冰層融化導致極地和赤道的溫度差減小，氣候引擎被削弱，海洋和大氣的流動規律被破壞，導致風不調雨不順。於是熱的地方更熱，冷的地方更冷；旱的地方更旱，澇的地方更澇；這就是所謂的極端氣候。近年來，幾十年一遇，甚至幾百年一遇的氣候災難越來越多。

2016 年 9 月至 10 月，一連串的颱風襲擊中國大陸和臺灣，導致大面積的災害 [17]。

2008 年印尼連續 3 個月乾旱，導致居民嚴重缺乏淨水，耕地大面積龜裂 [18] [19]。

2005 年，颶風卡崔娜（Katrina）重創美國南部城市紐奧良，淹沒市區 80%。海水退去後，這座城市變成了廢墟 [20]。

美國南加州的山火連年肆虐。2017 年 12 月，29 處野火燒毀了美國南加州 1000 多平方公里的森林，23 萬人被迫撤離 [21]。

研究發現，**全球變暖是極端氣候的主要原因 [22]。**

全球變暖的原因

科學家把導致全球變暖的因素叫「溫室效應因子」（climate forcers）。溫室效應因子可以分成長期因子和短期因子。長期因子就是我們熟知的二氧化碳。和空氣中的氧氣和氮氣不同，二氧化碳可以有效地吸收熱量，因為有二氧化碳的存在，地表在冬天時才不至於那麼冷，但是過多的二氧化碳導致溫室效應 [23]。

一個二氧化碳分子產生以後，可以在大氣裡連續存在 50 年至 200 年。也就是說，假設我們完全停止排放二氧化碳，至少到 50 至 200 年之後，二氧化碳的濃度才會慢慢降下來。短期因子往往容易被人們忽視，但它們對溫室效應的貢獻達到 40 至 50%。短期因子包括甲烷、黑炭、地表臭氧等[24]。

甲烷在地表可以存在 20 年左右，但它的單位溫室效應是二氧化碳的 23 至 72 倍！根據美國環保署的資料，人類活動釋放的甲烷占地球總釋放量的 60%，其中 37% 來自畜牧業。黑炭是樹木、稻稈等焚燒後產生的微細炭渣，這種炭渣可以在空氣裡漂浮幾個星期。在這期間，它可以不斷地吸收熱量，促進暖化。黑炭的單位溫室效應是二氧化碳的 680 至 4470 倍！

因為在空氣中的滯留時間短，停止釋放短期溫室效應因數更能夠有效地降低地表溫度。

畜牧業是罪魁禍首？

在 2006 年，聯合國糧農組織（FAO）的調查報告指出，畜牧業是所有的產業中對溫室效應貢獻最高的產業，占地球溫室氣體總排放的 18%，超過了交通業（火車、汽車、飛機、輪船）的總和[25]。

FAO 的報告把畜牧業的貢獻分成 3 個部分：

- 反芻發酵：一頭牛每天打嗝放屁釋放 600 至 700 公升的甲烷，全球每年釋放量達到上億噸[26]；
- 動物糞便釋放的甲烷；
- 飼料導致的土壤沙化和森林墾伐釋放的 CO_2。

2009 年，美國著名智庫「世界觀察所」發現，FAO 的數字有嚴重的誤算，甚至沒有包括地球上每年 500 億隻養殖動物呼吸釋放的 CO_2！此外，

為了生產動物飼料如大豆，大面積的森林被燒伐，並釋放出大量黑炭。南美燒林擴田的 85 至 90% **用於種植飼料。把這些因素加進去後，畜牧業對溫室效應的貢獻達到** 51%[27] ！這還沒完。

攝入動物製品是當今世界 80 至 90% 疾病的根源。如果把醫療系統和藥物研發產生的碳排放加進去，這個數字還要高很多。

畜牧業是對地球暖化最最最重要的決定因素。

普通蛋白食物和蔬菜在生產過程中的溫室氣體排放對比圖

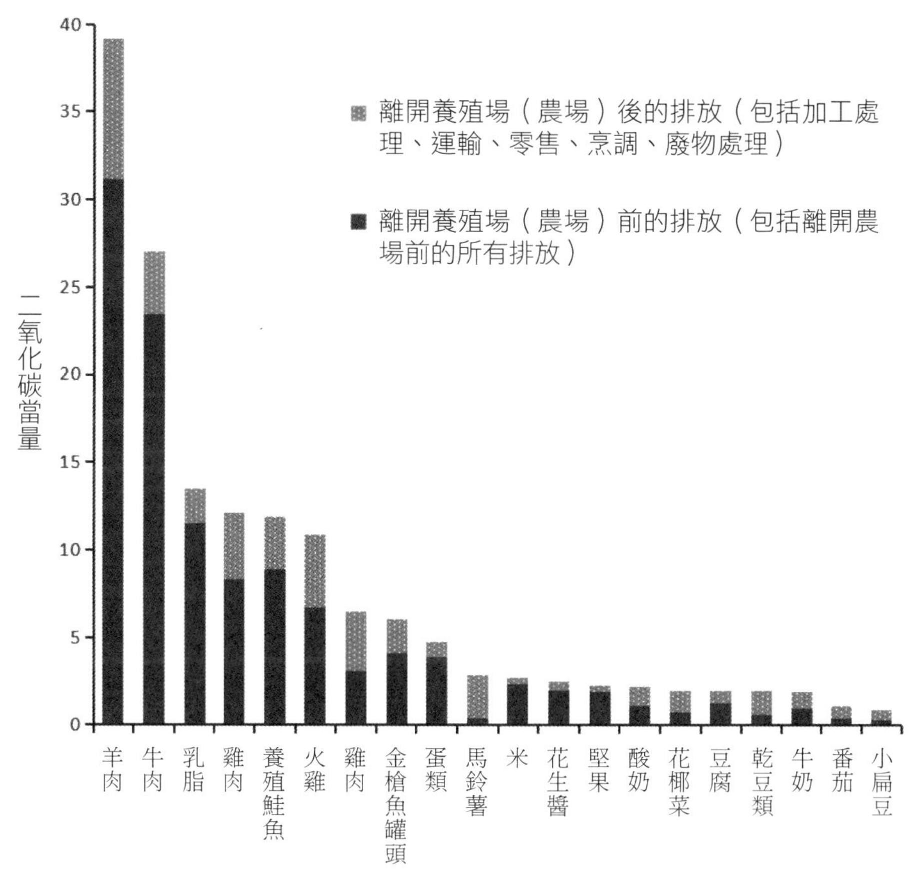

遏制全球變暖迫在眉睫

2007 年，聯合國國際氣候變遷研究小組（IPCC）和美國前副總統高爾（Al Gore）分享了當年的諾貝爾和平獎。在頒獎大會上，諾貝爾獎委員會說，在氣候變遷失控以前，我們必須馬上行動 [28]。

2010 年 6 月，聯合國氣候變遷研究小組呼籲全球過渡到無肉無奶的飲食 [29]。

2014 年 9 月 23 日紐約 30 萬人大遊行，呼籲大家關注全球變暖，並馬上付諸行動。遊行隊伍中有聯合國祕書長潘基文、美國前總統高爾、紐約市市長 [31]。

2015 年 12 月的巴黎會議 COP21，是迄今為止關於環境保護最大最重要的全球性會議，會議期間，195 個締約國簽署了巴黎協議。根據這個協定，簽署國同意將要把我們地球的平均溫度上升，控制在工業化以前的水準加 2 度以內，也就是當前溫度加 1 度，或 1950 至 1980 年的基線加 1.5 度。一些科學家計算，要達到這個要求，我們必須在 2030 至 2050 期間，達到全球零排放。

數據顯示，2016 年前 3 個月，地表的平均溫度已經超過＋ 2 度的水準（=1950 至 1980 基線＋ 1.5 度）。也就是說，現在已經達到了我們要控制的最高點 [32]。當然，溫度會有浮動，但有一點是肯定的，即人類還沒有控制自己行為的意識，我們依然在完全任由自己的欲望發展。

地球是我們唯一的家園；全球人類是一個利益共同體。唯有大面積的人類覺醒，放下口腹之欲，承擔起應負的責任，我們才可能度過當前的全球性危機。時間一分一秒地流逝，**我們是否可以停下來想一想，作為地球的主人，為自己的健康，為後來者，我們能做些什麼？**

每天，8000名兒童死於饑餓

根據《刺胳針（The Lancet）》發表的一項研究[1]，全球每天有8000名兒童死於饑餓，占世界兒童總死亡的45%。另一方面，某些饑餓兒童所在的國家需要出口糧食用來換取外匯[2][3][4]，而這些糧食的一部分卻被用來餵養牲畜。

也就是說，每當我們吃一個漢堡，都是在和這些即將餓死的兒童競爭食糧。

10%法則

第二次世界大戰期間，美國明尼蘇達大學的生態學博士林德曼（Raymond Lindemann）首次提出了生態效率的概念[5]。他發現，當能量從食物鏈中較低的一級傳遞到較高一級時，能量損失約為90%。

比如，陽光能量的0.1至1%被固定在植物（生產者）中，以化學鍵的形式儲存起來。其中一小部分被昆蟲（初級消費者）攝取，減掉代謝耗能以後，只剩約10%。一小部分昆蟲被食蟲動物，比如某些鼠類（次級消費者）攝取，除去代謝耗能，又只剩下10%左右。以此類推，能量傳遞到以鼠類為食的蛇，又僅保留10%……。後來林德曼先生因病英年早逝（25歲），但是他的發現到多年後的今天變得越來越重要了。

根據這個法則，一個營養金字塔，最多不會超過5個層級，否則金字塔頂部的殘餘能量不足以支持能夠維持穩定族群的最低個體數。蔬食比吃肉消耗更少的能量，並縮短食物鏈，降低營養層級，因此可以養活更多個體。比如，1000 千克穀物可以養活 100 千克牛，100 千克牛養活 10 千克吃肉的人；而 1000 千克穀物也可以直接養活 100 千克吃穀物的人。

食物

在現實社會中，每一個層級之間的能量效率可能多少有些出入，但是林德曼法則的基本內容是被反覆驗證的。比如在大規模集中養殖的情況下，平均每 1.5 公斤穀物，生產 1 斤雞肉；2.5 公斤穀物，生產 1 斤豬肉；4 至 5 公斤穀物，生產 0.5 公斤羊肉和牛肉 [6]。

現在每年全球養殖陸地動物 700 億隻，占農業總生產量的 40%[7] [8]。全球每年穀物消費的 45% 用於餵養畜禽和魚，其中大豆和玉米，當作飼料的比例高達 80%。雖然糧食生產在逐年上升，但全世界每天仍有 8 億人餓著肚子入睡。聯合國預計，若按當前的趨勢發展，我們必須在 2050 年以前增加 70% 的糧食產量，以滿足全球對糧食的需求 [9]。

另一方面，全球變暖造成更多極端氣候，影響糧食產量。比如 2010 年，俄國在嚴重乾旱後，遭遇大面積山火，導致糧食減產 25%[10]。

土地

能量利用的低效導致資源利用的低效。聯合國的數據指出 [11]，用於畜牧業生產的土地面積在半個世紀以來迅速增長。世界 50% 的原始森林已經被墾伐，而動物養殖是 80% 樹木被墾伐的原因。濕地被填平用於農業，導致生物多樣性被破壞，生產動物飼料占用 80% 的可耕地，或者 26% 的陸地面積[7]。

約翰・羅賓斯（John Robbins）在《新世紀飲食（Diet For a new America）》一書中寫道[12]，1 公頃土地可以養活 1 個吃牛的人，1 個吃蛋的人，2 個吃雞的人，15 個吃小麥的人，或 22 個吃馬鈴薯的人。

每公頃土地可養活某種飲食方式者的人數

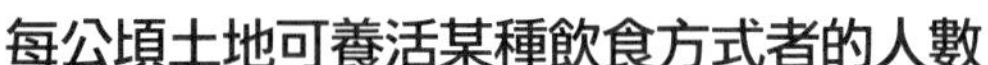

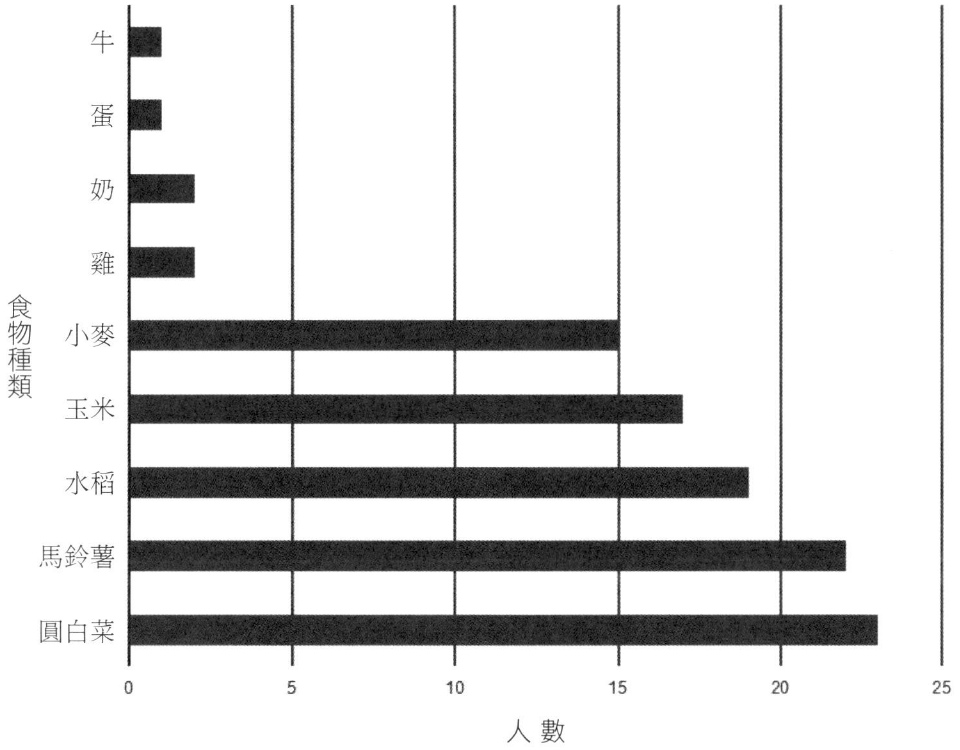

所以如果我們吃蔬食的話，地球可以養活更多的人。很多人覺得地球現在人口太多了，導致地球不堪重負了，實際問題不在於人口太多，而在於我們在吃什麼東西。**地球完全可以養活 140 億吃蔬食的人，但是不能滿足 70 億人吃肉的需求。**

水

同樣的問題也發生在水資源的利用上。生產 1 千克的馬鈴薯需要大約 500 公升的水；1 千克的小麥需要 900 公升的水；1 千克的牛肉需要大於 15000 公升的水 [13]。而連續淋浴 5 分鐘只需要約 25 公升水 [14]。

養牛用掉很多的水，是因為牛吃的每一公斤飼料都是用水澆灌出來的，有一個放大效應。全球的淡水資源（很大一部分來自越來越少的地下水），70% 用於農業；其中畜牧業的飼料生產用掉了大約 60% 的灌溉用水。可悲的是飼料生產和養殖業，也是淡水資源最大的汙染者 [15]。根據斯德哥爾摩國際水資源研究院的數據 [16]，**21 世紀初全球有 7.8 億人沒有安全的飲用水。到了 2025 年，18 億人將生活在貧水區，2/3 的地區將出現水資源短缺。而氣候變遷又造成更多的旱災，使水資源更加不足。**

水和食物的短缺是誘發地區衝突的重要因素。一個典型的案例就是南蘇丹。南蘇丹的內戰打了幾 10 年，其根本原因是，水資源的枯竭導致牧場消失。於是原來定居山區的遊牧部落開始入侵平原，造成衝突。因為涉及生存，這個矛盾是不可調和的，所以一直打到現在，死亡數百萬人 [17] [18]。

類似的情況也發生於肯亞、衣索比亞、烏干達等水和糧食供應受到嚴重威脅的國家。

中國

根據世界糧農組織的數據 [10]，中國人均可耕地面積 0.08 公頃，低於印度的 0.12 公頃和巴基斯坦的 0.17 公頃，遠低於美國的 0.48 公頃和俄國的 0.85 公頃。人均水資源上，中國也遠遠低於世界平均值 [20]，尤其是北部和東部沿海地區 [21]。（**編註**）中國的農業資源和我們的人口體量相比非常有限，所以 FAO 把中國列為「嚴重地區性糧食短缺」國家。

2014 年，中國消費 8700 萬噸肉類，人均 62.5 公斤左右，比美國的 1/2 略高。我們吃掉全球約一半的豬肉。為了生產這麼多肉類，需要進口大量糧食 [22] [23]。

2017／2018 年度，中國將從全球市場進口近 1 億噸大豆用做飼料 [24]，占全球交易量的 66%[25]。除此之外，我們還將進口 5000 萬噸玉米 [26]（自產 2 億噸 [27]）以及大量高粱。對大豆的需求導致南美洲國家擴大基因改造大豆的種植。而這些耕地來自對熱帶雨林的燒伐 [23]。1970 至 2012 年的 42 年中，巴西的亞馬遜熱帶雨林面積減少了 13%，或 70 萬平方公里 [28]。

馬修·史坦（Matthew Stein）在《When Technology Fails》（書名直譯：《當技術失敗時》）一書中指出，人類面臨多個可能毀滅文明的因素，包括全球變暖、石油危機、糧食安全、森林墾伐以及漁場崩潰。任何一個都足以毀滅我們的文明。

除了石油危機（現在又多了個機器人），其他每一個都與動物性飲食相關。大幅減少全球動物製品的消費，可以馬上減輕人類對陸地和海洋資源的過度使用。這樣農耕可以回歸自然，淡水消耗、耕地退化、森林墾伐、土壤沙化、生物多樣性降低都將立即被遏制。糧食直接給人吃，餓死人的現象將顯著減少。有些人可能會說，吃什麼是個人的權利。但是當整個人類的命運受到威脅，個人的選擇已經不再是藉口了。我們必須馬上行動起來，我們沒有時間等待政治的奇蹟或新技術的出現。全社會必須儘快覺醒，才可能把人類從前所未有的危險中挽救回來。

我們都**問問自己：今天我能做些什麼幫助我們的地球？**

編註：臺灣雖然降雨量豐沛，卻也是在相似缺水的情況（4958:4074）。

到底，我們活著是為了什麼？

春節後開工第一天，我在美國聖地牙哥跟大家閒聊。春節，是萬物生發的季節。今天，我們從電影《人類（Human）》說起。

需求與欲望

《人類》這個片子裡，我感受很深的一點是，我們人類真正的需求是非常少的。其中的一個案例講到，印度有一個女人，她只有一點點的耕地，還有一隻雞，下了蛋的話就賣掉到市場上去換鹽巴，丈夫剛剛開始工作，也掙不到什麼錢。但是他們就這麼一點點收入，就已經足夠了。

電影裡，很多受訪者只有一個小小的夢想，比如一輛摩托車，就可以滿足了，露出那種發自內心的笑。但，仍然有很多人得不到他們最基本的生活所需。印度一個家庭，家裡沒有水，借些錢打井，結果沒挖到水。更糟的是，錢還不起，先生不堪重負選擇自殺……。另一邊，大城市裡，很多高樓大廈在建，有的甚至每一層都有游泳池。

電影裡還講到，南蘇丹農民的變化，以前都是自給自足，非常自在，實際也不富裕，但是那些村民非常滿足。後來因氣候變化、戰爭，他們淪為難民，親眼目睹自己的親戚朋友在戰爭中被殺害。

電影裡還拍了很多其他的國家的難民。有一位難民說，他已經流浪了很多國家，他只希望有一個地方讓他呆下去。一個容身之地已經成為奢侈品。一些人連最基本的溫飽都得不到；一些人飯來張口，衣來伸手，還在索取更多。

當你接觸到那些真正貧困的人，會覺得我們真的很有義務、很有責任去改變現狀。

生命的意義

到底，我們活著是為了什麼？

影片裡講到一個猶太人，她兩歲半時剛好二戰，母親隔著鐵絲網，把她交給一個素不相識的德國軍官。德國軍官把她偷偷交給自己的父母，撫養長大。

還有一個巴勒斯坦的父親，他 10 歲的女兒，在陽臺上聊天的時候，被子彈擊中，失去了生命。這位父親說他不會去復仇，絕不復仇。冤冤相報不是他要做的。生命的目的不是去殺害另一個生命。他認為不復仇，女兒在天堂才會安心。

有一個殘疾孩子的父親，他做了很多努力，花光財產為孩子治病，仍然不能有很大改善。但是他還是堅持。他講了一句話：「只有愛，才能拯救這個世界。」

很多人說肉食不對，蔬食才對。但我們宣傳蔬食，對錯其實不重要。**蔬食並不是目的，愛才是。我們從健康入手，但健康不是最重要的事情，甚至動物的生命，都不是最重要的事情。最重要的，是我們的本性。**它會不會被掩蓋、被壓抑？

我們一直從科學上講蔬食、講健康，今天為什麼要說這個？因為，**蔬食不只身體健康那點事。**我們殺動物、吃動物，滋養自己的身體，展示自己的強大……這不是一個文明人做的事，這不能體現我們的本性。**我們的**

本性是善良的，是智慧的，是有愛心的。我們誤以為自己需要吃動物，長期以來成為了習俗。我們忘了更重要的——我們的本性。

但也怪我們自己，**因為自己的貪欲作怪：貪圖那個味道，貪圖一時的快感，貪圖要被認同，讓我們忘了去和自己的本性鏈接。**有的人為了吃，甚至就不要命了，明知道肉不好，還是要吃。

健康的時候，我們什麼都想要；不健康的時候，我們就只想要健康。疾病是個好事，提醒我們回歸本性。

關於貪欲

因為貪欲，我們每年吃掉了 7 億隻豬。中國人吃肉的問題，現在已經變成了一個世界問題了。

在 2018 年 7 月，《科學（Science）》雜誌有一篇文章，指出了世界肉類消費趨勢，中國是最高的，遠遠甩掉了第二位。第二位是全歐洲人吃的肉加在一起。從趨勢來講，中國的肉類消費還在迅速增加。

吃肉，同時還吃進去很多化肥、農藥、激素、重金屬。每年很多鯊魚被殺害，只因為我們要吃魚翅。每年要花費很多糧食餵動物，因為我們要吃肉。

我的一個朋友曾經是郭沫若的廚師，他說過一句話，「千病萬病都是一個貪病。」我們現在 86% 的疾病都是貪吃出來的富貴病。我們貪圖口腹之欲，同時又貪生怕死。我們最愛聽壞習慣的好消息，我們最不愛聽壞習慣的壞消息。

原先「吃」字，是口＋契，吃飯，是對自己對社會負責任的意思。但因為貪，各種各樣的掠奪、競爭，最後這個「吃」就變成口＋乞，乞丐的乞了。**我們乞求安全的食物、健康的身體、清新的空氣，都得不到。得到**

的是有毒的食物、疾病的身體，汙染的空氣。為什麼？就是一個字：貪。我們把本性忘掉了，所以我們變成了乞丐。

我們為什麼推廣非藥而癒？**非藥而癒是做減法，減法是專門治療貪病的。只有做減法，才能停下來。享受轉瞬即逝的時光，品嘗食物最原本的味道，感受自己存在的美好，感恩大自然的饋贈，感恩我們能生活在這樣美好的星球。**

我們感受跟萬物的連接，我們感受愛在時光裡自由地流淌。

「反貪」文化是一種分享文化。我們一起停下來，分享這個美麗的世界，分享這一刻美好的時光，分享健康的方法……。分享的過程中，我們得到了共振，我們有共同的語言，實現心和心的溝通。分享使我們不再孤單，消除掉誤會，消除掉負能量。我們啟動了彼此鏈接的按鈕。獨占的時候，我們切斷相互溝通的通道。我們在吃動物的屍體的時候，不光是跟動物之間失去了連結，我們跟自己內心的憐憫心、自性也失去了連結。

透過「貪」，我們得不到想要的東西。我們越貪，越忙，承受的風險越多。貪，今＋貝，今天的寶貝，它是很暫時的，不是永久的。永恆的富足不可能透過今天的寶貝得到，不能透過貪得到，只能透過做減法，我們透過分享，回歸本性，我們沒有理由不分享。

分享，其實是我們的本能。不管多麼快樂美好的事情，不分享，都會失去了意義。世界本身就是一個分享的空間。我們越分享就會有更多的人在背後支持我們，我們就越有力量。

我們本身就是分享的受益者，大自然一直在無私地分享。透過分享，我們會發現：我從來沒有占有過任何東西，但我又擁有所有的東西，這就是分享的魅力。

現代文明

在西方有一種說法，叫文明終結者。機器人、基因改造、核武器、氣候變遷……任何一樣都有可能把我們的文明終結掉，直接回到舊石器，或者單細胞生物。

- **機器人**

全世界最有才能的人都去做機器人。各種機器人公司，有的專門教機器人走路，有的專做機器人的皮膚、有的專門研究機器人講話。現在就差把各個功能彙聚在一起，變成一個真正的全能機器「人」了。

香港的社交機器人索菲亞（Sophia），聊天比人講得都好；機器人下棋，我們人贏不了；體力上來說，人肯定贏不了；機器人又不需要吃飯，不需要睡覺，不會出錯，又不會發脾氣……。全能機器人可以自我設計，它們再設計第二代的機器人，越來越好，自己就可以進化自己。

機器人是我們的工具，是我們發明出來的。如果我們的念頭是好的，不是貪的，是為大眾服務的，那這個機器人就會讓社會變得更好；如果我們有不好的念頭，機器人也能瞬間毀滅我們，因為我們使他們太強大了。

- **基因改造**

基改也是一樣，我們有可能產生對身體有害的作物、物種，甚至人類可能變得是不是我們自己都不好說了。因為人都可以被基因改造了，甚至植入晶片，變成半人半機器。

基因工程很好，但如果我們利用不好，用於不好的目的，那有可能會消滅我們自己。

- **核武器**

核，我們可以把它用於好的方向，但如果我們自己念頭不好，把它用於不好的事情上，核有可能會毀滅我們。就像火是中性的，無善無惡。你把火給一個小孩，但他不會用，有可能把房子點著。

- **氣候變遷**

這個和我們的飲食有密切關係，如果我們不去遏制氣候變遷的話，我們還繼續大量吃肉，繼續大量排放溫室氣體，那我們沒有太多時間了。地球的二氧化碳已經達到了 0.04% 以上。400 萬年前有過一次，那時候的海平面要比現在高出 40 公尺。

除此之外，海底有很多很多甲烷（可燃冰），青藏高原凍土層也有很多甲烷，如果溫度繼續升高，甲烷釋放出來的話，就會造成一個惡性循環，地球越熱，甲烷釋放得越多；甲烷釋放得越多，增加更多的溫室效應。幾百萬年以前，甲烷從海底釋放出來過，90% 的海洋物種，75% 的陸地物種都在那個時候滅亡了。

關於文明，有人說是進化的，還有一種說法是外星人殖民，都有可能，歷史上很多事情，我們還沒找到原因。實際上，地球文明很有可能已經很多次地自我毀滅了。因為我們不能控制自己的貪欲，不能用精神文明來控制物質文明，最後就不文明了……

想起《流浪地球》（**編註**），終結時刻，你是否有勇氣有希望，去改變這個世界？**只有愛，才能改變世界。而蔬食，可能是一劑良方。**讓我們，停下來，學著不傷害；靜下來，學著不貪求；向內看，找回本性；我們才有機會遇到愛，分享愛，懂得愛，成為愛。

編註：《流浪地球》是 2019 年中國 3D 科幻冒險電影，改編自劉慈欣所著同名小說。

【後記】

推開一扇門，遇見新世界

最後這一章是一些隨筆，都是對生活中發生的事有感而發。或許讀了後會給你些啟發；或許你也會開始寫臉書；或許……生活是豐富多彩的。

過去幾年裡令我最為欣慰的決定就是做公益。做利他的事可以給我們無法替代的快樂和滿足感，以及接觸和近距離了解不同人和事的機會。這就是成長。讀萬卷書不如行萬里路；行萬里路不如閱人無數。這好像就是我親身經歷的寫照，不知道我理解得對不對。

真是令人感慨萬分的 2017 年末。往前推的 3 個星期就像走進一場跌宕起伏的電影，緊張和欣喜，都歷歷在目。

雖然忙得跟招財貓似的，但是很充實很喜悅。寫公眾號（**編註**）真是耗心費力。要做到每日更新，更需要信心和毅力。雖然每天只寫 1 千多字（我已經盡力了），但是要做到實用易讀，還是需要花一些心思。剛好趕上年底，之前已經安排了很多講座，所以行程格外緊湊。有時一天之中既要講課，又要坐飛機，還要寫作。忽然感到時間不夠用，很多以前認為重要的事都拋在了一邊。

編註：微信公眾平臺是騰訊公司在微信的基礎上設立的功能模組，透過這一平臺，個人和企業都可以打造一個微信的公眾號，並實現和特定群體的文字、圖片、語音的全方位溝通、互動。

但這也是好事，它使我更注重事情的優先次序——活得更有效率了。因為有時間的壓力，很多文章寫得不完美，經常剛發出去，就覺得這裡或那裡需要修改，或者忽然發現少寫了一部分內容。但這就是新媒體，快節奏，不能管那麼多了。

雞蛋那篇文章延誤了 7 分鐘才發出的，但是我們後臺為這 7 分鐘緊張得要命。本來前一天晚上就應該寫好。可是那天晚上坐高鐵，一下子睡著了，結果到了酒店快一點了，一個字還沒寫。夜深了，想想還是先睡吧。

於是第二天上午趕稿子。匆匆忙忙在下午講課前把初稿發給閃耀（我們的編輯）。講完課，閃耀發來一大堆問題。這時已經 4 點半了。本來已經坐下準備和承辦巡講的老師喝茶了，馬上打開電腦，開始工作。

那次好緊張，文章發出去後，腦袋已經不能思考任何事兒了。每天還要回答很多留言和問題。開公眾號收到的問題一下子比以前多了 10 倍！由於時間有限，不能一一詳細回覆，這也是經常感到遺憾的。但是由於傳播性高，每一個回答會有很多人讀，不敢有一點怠慢。因為，答錯了會誤導很多人！感謝夥伴們的鼓勵與回饋，您們的支持是我的動力；您們的疑惑也提供了未來文章的主題。

有時，也會收到個別負面的評論——通常是沒有依據的發洩，這些不必理會啦。也有些提供建設性的意見，這些對我們的改進很重要，歡迎大夥隨時提出探討。

這也是開公眾號的另一個目的，除了傳播，還有就是相互學習。寫文章其實就是一個學習的機會，經常需要查閱很多文獻。有時候對一些內容的認識不夠清晰，寫完就清晰了。自己都理解不透怎麼可能讓讀者讀懂？剛開公眾號，每天特別關注閱讀量。編輯閃耀說我整天抱著手機傻笑，一點也不假。有一次不小心多按了幾下手機螢幕，結果不小心把某篇文章刪了。後臺立刻就收到好幾個留言，說怎麼打不開了？真是有苦難言，幸好沒有刪掉閱讀量最大的那篇。

有時會為一篇文章沒有多少人閱讀而焦慮。但是更多的是興奮，因為忽然發現，寫文章比講課更能夠把資訊傳遞給更多的人。

平均每一輪公益巡講大約 2 至 3 個月，把聽眾加總起來也就有 1 萬人左右了。可是光過去 3 個星期的總閱讀人數就已經達到近 14 萬！一切努力都是值得的。這個公眾號正常運行的背後有很多夥伴的智慧、愛心和直接或間接的無私奉獻。在此深深地向您們致謝！您們都是天使，我為能和您們同行而驕傲！

特別感謝閃耀和 Spenser。您們給我開了一扇門。在您們的鼓勵下，我才鼓起勇氣開始了第一篇的寫作；Spenser 的建議和寫作課對我是雪中送炭，讓我學到了公眾號傳播的重要性（雖然到現在我還有 3 節課沒聽完）；閃耀從公眾號的申請到編輯到運營，妳的付出使我能集中精力在寫作上。再次感恩！

夥伴們，在健康飲食傳播的路上，我們還有很長時間要一起同行。我們做的是喚醒的工作。每個人病苦的根源在於沒有覺悟，沒有從自身找健康的答案，沒有意識到並啟動自癒力。當今社會的醫療健康問題也在於錯誤的方向，我們不斷地做拖地的工作，不斷地做加法；我們忘了關水龍頭、做減法的重要性，忘了預防重於治療。

歡迎更多的夥伴加入覺醒者和喚醒者的行列。

蔬食不是目的，愛才是！

前兩天講完課後接受南通大學學生媒體的採訪，問我什麼是公益？說實話，我從來沒有思考過這個問題，但還是脫口而出：公益是為他人著想。

善款善行都很好，但關鍵是我們的注意力在哪裡？

當我們關注他人，為他們著想的時候，就是在做公益。公益是愛的表現形式。

愛是什麼？

很小的時候我就意識到，愛是給予，不是索取。當一個人真的愛另一個人的時候，他時時刻刻在想，我能給他什麼；不會想，我要得到什麼。一位母親愛她的孩子，她從不會想，孩子能給我帶來什麼。母愛讓人動容，因為這種愛沒有任何附加條件。不求回報的給予會帶來最大的快樂。在給予的過程中，我們會感到自我價值的實現，也會發現很多自身的問題。

這些問題又成為自我成長的推動力。無條件的愛使人感到沒有負擔的快樂，發自內心的幸福感。當無條件的愛降臨，欣然接受本身就是對愛最好的回饋。商業上也如此。如果大家為了利益而合作，會很累，因為在合作以外沒有得到精神的滋養。但是為了愛而合作，會很長久，因為大家在看同一個利益他人的方向。這種企業叫社會型企業。

愛是我們來這個世界必須完成的功課。只要學會了，就不枉人世走一遭；只有學會了，才不會一次次重蹈覆轍。

只有擁有，才能給予。

愛的源泉

既然愛是給予，那麼愛從哪裡來？源源不斷的愛又如何保證？自古以來，無數人試圖透過各種方式尋找永恆的愛。他們靜坐、祈禱、讀經、頌唱、瑜伽、斷食、旅行，或者用其他的方法。但是不管哪種形式，愛都有一個內在的源泉。

愛存在於我們每個人的裡面，是每個靈魂自身的品質。之所以缺乏愛，是因為我們的注意力都集中在外面了。外邊事物之所以美好，是因為它和我們裡面的某種特質共振了。

當我們看到美好的東西，擁有美好的心境，我們迫不及待地要把它分享出去。分享的時候我們不會失去什麼，就像一句諺語不會因為流傳了上千年而失去一絲魅力，卻會因無數人傳遞解讀而愈加深刻雋永。在推廣健康飲食的路上，我遇到無數從曾經的身心痛苦中醒來的人，他們的故事被口口相傳，喚醒了更多渴望改變的人，成為源源不斷的愛的源泉。

那為什麼有時候我們付出很多會覺得精疲力竭？這是因為我們在某一個環節沒有守住無私的初心，比如升起了自我意識。這種意識遮住了一些愛的光芒，於是我們感覺到愛的力量變弱了。無我是保持愛心水庫不漏水的關鍵。**我們每個人都有一個愛心水庫。激發別人的愛心是為它開源，無所求就是節流。**

愛的力量

聖雄甘地說，有愛的地方就有生命。中國一位母親田秀英用偉大的母愛，從死亡線上挽救了她75%重度燒傷的兒子，這在醫學上是不可思議的。最大的愛帶來最大的信心，產生奇蹟的結果。愛有著無比強大的療癒力量。

國外有一種療癒犬。美國校園槍擊案後，一個女孩幾個月一言不發，但是當她愛撫一隻療癒犬後，開始主動和她的母親說話了。

我們真正愛一個人的時候，會有心跳的感覺，這是因為「這次體驗」觸及了靈魂。並不是他給了我們什麼，而是因為他的出現，讓我們找到了自己，找到了自己內心想要追求的東西。

真愛不是失去自我，而是認識自我。柏拉圖說，每個被愛觸及的人都變成了詩人。美麗的詩句和動聽的音樂都是靈魂的表現形式。所以愛和藝術，只能用心去感受。有了愛，一切問題都不是問題，因為問題都是我們忘記了愛才生出來的。

愛也可能被人誤解，但是那並不重要，因為誤解在頭腦的層面，愛才是真我的表達。暫時的黑暗是讓我們更深地感受光明的美好。

一些人無法理解，為什麼很多蔬食者整天處於亢奮狀態？因為**蔬食是我們表達愛的一種形式。我們天天在和全天下的生命談戀愛。**一個人選擇蔬食以後，慢慢變得細膩、敏感。類似這般，「見其生不忍見其死，聞其聲不忍食其肉」的「感情」，沒有辦法和一個正在對紅燒肉大快朵頤的夥伴表達出來。

我不想看到你生病，也希望一切生命得到尊重，但你不理解我的時候，我也依然希望你一切都好。

把愛付諸行動，你儂我儂，天倫之樂的小愛和無我利他的大愛，本質上是一樣的。愛是願意為對方承受。當你確定愛上他的時候，你已經開始為他承受，有形的，無形的。愛身邊的人，就馬上說出來，並付諸行動，不要等到物是人非。

利益他人，就在力所能及的時候隨時給予，不要等到窮途末路。最近，就在最近，兩個最愛的親友相繼離世。每一次都沒有機會去看他們臨終一眼。想到周圍有太多人為我承受，有形的，無形的，我感到虧欠他們太多，能做的只有把這些愛傳遞給更多的人。**所以趕緊對你最愛的人說我愛你，並付諸行動，感恩他為你所做的一切。**不要像我一樣，等到失去了這樣做的機會。

把愛擴大

馬來西亞註冊的自然療法醫師溫秀枝老師說，「一個問題被我看到，我就有責任。」

萬物一體，世界是我們內心的延伸。當一個地方出了問題，都會影響到我。所以愛每個人就像愛自己一樣。**首先要愛自己。**愛這個身體，給它健康的食物，給它時間充分休息，而不去想我讓你休息了，你能給我什麼。愛我們的靈魂，給它時間思考，感受，聆聽內心的聲音。

愛家人。他們任勞任怨為我們付出最多。我們成功，他們高興，提醒我們戒驕戒躁；我們遇到挫折，他們擔心，鼓勵我們不忘初心。想一想我們能給他們什麼？

愛這個世上每一個為他人負重前行的陌生人。這個世上，有太多人一直悄悄地任勞任怨地為我們服務，沒有向我們索取什麼，我們甚至感覺不到他們的存在。但我們走的路，吃的飯，穿的衣服，呼吸的新鮮空氣，良好的治安，隨時可用的無線網路……我們一直在社會和陌生人愛的給予之中長大。我們能給予他人什麼？

生命無常，不虛度時光，不想當然地認為我們擁有的一切理所應當。我的編輯閃耀說：「對一個人好，沒回報，你會恨；對十個人好，一個回報，你會不平衡；對一百人好，十個回報，你會感動；對一萬個人好，一百個回報，你會感歎愛出者愛返，福往者福來；後來根本不記得自己付出了什麼，只記得滿世界都是愛。」

願每個靈魂都像太陽般閃耀。這段寫作的時光，呼吸般跟著感覺走的自由，是您們帶給我最大的成長！

感恩每一位關注我的讀者朋友！珍惜每個當下，我愛您們！

《特別收錄 1 》

什麼是責任醫學

2000 多年前，古希臘的希波克拉底提出了「希波克拉底誓言」，這個誓言後來被廣泛接受，成為行醫的道德準則。

在此基礎上，1948 年產生了著名的日內瓦宣言 [1]。

值此從醫之際，我莊嚴宣誓為服務於人類而獻身。

我承諾對師友衷心感佩。我承諾在行醫中保持端莊和良心。我承諾把病人的健康和生命放在一切的首位，病人吐露的一切祕密，我承諾嚴加信守，決不洩露。我承諾秉承醫生的職業榮譽和高尚傳統，待同事親如弟兄。我決不讓我對病人的義務受到種族、宗教、國籍、政黨、政治或社會地位等因素的干擾。對於人的生命，自其孕育之始，就保持最高度的尊重。即使在受到威脅之下，我也決不用我的知識做違背人道法規的事情。

我發自內心以名譽保證履行以上誓言。

病人和股東哪個第一？

所以，醫生的神聖職責是把病人的健康和生命放在首位。可是自從醫療商業化之後，這項最基本的原則面臨前所未有的危機，因為在 MBA 的

第一堂課上，我們學到了「股東財富最大化」是公司存在的唯一目的。實際上當今的美國社會就是在這種原則的基礎之上建立起來的。

顯然，如果股東財富最大化，就不可能患者權益最大化。如果你是患者，你願意把自己的健康和生命交給這種體系下的醫生嗎？醫療商業化帶來了很多奇怪的現象。最暢銷的藥都是治不好病又死不了人的藥；終生服藥成為常態；治療大於了預防；醫院越蓋越多，病人越治越多；甚至醫生罷工時，死亡率反而下降。

2000 年以色利醫生罷工 3 個月導致死亡率大幅下降[2]。

1976 年洛杉磯醫生罷工 1 個月，患者死亡率下降 18%[3]。

於是一些人把矛頭指向了醫生，打醫傷醫事件時有發生。但這不公平，因為醫生也是體系的受害者，絕大多數醫生是全心全意服務患者的。只是系統出了問題，他們美好的願望和努力不能有效地轉化為療效。

體系內和體系外的三高治療

• 血壓

二戰期間，很多美國人因為飲食的原因罹患高血壓。因為那時人類還沒有發明降壓藥，得了高血壓就相當於被判了死刑。後來華特．肯普納（Walter Kempner）醫生發明了低脂純素低蛋白的米食飲食（Rice Diet）方式，使上萬患者恢復了健康[4]。

後來降壓藥出現了，血壓可以透過長期服藥控制了，更根本的飲食改變逐漸被忘記。

在和一位患者的書信中，肯普納醫生說，如果和嚴格的飲食管理相結合，藥物可以非常有效。可是實際情況是，與對癌症的態度截然相反，高血壓及其可能的併發症——心臟病、腎病、中風、失明，仍然沒有被認真對待。

比起對病人和醫生都不方便，對藥廠沒有利益的飲食療法，患者、醫生和藥廠更喜歡吃藥、開藥和賣藥。所以這些疾病的死亡率仍然非常令人震驚[5]。

● 血脂

1971 年，日本科學家遠藤章（Akira Endo）首次從真菌裡提純了他汀類物質。他汀可以抑制膽固醇的合成酶，是一類非常有效的降血脂藥物。自 1996 年起，他汀類藥物在 15 年內的總銷售額達到 1250 億美元，成為有史以來最暢銷的藥物[27]。

可是因為需要天天吃藥，他汀類藥物有糖尿病、乳腺癌、肌肉損傷和肝腦損傷等多種副作用[28][29][30][31]。臨床研究發現，植物性飲食至少有不亞於他汀的降血脂效果，並且沒有副作用[6]。可是在臨床中真正推薦患者進行蔬食的醫生幾乎沒有。一位醫生說，因為患者不會選擇蔬食，所以就不推薦了。

因為醫生自己不執行，不了解蔬食，病人連聽到蔬食可以逆轉高血脂的機會都沒有了。

● 血糖

二型糖尿病的情況更奇葩。

早在 1979 年，一項研究證實，短短 16 天的低脂蔬食即可使一半注射胰島素的患者停藥；其餘的患者也可以大幅減藥[7]。之後的 40 年出現了越來越多支持低脂蔬食逆轉糖尿病的資料[8][9][10][11]。

可是自從那時開始，美國的糖尿病人口持續升高。中國的糖尿病人數也從總人口的 0.8% 猛增到 2013 年的 11.6%。

對於患者如此重要、寶貴、救命的資料，醫生都不知道，普通老百姓就更無緣聽到了。他們被告知，糖尿病是治不好的，必須終生服藥、打針。

著名的 12 世紀醫學理論家和醫生摩西·麥蒙尼德（Moses Maimonides）說，任何疾病如果可以透過飲食療愈，就不應該採取其他方式醫治[12]。

低脂蔬食是做減法的干預方式，從源頭上停止自我傷害；而藥物是做加法的干預方式，在疾病發生後控制其症狀，因為沒有切斷疾病的根源，所以吃一輩子藥也不可能把病治好。

為什麼蔬食逆轉三高的資料不得以傳播？為什麼預防不受重視？難道我們不知道不改變生活方式，停止自我傷害，藥物干預是治不好病的嗎？

不是。其根本原因是這些方法不符合股東財富最大化的原則，不會受到重視，得不到推廣資源，甚至不會進入醫學院的教科書。

醫生的營養學知識

在飲食上病人最相信醫生。關於飲食與營養，醫生是最多被諮詢的專業群體了。可是醫生在醫學院學過多少營養學？

根據一項調查，2009 年，美國醫學院的學生平均學習了 19 個小時的營養學[13]，其內容主要關於各種營養素的缺乏症。

一項更新的調查發現，一半的美國醫學院學生不能透過一個基本的營養學考試。低於 12% 的受調者了解營養素的飲食推薦量 RDA（評估患者營養需求的最基本指標），可是多半受試者都很自信可以透過營養學教育治療患者[14]。

很多醫生的營養學概念甚至是錯誤的。我發現，多半醫生建議乳腺癌患者不要吃大豆，不要喝豆漿。但是隔國 10 年前的研究就已經發現，多吃大豆製品可以降低乳腺癌死亡率和復發率各 1/3[15]，而且這項研究結果已經被多項相關研究做證實[16][17][18]。

沒有良好的營養學教育，就不能提供好的營養建議，所以藥物和手術才成為主流的治療方式。這樣股東財富就最大化了。

學術文章受到利益的影響

營養學研究的資料和結論有很深遠的影響力。食品行業對這一點是非常清楚的。因此他們也在科研上進行投入。在這個過程中，一些人為的因素可能對營養學研究資料的嚴謹性造成很大的影響[19]。

一個常用的方法使肉類的資料看上去不那麼糟，是選擇對比參照物。2018 年一篇綜合分析得出結論，吃紅肉不會顯著影響心血管疾病的風險（升高 LDL）[20]。該文章選擇的 39 項研究中，34 項比較紅肉和其他肉類對心血管風險因素的影響，而不是和不吃肉比。結果顯然差別不會大。

還有一種製造混淆的方法是把不同實驗條件的資料混在一起，得出差別不顯著的結論。2014 年的一項綜合分析得出了飽和脂肪不會提高心臟病風險的結論[21]。

該結論引發國內外媒體的報導：吃豬油沒問題！

可是仔細閱讀該文章引用的研究發現，有的研究比較的是 7% 和 13% 的飽和脂肪攝入；另一些研究比較 13% 和 22% 的飽和脂肪攝入。前者得出了顯著差異的結論；後者沒有（因為相比較的兩個人群都已經處於飽和脂肪攝入達到飽和的狀態）。當把這兩個資料和其他一籮筐實驗條件差別很大的資料放在一起，作者發現，差異不明顯！

研究發現，當一項研究有產業資助時，得出對產業不利的結論的幾率幾乎是零[22][23]！

更重要的是，基於這些「科學資料」推出的政策，可能造成更廣泛的誤導。2015 年美國飲食指南取消對膽固醇的限制就屬於這一類。幸好在有良知的醫生和學者的據理力爭和大力呼籲下，2016 年最終推出的飲食指南增加了那句：「儘量不要從食物中攝入膽固醇」，從而在一定程度上抵消了該指南的不良影響。

除了飲食指南，產業花大量資金對美國農業政策的制定進行遊說。比如 1995 至 2005 年期間，美國政府對肉蛋奶業的補貼比例高達 74%。這和飲食寶塔中的 20% 左右的比例相差甚遠。這種政策與美國人肥胖、糖尿病、心臟病等疾病的流行脫離不了關係。

什麼是責任醫師？

首先醫生應該是健康的表率。唯有醫生不吸菸，病人才能意識到吸菸的危害；唯有醫生提倡蔬食，病人才會有興趣健康飲食。

醫生要尊重生命，不傷害人或動物，不支持傷害人或動物的事。上世紀初，美國一些醫生為研究梅毒，在病人不知情的情況下，在黑人身上做人體實驗，造成成千上萬黑人的健康受到摧殘。為避免這類事件再次發生，1964 年，專門約束人體實驗的《赫爾辛基宣言（Declaration of Helsinki）》誕生。

對於動物的生命也如此。「夫殺生求生，去生更遠。」提倡蔬食的藥王孫思邈為後人做出了表率。

醫生要無私奉獻，患者優先。既然選擇了這份利他的職業，就應該把病人的健康和生命放在首位，而不是經濟效益或其他因素。

醫生要保持客觀。不讓自己的偏好、立場或私利，影響對醫學的判斷或對病人義務的行使，更不能故意誤導大眾。

醫生要不斷學習。在這個資訊爆炸的年代，更新知識尤為重要。如果我們總是用 30 年前的課本裡的內容了解我們的醫療，我們的認知只能停留在 30 年以前，而且很可能是錯誤的。不學習對病人健康造成的後果需要由我們承擔。

醫學本來就是因為愛而存在的，因為忘了初心、變了味兒，我們才需要討論責任醫學。在中國古代，郎中是一個不為私利、救死扶傷的慈善職業。見到病人，不管是乞丐還是國王，沒有分別，都要救治；患者回報一杯水或者一個金元寶都處之泰然。

蕭長江博士和全國首家蔬食病房（編註）

當今社會，越來越多有良知的醫生主動站了出來，他們呼籲我們回到醫學的本質，重視預防，讓食物成為我們的藥物。

最近一篇由 20 位醫生署名的專題文章指出，避免肉蛋奶、糖、加工食物，增加蔬菜、水果、豆類、全穀和植物奶，會幫助患者從疾病走向健康。他們提議醫護工作者有義務告知他們的病人慢病的真正根源；很多疾病不是隨年齡增長不可避免發生的，而是可以透過健康的生活方式（飲食改變、運動、壓力調節）預防，甚至逆轉的[24]。

編註：蕭長江博士和全國首家蔬食病房

2018 年 5 月 19 日，在第五屆湖湘健康服務業發展論壇上，上百位專業醫學專家簽字支持每週一素的活動[25]。此前，湖南省中醫研究院附屬醫院的心內科病房已經啟動並運營中國首家蔬食病房一年[26]。我們相信，責任醫學的春天已經到來。

《特別收錄 2》

我們的科學態度哪去了？

記得中學的校訓是團結、緊張、求實、創新。其他三點我可以明白，但是實在不懂，沒事緊張什麼？後來走上科學的道路，對求實的理解越來越深刻，不過我還是不明白為什麼緊張。

科學體系

在每一個黨校的門口，都有四個赫然入眼的大字：「實事求是」。也就是說我們要尊重事實，尊重科學。科學最重要的是客觀性。我們可以有主觀看法，但是一定要被證實之後才會被接受。所以科學提供了一套方法論，是認識世界的很多方法之一。

這一點很重要，因為每個人認識世界的方法可能不同，有科學的，有非科學的，沒有孰是孰非，但是如果大家使用不同的方法討論同一個事物，恐怕永遠也統一不了意見。在這個尊重科學的時代，科學體系培養出來的我，也常遇到難以溝通的時候。

客觀性

有一次講完課後，一位公共營養師上來和我說：「老師，您講的都是錯的！」

我問她為什麼，她說：「和我們老師講的不一樣！」

我該說什麼呢？

聽過我課的人都知道，我的輔助教材關鍵內容都是原始資料，直接從科學文獻上擷取下來的。資料怎麼能是錯的呢？

她對「錯」的定義就是：「和之前學到的不一樣」。

尊重科學資料是尊重科學最起碼的素質。一般群眾往往不能區分看法（主觀）和資料（客觀）。一位人氣網紅營養師寫了一本書，足有 1 公斤重吧？從頭翻到尾，沒看到一個資料來源。

沒有資料來源只能是看法，任何人都可以根據自己的想法寫一本。如果沒有客觀性，說 TA（什麼意思？）是在寫小說好像都委屈了「小說」……

科普離不開科學數據。沒有來源的數據和沒有數據一樣沒有信服力。凡遇到重大的食品安全或公共衛生事件，媒體第一個採訪的是專家。這無可厚非，但是僅憑專家說幾句話就可以下結論，就有些太草率了。

專家和專家之間對同一事物的觀點很可能不一樣；即使一位專家，對同一事物的理解也可能隨時間的推移而改變。唯一不會因時間和場合而變的是資料。當然資料有實驗條件的制約，但最起碼在那個條件下是客觀的，可重複的。

較好的方法可能是找不只一位專家評論，而且專家在評論時最好要引用研究資料，而不是談觀點。

中立性

中立性是客觀性的體現。不是說人們不可以有個人立場，只是這個立場不要影響他的判斷。有些人不論什麼都從國外找答案，只有國外的答案才是標準答案。對外國的崇拜是一種立場，有時會使我們失去客觀性。

比如美國把膽固醇攝入量的限制取消了，很多人也開始跟風。但你知道美國人取消膽固醇限制背後發生了什麼嗎？有什麼因素在操縱飲食指南變來變去？（請參考本書第一章的第一篇〈飲食指南真的取消對膽固醇的限制嗎？〉）

至少美國這個新指南還加了一句：「儘量不要從食物中攝入膽固醇。」意思是：「儘量不要吃動物製品！」可是我們翻譯的人偏偏漏掉了這句關鍵的話。這叫「選擇性失明」。選擇性失明的原因是個人的立場影響了他接受資訊的能力。傲慢導致偏見，傲慢與偏見是科學的對立面。某些網站動不動就以裁判員自居，説別人是「謠言」。言外之意，我總是對的，我反對的都是錯的。

很明顯他們已經立場化了。一上來人家已經和你不平等了，一上來對錯已經有答案了，那還討論什麼？請問你們如何保證你的立場（觀點）就是對的？

實踐才是檢驗真理的唯一標準。有時候謙卑一些可以給自己多一些退路。

科學方法

既然講科學，就要用科學方法。

一項媒體報導，説一位103歲的蔬食老人骨質疏鬆，換人工關節。於是得出結論，是蔬食不好，造成了骨質疏鬆。憑一個案例就得出結論？Come on！至少她還活了100多歲呢！

還有報導説，一位老人的長壽祕訣是每天吃一碗紅燒肉。其實這並不奇怪，還有人天天抽菸也活了90幾歲呢！

N=1 只是一個隨機事件，科學上不能得出任何結論。這就好比有人闖紅燈僥倖成功，並不表示闖紅燈不危險。

符合科學的方法是找足夠的樣本（案例）做統計分析。比如說，蔬食人群大約占全部人口的 1%，如果百歲老人中蔬食者比例大於 1%，並有統計學意義（與樣本數和數據的標準差相關），那麼我們可以得出結論，蔬食對長壽是有利的。

注意，這意味著即使 100 個百歲老人裡面只有 10 個蔬食者，都可以得出結論，蔬食有益長壽！因為蔬食人口的比例從普通人群的 1% 提高的百歲人群的 10%。

為保證科學資料的嚴謹性，我們在做實驗獲取資料時要做平行的對照試驗，以排除不可控因素的干擾。比如說一項自家做的試驗，用 1% 的環保酵素在室溫下浸泡普通蔬菜 40 分鐘，發現浸泡後的蔬菜比沒浸泡過的蔬菜的農藥殘留減少了 85%。

於是實驗者得出結論：環保酵素可以除農殘。這裡面至少有 4 個漏洞：

1. 我們不知道那捆蔬菜在浸泡前的農殘數據；
2. 我們不知道是否在同樣的條件下光用自來水能否得到同樣的結果；
3. 這個實驗能否重複；
4. 我們不知道其他蔬菜有沒有這個效果。

更為科學的方法是，隨機取兩份同樣的蔬菜，一份用酵素浸泡，一份用水浸泡，獲取浸泡前後的數據，然後用不同的蔬菜重複這個實驗多次。

缺乏科學思維，容易導致盲從。因為我們沒有判別能力，所以只能放棄選擇權。在當今這個資訊爆炸、知識爆炸、新事物層出不窮的時代，保持開放和有科學判斷能力的獨立思考非常重要。否則，淘汰你我的會是機器人。

《特別收錄 3》

從酸性體質事件我們能學到什麼？

社會是個讓人捉摸不透的黑箱。其各個系統是如何工作的，似乎很難把握。可是當一個事件發生時，我們可以透過這個黑箱對其反應了解到很多。

一則「酸性體質」宣導者羅伯特·歐楊（Robert O. Young）被判罰 1.05 億美金的新聞火了。首先是某權威科普公眾號發貼文聲討酸性體質論，隨後各大媒體也相繼撰文圍剿。一夜之間，酸性體質論成為了社會公敵。

我不想為歐楊先生辯護，但是一些事情需要剝離出來，才能讓大家看清事實，讀懂這件事。

歐楊先生與酸性體質

看到一些批判文章指出，用「酸性體質」查找中文的科學文獻庫，沒有查到一篇文章，因此得出結論，酸性體質的概念根本不存在！我想編輯是想說，歐楊先生創造出一個不存在的概念「酸性體質」來唬弄人。

Come on ！

如果這個詞是從歐楊先生的原文翻譯過來的，翻譯人可能沒用「酸性體質」，換一個詞翻譯可能就搜到了，比如「酸中毒」。

如果不是從歐楊先生的原文翻譯過來的，那麼歐楊先生不一定與酸性體質有什麼必然聯繫；歐楊的倒掉不一定意味著酸性體質出了問題。不管怎樣，我們需要了解這個詞的原意，否則我們會無的放矢。

假設這個詞就是從歐楊先生的原文翻譯過來的，那麼歐楊的理論是什麼？他有一句著名的話：「只有一個疾病——酸中毒（acidosis）；只有一種療法——鹼性飲食」[1]。看來所謂的酸性體質就是酸中毒（acidosis）。

歐楊認為所有疾病的根源在於酸中毒。酸中毒的定義是：血液或其他體液鹼性降低的非正常狀態[2]，表現為血液／體液 pH 低於 7.35[3]。

歐楊建議遵循低壓力的生活方式和「鹼性飲食」，即高水分、高葉綠素的飲食（接近於植物性飲食但是可以吃魚）。在這個充滿貪欲的社會，這種做減法的飲食一定會對患者有幫助的。（請參考本書第四章第一篇〈高血壓、高血糖、高血脂，是因為營養缺乏嗎？〉）

當然減掉所有動物製品才更徹底，效果會好得多。遺憾的是歐楊先生後來又嘗試給病人注射鹼性生理食鹽水，開始做起加法來了。這是本質上的偏離，後話不提。

非法行醫與偽造學歷

我們要明白，法院是不可能判決一個科學理念的對錯的。陪審團成員不一定懂科學；實際上陪審員多半由普通老百姓組成。法院判定的是歐楊先生違法了，違反了「持照才能行醫」的法。歐楊先生給病人進行注射治療，提供醫療建議，但是並沒有行醫執照。法院進一步認定，歐楊先生涉嫌偽造學歷，並勒令其發表聲明說之前做了不實宣傳。他曾經在 8 個月之間一躍成為了博士，而頒發這個博士證書的機構並未獲得國家的認證。這之前歐楊先生已經多次被以相關罪名起訴並定罪，只是有些罪名因為陪審員之間沒有達成一致，而無法判決。

需要說明的是，有沒有學歷與他堅持的理論成立與否沒有直接關係。沒有學歷本身不是問題，很多偉大的事都是沒有學歷的人完成的，比如比爾蓋茨、馬克祖克柏等。問題在於他謊稱有相關學歷並憑此賺錢。

關於療效

因為判決的是無照行醫，所以該判決並不能說明歐楊先生的理論（酸中毒）的對錯。更不能像某些人期待的那樣，因此而斷言自然療法和飲食調理的對錯。因為法院的一個判決而否認一個學術命題是不科學甚至很可笑的。建立在偷換概念基礎上的幸災樂禍也很難長久。那麼歐楊先生的理論到底成立不成立？他的「療法」對比傳統化療（對於癌症患者）效果到底如何？我們不得而知，因為目前為止沒有相關的臨床數據。

一項研究發現，化療對於癌症病人 5 年生存的貢獻只有 2.1 至 2.3%[4]。所以歐楊先生的病人放在合法的醫生手裡未必可以活得更長，或者活出更高品質。英國一項調查顯示，88% 的醫師自己不接受心肺復甦術[5]。另一項加拿大的調查顯示，75% 的癌症醫生自己患癌時不選擇化療[6]。

判決後，歐楊先生的支持者認為這項判決「很不公正」，病人尋求他的幫助恰恰是因為他不是「傳統」醫生[7]。

客觀與尊重

過去的文章裡我常常提到，我們要客觀公正，尊重每一個人，包括站在你對面的人。用「謠言」、「謊言」、「騙子」、「騙局」、甚至「神棍」等誘導性詞語，不是做科普，而是在煽動群眾的非理性情緒。這與科普和科學完全背道而馳。

在今天這樣一個接近透明的網路社會，站不住腳的觀點分分鐘被推翻，我們在任何場合評價一件事的時候，實在不該用這種表達。除了尊重科學，說話給自己和他人留餘地，也不至於有一天我們被推翻，顯得吃相太難看。難道人們都這麼愚蠢，那麼輕易被一個騙子騙了？

不管是什麼專家，哪裡的專家，講話必須有證據，並且要說清楚，證據在哪兒。仔細閱讀，你會發現，這些反對「酸性體質」的一方並沒有什麼證據，沒有數據，只有觀點和情緒，基本沒有什麼值得反駁的點。更有個別文章，一方面說根本沒有酸鹼體質，另一方面又說鹼性體質並不好。前後矛盾，不能自圓其說。

酸鹼理論的科學性

實際上關於酸中毒（酸性體質）並不是一篇文獻都沒有，而是有大量文獻。人體體液的 pH 值也並不是從來不變，而是在小範圍內（pH 7.35 至 7.45 之間）波動，而且身體的不同部分在某一瞬間可能有不同的 pH 值。

我們的身體確實有幾個強大的酸鹼緩衝系統，但是局部酸性升高時，也需要一定時間才能回到平衡狀態。當酸性化的壓力持續升高，也會顯著影響代謝，也會影響整體血液的 pH 值。

研究發現，劇烈運動會顯著改變血液 pH 值（acidosis），這種變化在運動後 30 分鐘才完全恢復 [8]。對於腎病病人，因為排出障礙，代謝酸中毒（acidosis）確實存在，而且可能危及生命。靜脈注射碳酸氫鈉溶液在臨床上可以改善腎功能 [9][10]。

研究還發現，飲食既可誘發，也可改善酸中毒狀態。酸中毒與多種健康問題相關，如腎結石、骨密度降低、肌肉減少、二型糖尿病、高血壓和肝硬化[11]。採取以植物為主的鹼性飲食或高動物蛋白的酸性飲食對血液尿酸的濃度有相反的影響。鹼性飲食可以幫助身體更有效地排出尿酸[12]。

腫瘤組織由於糖酵解加速，產生酸性的細胞微環境。癌細胞表達 pH 感受器，調節癌症的發展和入侵[13]。酸性微環境被腫瘤細胞利用，產生抗藥性[14]，逃脱免疫系統[15]，並幫助治療後潛伏[16]。

這樣的數據還有很多，在此不一一列舉。不難看出，否定酸中毒（酸性體質）實際上是否定科學，即使打著科學和科普的旗號也一樣。

社會確實是個讓人捉摸不透的黑箱。但每一次大事件最終呈現出來的狀態，是真憑實據還是推測遐想，是百花齊放還是吵成一團，其實，都是大多數人共同意識狀態的表達。真理越辯越明，都是成年人，即使吵架也要吵出水準，吵個人類進步的階梯出來。

最後説一句，多吃蔬果豆穀，飲食攝入偏鹼性一點，你會沒那麼容易發脾氣了。

《特別收錄 **4**》

蔬食開店創業一定要知道的事

得益於國際趨勢、歷史必然性和眾多愛心人士的共同努力，中國蔬食人群和蔬食產業近年來呈快速增長趨勢。可惜目前還沒有一個真正影響深遠，豎立行業標杆的領軍企業出現。大多數素餐廳更是處於持續虧本的狀態，這給部分蔬食從業者造成了一定心理陰影，同時使得很多投資者徘徊觀望。

如何解開素餐廳無法獲利的迷思？這幾年我一直在各地行走，有感於蔬食餐飲業之百態，分享一些個人的看法。

發心

「我開蔬食餐廳的目的是什麼？」

雖然國際上已經有了像比爾蓋茨和李嘉誠這樣的蔬食趨勢投資者，在中國蔬食產業發展的現階段，絕大多數人是因為情懷而進入這個行業的。

蔬食是一份表達愛的職業。我們在引領一種奉獻與和平的健康生活方式。只有從內心真正認識到這一點，才可能把蔬食產業長久地做好。追求短期回報和商業投機無益於產業的推動，甚至可能破壞素業的聲譽。有了大的格局，就要用它指導我們的言行。只有誠信、擔當、無私、互助的精神才與蔬食這種利他的生活方式相稱。

我們的每一言每一行都代表著蔬食界，所以一定要事實求是，不可言過其實。食材的採購標準一定要嚴格，對顧客負責。當自己的內心和行為都坦蕩了，我們會讓用餐者在不知不覺中感受到放心、寧靜與溫暖。這時人們會自然而然地被我們高雅的品質所吸引。

忘了這個初心，為一己之私，就可能出現忽悠投資者，甚至欺騙推諉、惡性競爭、拉幫結派，甚至相互傷害的現象，讓人家覺得蔬食者還不如不吃素的人靠譜。

有些人開素餐廳是為了「消業」，那麼我們得到的也只是花錢買個平安。虧本是必然的，我們都會得到我們想要的。心在哪裡，結果就在哪裡。內心不夠端正，我們自然得不到客戶的黏度和可持續的發展。

定位

定位指對於自己在產業生態圈中的位置和生態環境有清晰的了解。只有這樣才能知己知彼。

1. 客戶定位

如果我們的發心是引導吃肉的人群吃蔬食，餐廳就應該定位非蔬食人群，而不僅僅是居士用齋的場所。

定位首先反映在餐廳名稱上。「某某某素餐廳」雖然看上去直截了當，但是也可能自砌門檻，直接把潛在客戶擋在門外，因為不吃蔬食的人看到「素」字或許就直接把你忽略了，不管你的菜做得怎麼樣。

裝修佈置也可以考慮避免宗教主題，選擇更輕鬆時尚的風格可能容易獲得客戶群更廣泛的認同。

我們的做法應該單純，從客人的角度出發，向他們展現蔬食同樣可以做得很美味營養。個人的文化情懷、追求和信仰都可以從小處著手，服飾、點綴、舉止言談中自然地流露出來。

對於一些老闆，素餐廳是呈現自己理想國的舞臺。有情懷很好（不管是關於信仰、生活方式，還是審美），但是我們必須明白開素餐廳是商業行為，在健康蔬食的原則下滿足客戶需求是頭等大事。

永遠記住，客人是來吃飯的，不是買衣服或受教育的。否則我們可能在無意中造成客人的反感，或者讓人搞不清我們是做什麼的。這樣花了大量時間和金錢，卻沒有達到我們推廣蔬食的目標。

要充分了解你的客戶。籌備期間在選址 1 公里內做一個問卷調查，知道哪些人將是你第一批客戶，要能準確地描述出這些客戶，並了解他們的飲食偏好和來用餐的動機。

2. 價格定位

盈利很重要，不可以只做公益，因為它代表這個產業的可持續性。一個能造就成功商業模式的產業會吸引更多人投入，形成良性循環。

蔬食餐飲界有一個低價的怪現象。或許由於情懷的因素，大家恨不得不要錢讓更多的人來吃蔬食。這種心情可以理解，但是可能會造成素餐廳競相降價，給沒有很強經濟實力的小老闆帶來很大生存壓力。

非商業形式與商業形式並存，這在其他產業是沒有的。免費或低價請人吃飯很高尚，但是也要看效果。同時可能需要在社區配備相應的公益教育推廣專案。如果客人來我們的餐廳免費吃蔬食，不勞而獲，回家後再把沒吃到的肉補回來，這不是我們的初衷；如果因此斷了另外一些人從事蔬食產業的路，這也不是我們想看到的；如果讓人覺得蔬食本來就應該是便宜、不上檔次的，也更不利於產業的良性發展。

吃蔬食應該是發自內心地明白我們在選擇什麼，而不是因為小利驅使。免費和低價餐廳不是不可以做，但是要考慮並且儘量避免我們不願意看到的結果。

有新開的蔬食餐廳開在另一家蔬食餐廳附近，都做同樣的業態（自助餐），價錢比人家低好多，於是吃蔬食的客戶都跑到新餐廳去了，舊餐廳倒了，這有什麼意義？只能使大家把心都關閉起來，相互提防，相互猜忌。世界上有太多地方還沒有蔬食餐廳，到那些地方去開才是社會最需要的。

即使在同一街區，我們完全可以做出區隔層次，你賣包子，我賣麵條；你定位上班族，我定位家庭聚餐。你做低檔，我做中高檔。這樣呈現給大眾的是豐富的蔬食選擇和產業層次，而不是惡性競爭。

3. 業態選擇

蔬食餐廳的業態可以從很多不同角度分類：

- 菜品形式：中餐／西餐／融合／麵點（可以劃分得更細）；
- 選餐方式：自助餐／火鍋／點餐／位餐（私房菜）；
- 用餐環境：主題餐廳／速食／攤位 - 窗口／外賣；
- 用餐目的：宴會／聚會／商務／簡餐／茶點／飲品；
- 食物功能：裹腹／美味／健康（減肥、慢性病調理）；
- 訂餐方式：現場／網路訂購；
- 市場規模：大都市／小鄉鎮；

不論選擇什麼業態形式組合，我們需要考慮幾個重要的問題：

- 要不要廚師？
- 幾條生產線？
- 多少道菜？
- 固定支出多少？
- 食材浪費多少？
- 是否容易標準化？
- 我們的優勢是否符合在產業生態圈中的位置？

店面租金和人工成本是餐飲行業的兩大痛點。

如何提高用餐高峰 4 個小時的營運效率，以及有效利用非高峰時間，增加盈利點，是蔬食餐廳老闆需要預先考慮好的。餐廳面積的選擇要量力而為，選擇和自己的經濟實力和精力能力相稱的餐廳規模。負擔太重最終導致不能維持或者籌款過日，使人對蔬食業產生負面的印象。

開餐廳第一個任務是生存。要給自己留出試錯空間。太大的面積會提高初期投資和各種固定支出，降低了靈活性。相反，小店好位置，單一流水線，可以更有效地控制物業和人工支出，提高生存率。

根據《中國餐飲報告 2018》，小食速食是行業的大趨勢。個人認為有變化的單品，符合提高人工和店面利用率的總原則，有很大的挖掘空間。

另一個大有希望的方向是私房菜／位餐（當然要有相關證照及經過核准）。透過線上訂餐，這種強調客戶體驗的業態繞過了租用臨街昂貴店鋪的坑，並且最大限度地減少了食材的浪費。這種業態對老闆的負擔較輕，是表達情懷、秀廚藝的最佳舞臺。

本職

想起小時候北京的大街小巷的早餐都是素的，火燒（**編註**）、豆包、豆漿、豆花……大家排著隊買。他們沒有說是素火燒、素豆包，可是所有老百姓都認可。人家沒有意識到在開素餐廳，卻天天讓很多人吃素。酒香不怕巷子深，本本份份地把蔬食做好吃了比什麼都強，如果做到吃一口就忘不了，那麼你就成功了。

除了好吃，把蔬食做健康也是素餐廳的本職。中國的素菜普遍加了很多油去烹煮，不健康。很多人吃素就是為了健康，如果到了素餐廳還都是油炸的食物，他們自然就不來了。另一些客人剛好相反，習慣了重口味，油不夠多覺得不香。如何解決二者之間的矛盾？

我認為這是我們自己的問題。餐廳的責任就是把食物烹飪得既健康又好吃，如果一天做不到，就一天不能停止研發，直到做出既健康又好吃的菜肴來。當我們用心做了，成功了，才真的對這個利他的行業有所貢獻。至少可以準備清淡和重口味兩種醬料，或兩套菜單，由顧客自己選擇。

至今為止還有些蔬食餐廳打著「接引大眾」的旗號賣蛋賣奶。我的幾次誤食都是在這樣的蔬食餐廳發生的，因為是蔬食餐廳所以信任，而放鬆了警惕。如果作為一種普通的商業行為，也許無可厚非，但是打著蔬食的旗號賣動物製品，離道就有些遠了。

蛋奶的健康和環保問題在這裡不重複了。從動物權益的角度，蛋奶也是最殘忍的產業之一。想必大家都看過剛孵出的小雄雞被活活絞成肉醬和剛生下的小牛被生生從母牛眼前拉走的影片。有良知的人是不會參與這樣餐桌上的殘暴的。如果蔬食店還在售賣殘暴，和其他餐廳有什麼區別？

編註：一種以麵粉加水做成在火上烤熟，餅上沒有芝麻的餅。

學習

要想在商業上成功，就要有專業的態度，接受專業的培訓，認真做可行性調查和專案方案。很多人頭腦一熱什麼準備都沒做就開了。開得快，關得也快。

首先要學習專業的運營知識。向成功的（素）餐廳運營者以及連鎖企業學習。如果你的老師自己的餐廳還搞不定，學了之後你也搞不定。

還要學習最科學的營養學知識，只有這樣才能更好地為大眾服務。你們覺得哪家餐廳出品不夠健康，請多支持他們，請老闆或員工關注「徐嘉博士」。不要想著，吃完下次再也不去了，這樣才是真的幫忙。

蔬食是一個正業，要扎扎實實，不要想賺快錢。個別人產品還沒確定，就開始加盟連鎖，還不會站，就要飛，後果不言自明。守拙是本份，但不是說不要創新。我們要善於利用資訊時代帶給我們的新優勢，用更快，更廣，更經濟，更有參與性的新科技和商業模式與客戶聯接。

我體驗過國內外一些經營很成功的蔬食餐廳，他們的共同特點是品德先行，目的單純，遵紀守法，一切從顧客、員工和合作夥伴的角度優先考慮，並有專業的餐廳運營管理經驗。

蔬食不是目的，愛才是。內部人員的同心同德非常重要，沒有愛心、不能發心敬業的廚師是做不出健康美味的菜肴的；自己不能相互認同的團體是不會被社會認同的。

在國內外蔬食發展方興未艾之際，我呼籲有識之士、成功的企業家把握這個契機，投資蔬食行業。餐桌自癒、餐桌環保、餐桌放生是促進個人健康、保護環境和救助動物的最好途徑，可以從根本上調動每一個地球公民的參與意識，給我們的子孫後代留下綠水青山，藍天白雲，這是造福後代子孫的最佳產業。

《特別收錄 5》

提升自癒能力怎麼吃？

當流行性疾病發生時，除了做好防護，自癒能力是很重要的因素。

患有慢性疾病如高血壓、糖尿病、肥胖等的人群，對某些流行性疾病的抵抗力更低，治癒所需時間更長。慢性病是不健康的生活方式日積月累而成，並且與系統性炎症有密切關係。已有的炎症加上病原體引起的新炎症，便會雪上加霜。發現健康亮起紅燈時，就要及時矯正生活方式，不要等到來不及。中醫理論指出，「肺與大腸相表裡」，呼吸道的問題要從腸道找根源。

腸道菌

我們的腸道裡有兩類細菌——有益菌和有害菌。有益菌以膳食纖維為食物；有害菌以動物蛋白和脂肪為食物。腸道有害菌在分解肉魚蛋奶中的動物蛋白時，會生成某些有害物質如硫化氫，這個過程叫腐敗。硫化氫引起腸壁的通透性增加，即腸漏。

腸漏導致腸內細菌產生的毒素（內毒素）進入血液，順著血管流向全身，誘發系統性炎症。因此降低系統性炎症水準需要避免動物性食物。相反的，食物中的膳食纖維被腸道的有益菌發酵，產生短鏈脂肪酸，包括乙酸、丙酸和丁酸。短鏈脂肪酸進入血液，透過誘導調節 T 細胞（一種免疫抑制細胞），可降低系統性炎症的水準[1][2]。研究發現，短鏈脂肪酸可以顯著改善過敏性肺炎（即哮喘）的炎症和免疫指標[3][4]。對於骨髓移植患者，肺部病毒感染是常見併發症。研究者收集患者接受移植時的糞便，分析其中產生丁酸的細菌含量，並觀察 6 個月內感染病毒性肺炎的頻率。

結果發現，移植時糞便中丁酸菌含量高的患者，肺部病毒感染的幾率只有一般患者的 20%[5]。

這項結果彰顯了膳食纖維的發酵產物對於病毒性呼吸道感染的抑制作用。除了短鏈脂肪酸，膳食纖維發酵時還會產生維生素 B6[2]。研究發現維生素 B6 也可以顯著降低血液炎症指標 CRP[6]。動物性食物不含膳食纖維，卻含有促進有害菌的動物蛋白及飽和脂肪，所以要減輕呼吸道炎症，飲食上不要給腸道有害菌提供食物，即肉、魚、蛋、奶等，從而停止腸漏。膳食纖維只存在於植物中，要多攝入高膳食纖維的食物：蔬菜、水果、豆類和全穀類，保證腸道的益生菌有足夠的發酵原料。精加工食物的膳食纖維會大幅減少，植物油完全損失了膳食纖維，所以我們提倡吃完整的全食物，以及無油烹飪，亦即「低脂全蔬食」。

如果我們腸道的益生菌不足，比如平時大魚大肉，少吃蔬菜水果，那麼短期可以口服益生菌。要想長期保持健康的腸道菌群，就要採取低脂全蔬食的健康飲食結構。

自由基

自由基在體內可引起或促進各種炎症。自由基的主要來源包括吸菸、吃油炸食物、攝入肉類導致鐵過量、超強度運動以及過度日晒等。除了針對以上提到的生活方式做出調整，攝入足量的抗氧化物是中和自由基，從而減輕炎症的有效方法。研究發現，攝入維生素 A[7]、維生素 C[8]、維生素 E[9]，類胡蘿蔔素 [10] 等抗氧化物可以有效降低炎症水準。蔬、果、豆、全穀是這些抗氧化物的最好來源。

動物抗原

人類在進化中丟失了一種哺乳類專有的動物抗原，Neu-5GC。研究發現，當我們攝入紅肉和乳製品，這種動物抗原會被腸道吸收進入血液，最終表達在血管內皮細胞表面。因為人類本身沒有這種抗原，它出現在血管壁上會引起不強但是不間斷的免疫攻擊，導致持續低度的系統性炎症。因此，哺乳動物類製品如紅肉和奶類會加重體內的炎症水準。

ω-3 脂肪酸

ω-3 多不飽和脂肪酸有抗炎的特性。一提到 ω-3，我們可能想到魚或者魚油。魚和魚油所含的長鏈 ω-3 脂肪酸 EPA 和 DHA，被很多研究證明可以有效減輕炎症 [11]；但是大規模薈萃研究卻不能得出魚油有益於心血管或預防癌症的結論 [12][13]。可能的解釋是，魚和魚油不僅含有 ω-3，還含有促炎的成分，比如動物脂肪、動物蛋白。魚類的腥臭氣味來自於三甲基胺 TMA。TMA 可被肝臟轉化為促炎因數 TMAO[14]。此外魚類通過富集作用，濃縮了各類水體汙染物質，如多氯聯苯 [15][16]、汞 [17] 和其他重金屬 [18]，其中一些也有促進炎症的作用。因此最好的 ω-3 來源不是魚，而是植物性食物，比如亞麻籽、紫蘇籽等。

其他營養素和食物

金屬離子鎂在實驗室研究中，被發現可以抑制炎症因數的表達，同時降低免疫細胞活躍度，避免其過度活躍，造成不必要的自我傷害[19]。鎂是葉綠素的核心成分，最好的來源是綠色蔬菜。咖哩的主要成分薑黃是已知的抗炎物質[20]。多項研究發現，這種抗炎作用對於流感病毒[21][22]和其他呼吸道病毒[23]導致的炎症感染同樣有效。有膽囊疾病者或其他對薑黃有禁忌的人群不宜食用，請根據醫囑並選擇安全無汙染的薑黃來源。蘿蔔經常被植物雙鏈 RNA 病毒所感染[24]，這種病毒不會侵害人類，反而有益於提高人體的抗病毒能力。人體在攝入雙鏈 RNA 後，會被誘導生成干擾素[25]，有利於對抗真正有害的入侵病毒，所以多吃蘿蔔是有益的。

綜上所述，提高自癒能力，保護自己和家人健康的飲食建議如下：

1. 避免動物性食物如肉、魚、蛋、奶等；
2. 以蔬菜、水果、豆類、全穀物為飲食核心；
3. 低脂飲食，採取無油烹飪或儘量少油；
4. 每天攝入一些未過度烹飪的新鮮蔬果；
5. 補充亞麻籽（每天 15-30 克）。

前陣子媒體發文，建議大家不要接觸、購買和食用野生動物；避免前往販賣活體動物的市場。如果活體動物帶有病原體，那麼變成生肉塊後，這些病原體去哪兒了？

在獲得這些食材和烹飪的過程中，我們難免在無防護措施的情況下，直接接觸到帶有病原體的生肉塊。研究發現，來自雞肉的沙門氏菌，可以在居家廚房的水槽、洗碗布、水龍頭開關、冰箱門把手等表面檢出，馬桶蓋反而是最乾淨的[26]。

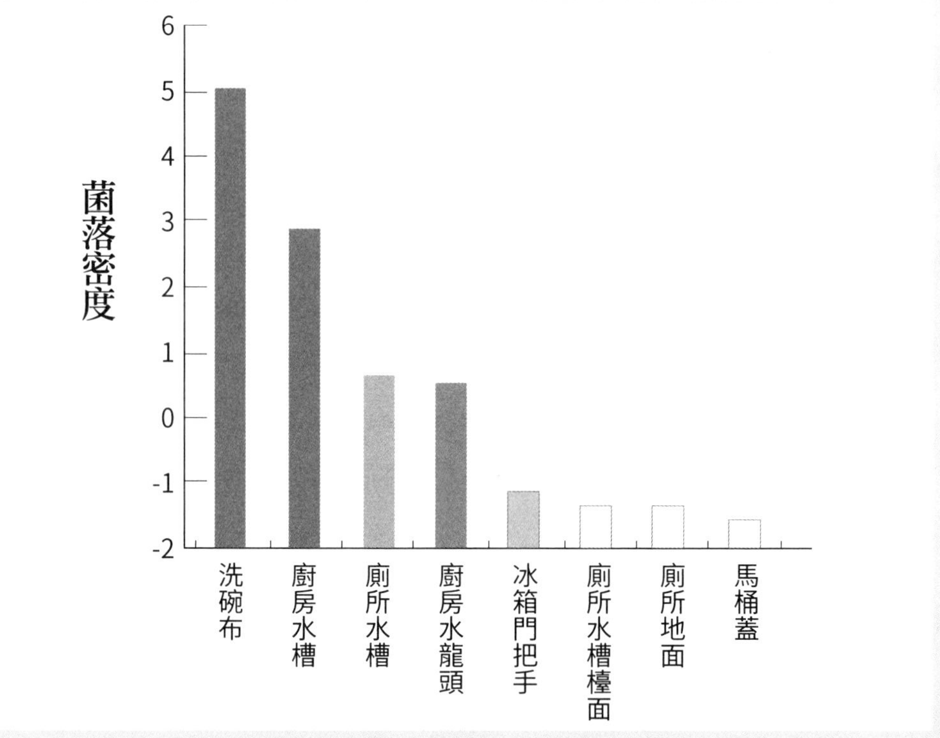

這說明一旦未經高溫烹製的肉類進入我們的家裡，交叉汙染便很難避免。絕大多數大規模流行性傳染病都起源於動物[27][28]。不論是降低風險、改善症狀，還是斷絕源頭，不吃動物都是最佳的選擇。正氣內存，邪不可干。

《簡體版編輯側寫 1》

我看到一本書

特約編輯／**陳應然**

我看到一本書，淺色的封面，上面有一個藥板。這藥板沒寫藥名，端端正正每個藥囊裡都有一顆藥丸似的東西。我橫豎睡不著，仔細看了半夜，才發現那些「藥丸」，原來都是新鮮的蔬菜和水果。

這圖案有意思。於是我翻開封面，看到作者簡介。一張帥氣的照片，看不出年齡。下面是豐富的履歷，像是醫生，可又比醫生有魅力得多。

再看下面，印著兩個人名。我剛要看那人名是什麼，書忽然就被什麼人拿走了。我急忙追過去，發現根本追不到了。我看到那書，飛向了什麼地方。

我看到那書，在蔬食餐廳的書架上。書脊上的四個大字格外顯眼。好像觸動了你心裡的什麼東西，讓你有點不舒服，有什麼陳舊的頑固被瓦解了……

我看到那書在一群素裝的人們手上，他們持書相互交談，時而翻書討論。你彷彿能聞到那房間裡的清香。

我看到那書在快遞小哥的手裡。收貨人催促了幾次，就像病人家屬在呼喚醫生一樣。而快遞小哥的速度也不比醫生差，他從一個地方，飛奔到另一個地方。他也許並不知道自己手中的方形紙質物意味著什麼。

我看到這書在血管科主任醫師的辦公桌上。主任看看封面，翻到了第一篇推薦序。那序是他親筆寫的。他面帶欣慰，又略感急切。他想把這書送給每一位患者，與他們結緣。結緣之後，他們可能從此就和自己以及自己的同事們無緣了。

我看到這書在病床上的患者手裡。患者插著氧氣管，輕輕地翻開書本。平靜地從第一段讀起……他好像發現了什麼。彷彿這病床上的日子，也不再那麼窒息。他聞到了一窗新鮮的空氣。

我在尋常百姓家中看到這本書。父親帶著眼鏡，一手放在大腿上，一手握著書默讀著。他很認真。年輕的女兒在一旁，假裝忙著自己的事情。可她總是用餘光看著父親，生怕父親哪句看不明白。她要第一時間為父親解讀。

我在寫字樓的辦公室看到這本書。老闆和物流公司通著電話，有點生氣了的樣子。「什麼？要我自己去取？不是說送貨上門嗎？……算了，沒時間跟你生氣。小王，下午辛苦一下，開車去一趟物流中心，把我訂購的那三百本書取來，發給大家，車費報銷！」

我在敬老院的門口看到這本書，身為佛弟子的院長站在中間，兩位同事和一個眼鏡男分別站在兩邊，他們每人捧著一本書，正在合影。「感恩貴公司贈送這麼好的書，隨喜讚歎公司領導趙濤先生、蔡榮建先生！」這敬老院雖然另有名字，但他們做的事情，彷彿就是書背上那四個大字。

我在出版社的長官辦公室看到這本書。長官拿著書，看紙張的品質。一旁的電腦螢幕裡，是本書近期的訂單和銷量。長長的表格，讓不善數字的文科男看著頭大。可頭再大也沒有心中的喜悅大。至於為什麼喜悅，到底說不清楚。喜悅就喜悅吧，為什麼不呢。

我在一位美女老闆的車裡看到這本書。準確地說，是好多本。她載著這些書，到她的親友家去，挨家挨戶地送書。她自嘲是快遞員。可是，她明瞭，她是一個明白的快遞員。她知道自己送的是什麼。每送完一本，她的開心都加了一分。彷彿看到世界上又多了一個和樂的家庭，少了一所生意興隆的醫院……

我在黑夜的印刷廠門口看到這本書。上一批貨剛剛送走，這天晚上就來了一位遠方的客人。這客人戴著一副眼鏡，根本沒覺得自己是客人，他拿來好幾摞襯紙，他知道，兩天之後，這些襯紙就將變成又一批新書的一部分。他本來可以不來的，但誰叫有那麼多的聲音，想要儘快得到這本書。所以他放棄了休息，星夜為印廠送來印書所需之紙。

我開著車，困得快要睡著了。趁還有意識，就把車停在了路邊。把座椅一躺，睡了。

我夢見了朋友圈。就是微信的那個朋友圈。裡面好多人都在曬書。不是用太陽曬，而是用朋友圈曬。那些閃亮的燈光和目光，真的比不上太陽麼。他們每人拿著一本書，排成好幾排，咧著嘴照相。他們笑得開心。那陣勢像同學聚會的合影。可同學聚會哪裡有這麼整齊和堅定的信念？

有些人和我一樣在朋友圈看到這本書，於是他急了。急什麼呢？「全中國都收到書了，怎麼我還沒收到？」他給這本書的編輯打電話，質問。編輯又給物流公司打電話。那物流公司的接線員，顯然不知道對方在急什麼。他（可能）只是覺得你們這幫人在急什麼呢？但他也算稱職，查明了真相：原來是大雪封路，物流的卡車一時沒有開過去，這才導致送貨延遲。

可是，大雪封得了路，卻封不了人心。不久，人心把大雪融化了，車就開過去了。那人不急了，轉怒為喜，因為他收到書了（並且瞭解了延遲的原因）。

我還在無數個角落看到了這本書。比如一個小胖子的被窩裡。他母親說，他最近總是鑽在被窩裡看這本書，看完之後，說以後再也不吃雞蛋了。

可能他還覺得，以後媽媽不必再給我蓋那麼大的被子了，因為我的身材會變得健康、標準、勻稱。

我還在微信對話框裡看到了一張照片，照片裡，有這本書。那是兩個好友之間的對話，一位說：「我姐姐說這是最有價值的一本書！」而與其對話的朋友，正是向她推薦本書的人，是一位醫師。

我在雲端，看到這本書在城市的上空。

非藥而癒。

印刷廠的大門開了，奇跡牌卡車滿載吉祥之物，迎著朝霞，直奔京師。

不久之後，四海之內，全球各地，都將出現本書的蹤跡。

……

我在人間，看到這本書在書店，在餐廳，在大學，在民宅；在快遞公司，在高速公路，在飛行航線，在輪渡碼頭；在城市，在鄉間，在內陸，在沿海……

淺色的封面，簡約而不失莊重。一排排書脊，醒目的書名點亮人間。

那書名沒有年代，沒有國籍，沒有種族，沒有性別，多少人橫豎睡不著，興奮地看了又看，才在每一頁的字裡行間看出來，滿本都寫著「非藥而癒」。

《簡體版編輯側寫 2》

我看到一個人

特約編輯／**陳應然**

我看到一個人，他有點嚴肅，有點可愛。眉宇間透出自信，一臉真誠。

他一本正經，卻又十分親和，舉止間散射出一股帥氣。

他積累半生，學識過人，不吝把所學所知坦誠相告。

聽眾或瞪大眼睛，或嘴角上揚，或端坐無奈，終歸鬥志昂揚。

掌聲中，走出幾位人物，他們是醫學權威、官員政要、體育明星，他們在聚光燈下，不約而同地朝向他，或點頭致意，或微笑稱讚，或和他說著，同樣的語言。

他是誰呢？

我在一篇篇閱讀量超過十萬人次的文章裡看到他。一身正裝，自信地微笑。翻到評論，炸開了花。

感恩博士！從沒有想到，多年的糖尿病可以逆轉。

太感謝！頑固的甲狀腺問題，已經得到解決。

感恩！終於搞清了健康飲食的門道，多年的亞健康問題，已經消失不見。

好幸運！肥胖、心律不齊、慢性結膜炎、鼻炎、扁桃腺炎、咽炎竟然全都改善了。

我在講座視頻裡看到他。一身正裝，自信地講述。圖文並茂，配合生動的講解。從廣東，到北京，到杭州，到陝西，到湖南，到重慶，到上海，到河北，到江蘇，到浙江……全國三十多個省級區域甚至臺港澳、東南亞地區，都留下他的坦誠告白。多少承辦者熱烈歡迎，盛情招待，他卻只在看到有人心領神會、改變飲食、重獲健康後，才最為快樂。

我在科研所、圖書館、醫師學會和科學實驗的現場看到了他。他埋頭鑽研，眼神裡泛出靈性的光芒。所有的文章，都有堅實的科學基礎；所有的結論，都有確鑿的事實做支撐；所有的觀點，都審慎發表，基於科學，基於事實，基於愛。

我在騎行之路上看到他。運動裝加身，君臨前方。那是「萬里素騎行」，一群吃素的小夥伴，走出壯美的旅程。把健康飲食的種子，散播在城市與鄉間。我在餐廳後廚裡看到他。準確地說，是聽到了他。廚師與店長說起了健康飲食。蔬食怎麼吃才健康？吃素這麼久為何還生病？蔬食者如何攝取足夠的蛋白質？他們自然而然地聊起他。像是找到了方向。

我在人們的日常中又聽到了他。孕婦怎麼吃最健康？兒童怎麼吃最營養？運動員怎麼吃既健康又有力氣？心血管疾病怎麼吃？「三高」又該怎麼辦？人們自然而然地又聊起他。眼睛放出了光。

我在飛機上看到了他。他在乘客的手機螢幕裡。乘客是著名演員，在經典影視劇中扮演重要角色。他與他心有靈犀，聽聞他的著作即將出版，開心地為他撰寫推薦語。才子之間，惺惺相惜。

我在醫院的辦公室看到了他。他在某醫學專家的筆下。專業的醫學背景和多年的行醫經驗告訴了這位醫學專家：他是對的，其學說若廣行於世，乃眾生之福。

我在大量網絡社群裡看到他。他在人們的言談之間。康復者、暫時患病者、各國的粉絲和讀者，熱烈地討論著他。網絡是窗口，這窗口，連通的，是人心。

我還在朋友發來的訊息裡看到他。朋友說，他明天要來深圳辦講座，我也要去看看。到了明天，朋友發來人頭攢動的照片，他在中間，耐心地答疑解惑。

另一個朋友說，據說，他要出書了，你知道嗎？我準備買一些，自己看，也分享給親友。我說，我知道。我看過他的所有文章，所有演講視頻，上班的間歇看，下班回家了看，在車裡用手機看，早上起來，還沒下床，就拿起手機來看。他講健康飲食，通過科學合理地健康飲食，可以激發身體自癒能力，預防甚至逆轉絕大部分的疾病。逆轉糖尿病、心血管疾病、三高病、甲狀腺疾病、肥胖症、亞健康、慢性腎病，遠離癌症……這是真的。他說：

「其實，一切病苦的出現都是提醒我們要醒來，改變自己的行為。當我們在正確的方向上作出改變時，我們會很快『奇蹟般』地康復。」

幾個月後，我在一本叫作《非藥而癒》的新書的封面設計上，再次讀到了這句話。而他，正是這本新書的作者。那是他半生心血之結晶，如今，終於出版上市。

那天，距離這本書正式上市還有一周左右，預訂量就已達到兩萬五千冊。出版社的辦公室裡，人們為之側目，不少人向這本書的特約編輯表示，書出來之後，一定要好好閱讀。

那一年，我在一個迷茫的路口看到了他。他有些焦急，有些疑惑，而最終，他選擇了堅定。多年後，他把當時的心境寫進了書裡：

「那些年，眼看著周圍病人越來越多，看病吃一輩子藥也治不好。我知道那和他們不健康的飲食有關。我能幫他們什麼？內心的呼喚越來越強，直到有一天我下決心放棄了從事多年的第一個事業，開始了健康飲食傳播之路。」

多年來，他用自己的真誠與努力，實踐了當年的決定。而他，正是我們這本書的作者徐嘉博士。

祝福每一位讀到這本書的朋友，都能從中獲益。這是作者送給我們的禮物。

本文作者簡介

2014 年開始食素，2017 年開始食生。任職於北京品雅文化有限公司，《非藥而癒》《我醫我素》《極簡全蔬食》特約編輯。

參考文獻

Chapter 1 飲食指南 指向何方

飲食指南真的取消對膽固醇的限制嗎？

[1] JAMA. 2000 Jul 19;284(3):311-8.
[2] Am J Clin Nutr. 2013 Jul;98(1):146-59
[3] http://health.gov/dietaryguidelines/2015-scientific-report/
[4] Arq Bras Cardiol 2007; 88(1):35-9
[5] J. Am. Coll. Cardiol. (2004) 43(11): 2142
[6] 坎貝爾博士《救命飲食》
[7] BMJ. 1997 Jan 11;314(7074):112-7.
[8] http://health.gov/dietaryguidelines/2015/guidelines/

飲食指南背後那些你可能不知道的事

[1] http://t.cn/Rg3abAO
[2] http://t.cn/Rg3aABN
[3] http://t.cn/Rg3XTue
[4] Am J Clin Nutr. 2013 Jul;98(1):146-59
[5] http://healthfully.org/radf/id7.html
[6] http://t.cn/Rg3XnKf
[7] http://t.cn/Rg3Xdzg
[8] http://whale.to/a/light.html
[9] http://t.cn/Rg3XFh8
[10] http://t.cn/Rg3a75N

Chapter 2 健康飲食的基本邏輯

葷素搭配：科學還是偽科學？

[1] Am J Clin Nutr. 2014 Jul;100 Suppl 1:353S-8S
[2] 坎貝爾《救命飲食》
[3] 《中國心血管報告 2015》
[4] J Fam Pract. 1995;41:560-568.
[5] Prev Cardiol. 2001 Autumn;4(4):171-177.
[6] JAMA 1998; 280(23):2001-7.
[7] Am J Cardiol. 2008; 101(7):911-8
[8] Am J Cardiol. 1998 Nov 26;82(10B):2T-4T.
[9] Am J Cardiol. 1998 Nov 26;82(10B):18T-21T.
[10] https://www.plantbaseddoctors.org/

為什麼現代人吃那麼多肉還長壽？

[1] 中國衛生統計 2016,3(1):2-8
[2] http://t.cn/RE03mA2
[3] http://www.sohu.com/a/219260502_465518
[4] Aging (Albany NY). 2010 Apr;2(4):177-82.
[5] http://t.cn/Rg3ocs9
[6] http://t.cn/Rg3oMev
[7] http://t.cn/Rg3oSqa
[8] Chin J Popul Sci. 1996;8(4):385-94.
[9] http://www.cnfol.hk/news/jishisk/20171202/25708682.shtml
[10] Ann N Y Acad Sci. 2007 Oct;1114:434-55.
[11] https://en.wikipedia.org/wiki/Blue_Zone#Characteristics
[12] https://en.wikipedia.org/wiki/Hunza_diet
[13] Fraser G, Haddad E. Hot Topic: Vegetarianism, Mortality and Metabolic Risk: The New Adventist Health Study，presented at: Academy of Nutrition and Dietetic (Food and Nutrition Conference)Annual Meeting; October 7, 2012: Philadelphia, PA. 2011
[14] Nutrients. 2014 May 27;6(6):2131-47
[15] Am J Clin Nutr. 2017Jun;105(6):1462-1473
[16] http://t.cn/Rg3opdw

康復最強大的力量，是人體的自癒能力

[1] Diabetes Care. 1994; 17(12):1469-72.
[2] Adv Exp Med Biol. 1979;119:263-73.
[3] JAMA. 2003 Jul 23;290(4):502-10
[4] Hypertension. 2014 Oct;64(4):684-8.
[5] J Altern Complement Med. 2002 Feb;8(1):71-5.
[6] Nutr Cancer. 2006;55(1):28-34.
[7] http://t.cn/Rg3KRdD

Chapter 3 食品安全漫談

都說雞蛋是最有營養的食物，可是……

[1] Am J Clin Nutr. 2008; 87(4):964-9.
[2] J R Soc Health. 1995 Aug;115(4):217-9.
[3] Int J Epidemiol. 2011 Dec;40(6):1486-9.
[4] Front Nutr. 2017 Mar 27;4:10.
[5] Can J Cardiol. 2010;26(9):e336-9.
[6] Diabetes Care. 2009 Feb;32(2):295-300
[7] Br J Nutr. 2016 Jun;115(12):2212-8
[8] Clin Nutr. 2016 Jun;35(3):679-84.
[9] Diabetes Care. 2009 Feb;32(2):295-300

[10] Am J Epidemiol. 2011 Mar 15;173(6):649-58.
[11] Obes Surg. 2011 Jul;21(7):880-8
[12] Ann Nutr Metab. 2017;71 Suppl 1:17-22.
[13] Asian Pac J Cancer Prev. 2009;10(5):869-76.
[14] Breast Cancer. 2014 May;21(3):251-61.
[15] Br J Nutr. 2015 Oct 14;114(7):1099-107
[16] Clin Nutr. 2015 Aug;34(4):635-41
[17] Eur J Cancer Prev. 1994 May;3(3):237-45.
[18] Eur J Nutr. 2014 Oct;53(7):1581-90.
[19] Mol Pharm. 2006 Sep-Oct;3(5):496-506.
[20] Urol Oncol. 2013 May;31(4):427-35.
[21] Epidemiol Infect. 2016 Oct;144(14):3000-3012.
[22] Curr Opin Infect Dis. 2016 Oct;29(5):514-9.

吃飯贈送興奮劑？這個生意要不要做？

[1] http://news.163.com/18/0108/02/D7JH7HGK000187VI.html
[2] http://www.360doc.com/content/17/0512/21/27362060_653378285.shtml
[3] http://t.cn/Rgn3FaX
[4] https://en.wikipedia.org/wiki/Clenbuterol
[5] http://www.gbw114.com/news/n31076.html
[6] https://www.elitefitness.com/articles/clenbuterol/
[7] https://www.verywell.com/what-is-clenbuterol-3120528
[8] http://t.cn/Rgn1czr
[9] http://www.chinanews.com/ty/2015/08-07/7453373.shtml
[10] http://t.cn/Rgn3BXt

加工肉類是 1 級致癌物

[1] https://www.iarc.fr/en/media-centre/pr/2015/pdfs/pr240_E.pdf
[2] Lancet Oncol. 2015 Dec;16(16):1599-600
[3] Int J Cancer 1975;15:617-631
[4] Int J Cancer. 2005 Feb 20;113(5):829-34.
[5] JAMA. 2005 Jan 12;293(2):233-4.
[6] Int J Cancer. 2006; 119(11):2657–64.
[7] PLoS One. 2011;6(6):e20456 PMID: 21674008
[8] Int J Cancer. 2014 May 15;134(10):2458-67.
[9] Cancer Prev Res; 4(2); 177–84
[10] Food Chem. 2018 Jan 15;239:86-93
[11] Carcinogenesis. 2007 Mar;28(3):685-90.
[12] J Natl Cancer Inst. 2008 Jul 16;100(14):996-1002.

[13] Carcinogenesis. 2007 Mar;28(3):685-90. Lunn JC. The effect of haem in red and processed meat on the endogenous formation of N-nitroso compounds in the upper gastrointestinal tract
[14] http://health.people.com.cn/n1/2017/0418/c14739-29217676.html

為什麼要儘量避免白米、白麵、白糖？

[1] Glycemic Index: From Research to Nutrition Recommendations?. Copenhagen: Nordic Council of Ministers. 2005. ISBN 92-893-1256-4. TemaNord2005:589.
[2] https://en.wikipedia.org/wiki/Glycemic_index
[3] Nutr. Rev. 2011；69 (4): 231-42.
[4] http://t.cn/RgRzqME

農藥殘留與有機食品

[1] http://www.stats.gov.cn/
[2] http://news.hexun.com/2014-04-18/164048192.html
[3] Br J Nutr. 2014 Sep 14;112(5):794-811
[4] Environ Health Perspect. 2008 Apr;116(4):537-42
[5] Food Chem Toxicol. 2001 Jul;39(7):751-5.
[6] http://www.frost.com/prod/servlet/market-insight-print.pag?docid=JEVS-5N2GU5
[7] Environ Sci Pollut Res Int. 2014 Sep;21(17):10377-85.
[8] Environ Health. 2017 Oct 27;16(1):111
[9] Can Fam Physician. 2007 Oct;53(10):1712-20.
[10] Am J Epidemiol. 2008 May 15;167(10):1235-46.
[11] Environ Health Perspect. 2013 Feb;121(2):153-61.
[12] Science. 2013 Aug 16;341(6147):722-3.
[13] Environ Health Perspect. 2007 May;115(5):792-8.
[14] Pediatrics. 2006 Dec;118(6):e1845-59.
[15] Environ Health Perspect. 2011 Aug;119(8):1182-8.
[16] Environ Health Perspect. 2011 Aug;119(8):1196-201
[17] Environ Health Perspect. 2010 Dec;118(12):1768-74.
[18] Pediatrics. 2010 Jun;125(6):e1270-7.
[19] Lancet Oncol. 2015 May;16(5):490-1
[20] http://t.cn/Rg30VSX
[21] J Agric Food Chem. 2006 Feb 22;54(4):1248-55.
[22] J Allergy Clin Immunol. 2016 Apr;137(4):1253-1256.e3.
[23] Allergy. 2011 Oct;66(10):1330-8.
[24] PLoS One. 2013;8(3):e59310
[25] Foodborne Pathog Dis. 2016 Dec;13(12):656-660.
[26] https://ods.od.nih.gov/factsheets/VitaminB 12 -Consumer/
[27] Environ Health Perspect. 2003 Aug;111(10):1306-11.
[28] Chemosphere. 2017 Jun;177:211-216.

[29] Sci Total Environ. 2018 Apr 5;634:235-242.
[30] Can Med Assoc J. 1969 Jan 25;100(4):154-60.

Chapter 4 植物性飲食與慢性病的自癒

高血壓、高血糖、高血脂是因為營養缺乏嗎？

[1] 中國心血管介入器械行業研究報告 2012
[2] 中國心血管報告 2010
[3] http://www.stats.gov.cn/
[4] Diabetes Care. 1994; 17(12):1469-72.
[5] J Fam Pract. 1995;41:560-568.
[6] Prev Cardiol. 2001 Autumn;4(4):171-177.

逆轉糖尿病，關鍵在自己（上）

[1] JAMA. 2013;310(9):948-959.
[2] N Engl J Med. 2010;362(12):1090-101
[3] http://blog.sina.com.cn/s/blog_6070f1da0102vcmf.html
[4] Sustainability 2015, 7(5), 5371-5397
[5] Nutr J. 2013;12:29
[6] Diabetes Care. 2009; 32(5):791-6.
[7] Adv Exp Med Biol. 1979;119:263-73.
[8] Diabetes Care. 1994; 17(12):1469-72.

逆轉糖尿病，關鍵在自己（下）

[1] Arch Intern Med (Chic). 1927;40(6):818-830
[2] Metabolism. 2013 Mar;62(3):417-23.
[3] Prog Mol Biol Transl Sci. 2014;121:267-92
[4] Obes Surg. 2011 Jul;21(7):880-8.
[5] https://ndb.nal.usda.gov/ndb/search/list
[6] Am J Clin Nutr. 2009;90:613–620.
[7] Diabetes Care. 2009 Feb;32(2):295-300
[8] Am J Clin Nutr. 2008; 87(4):964-9.
[9] Diabetes Care. 2018 Jan;41(Suppl 1):S38-S50.

脂肪肝是如何發展成糖尿病？

[1] Adv Exp Med Biol. 2017;960:443-467.
[2] Lancet. 2009 Jun 27;373(9682):2215-21.
[3] Diabet Med. 2013 Mar;30(3):267-75.
[4] J Clin Invest. 2005 May;115(5):1343-51.
[5] Liver Int. 2014 Jul;34(6):e128-35.
[6] Nutrients. 2014 Nov 10;6(11):5018-33.

[7] J Investig Med. 2017 Dec;65(8):1102-1115
[8] J Hepatol. 2014 Jul;61(1):132-8.
[9] J Clin Gastroenterol. 2016 Nov/Dec;50 Suppl 2, S183-S187.
[10] World J Gastroenterol. 2014 Nov 14;20(42):15518-31.
[11] World J Gastroenterol. 2012 Jun 7;18(21):2609-18.
[12] Diabetes 2003;52:102
[13] Diabetologia. 2018 Feb;61(2):273-283.
[14] Hepatology. 2016 Jul;64(1):73-84
[15] Scientific World Journal. 2014 Jan 2;2014:393628.
[16] J Hepatol. 2007 Nov;47(5):711-7.
[17] Scand J Gastroenterol. 2009;44(4):471-7
[18] Cochrane Database Syst Rev. 2017 Mar 30;3:CD011640.

不喝牛奶，降低一型糖尿病的風險

[1] BMJ. 2018 Jan 3;360:j5295.
[2] World J Pediatr. 2013 May;9(2):127-134
[3] Diabetes Care. 1991 Nov;14(11):1081-3.
[4] Diabetologia. 2001 Oct;44 Suppl 3:B9-16.
[5] Diabetes Care. 1994 Jan;17(1):13-9.
[6] Pediatr Diabetes. 2015 Nov;16(7):485-92.
[7] Diabetes Metab Res Rev.2001;17(1):51-4.
[8] Pediatrics. 2000 Oct;106(4):719-24.
[9] Diabetes Nutr Metab. 2002 Aug;15(4):240-5.
[10] Diabetes Care. 2000 Oct;23(10):1516-26.
[11] Diabetes Res Clin Pract. 2009 Feb;83(2):149-56.
[12] Nestle Nutr Workshop Ser Pediatr Program. 2011;67:187-95
[13] Diabetologia. 1999 Mar;42(3):292-6
[14] J Endocrinol Invest. 1999 Jul-Aug;22(7):562-7.
[15] N Engl J Med. 2010 Nov 11;363(20):1900-8
[16] JAMA. 2018 Jan 2;319(1):38-48.
[17] Clin Infect Dis. 2008 Jan 1;46(1):148-9.
[18] PLoS One. 2011;6(10):e26931. PMID: 22046415
[19] Appl Environ Microbiol. 2002 May;68(5):2428-35.
[20] Int J Med Microbiol. 2014 Oct;304(7):858-67
[21] J Appl Microbiol. 2009 Oct;107(4):1061-71.
[22] PLoS One. 2009 Sep 21;4(9):e7109 PMID: 19768110
[23] Am J Clin Nutr. 2012 Feb;95(2):471-8.
[24] Pediatr Diabetes. 2016 Jul;17 Suppl 22:49-55.
[25] Acta Diabetol (2013) 50:713–719
[26] Diabetologia. 2008 Aug;51(8):1391-8.
[27] Am J Clin Nutr. 2000 Jun;71(6):1525-9.

血脂正常，為什麼還會心肌梗塞？

[1] Am Heart J. 2009 Jan;157(1):111-117.e2.
[2] http://t.cn/RgrpJdw
[3] http://t.cn/RgrpcfE
[4] https://www.aafp.org/afp/2014/0815/p260.html
[5] Third Report of the National Cholesterol Education Program (NCEP) Expert Panelon Detection, Evaluation, and Treatment of High Blood Cholesterol in Adults(Adult Treatment Panel III) Executive Summary" National Heart, Lung, and Blood Institute (NHLBI). National Institutes of Health. May 2001.
[6] J Am Coll Cardiol. 2009 Mar 31;53(13):1110-5.
[7] JACC Cardiovasc Imaging. 2017 Apr;10(4):437-446.
[8] JAMA. 2000 Jul 19;284(3):311-8.
[9] Circulation. 2016 Dec 13;134(24):1931-1943.
[10] J Am Coll Cardiol. 2004 Jun 2;43(11):2142-6.
[11] J Pharm Sci Inv. 2012 Jul-Aug;1(4):34-36
[12] www.stats.gov.cn
[13] http://www.who.int/mediacentre/factsheets/fs310/en/
[14] JAMA. 2000 Jul 19;284(3):311-8.
[15] N Engl J Med. 2006 Mar 23;354(12):1264-72.
[16] Lipids Health Dis. 2014 Jan 15;13:16
[17] J Clin Endocrinol Metab. 2014 Aug;99(8):2786-94.
[18] Eur Heart J. 2018 Apr 7;39(14):1181-1190
[19] Nat Rev Cardiol. 2016 Jan;13(1):48-60.
[20] Arq. Bras. Cardiol. (2007) 88(1):35-9
[21] Arteriosclerosis. 1983 Mar-Apr;3(2):178-82.
[22] Tex Heart Inst J. 2006;33(4):417-23.
[23] Circulation. 2007 Jul 17;116(3):f17-8
[24] Atherosclerosis. 2012 Oct;224(2):469-73
[25] Am J Cardiol. 2011 Nov15;108(10):1417-25.
[26] T. Colin Campbell ‹The China Study›

吃蛋 VS. 吸菸，可能跟心血管疾病有很大關係！

[1] Atherosclerosis. 2012 Oct;224(2):469-73
[2] Am J Clin Nutr. 2008; 87(4):964-9
[3] Arch Intern Med. 2012;172(2):144-52
[4] Cancer Epidemiol Biomarkers Prev. 2013; 22(9):1529-37
[5] Arch Intern Med. 2012;172(15):1180-2
[6] J Pathol. 2006; 210(1):94-102.
[7] http://ndb.nal.usda.gov/ndb/search/list
[8] JAMA. 2003 Jul 23;290(4):502-10
[9] Atherosclerosis. 2014 Aug;235(2):463-9.

[10] http://news.xinhuanet.com/2016-10/24/c_1119775998.htm
[11] Zhonghua Liu Xing Bing Xue Za Zhi. 2015 Jan;36(1):71-7

是時候為心臟病平反了

[1] http://blog.ceconlinebbs.com/BLOG_ARTICLE_17337.HTM
[2] Am J Clin Nutr, 2010;91(3):535-546 and comments
[3 Prostaglandins Leukot Essent Fatty Acids. 2018 Jun;133:8-15
[4] Nutr Metab Cardiovasc Dis. 2017 Dec;27(12):1060-1080.
[5] PLoS One. 2017 Nov 17;12(11):e0186672
[6] Sao Paulo Med J. 2016 Apr;134(2):182-3.
[7] Ann Nutr Metab. 2016;68(4):249-57
[8] Nutr J 2017;16:30
[9] Food Nutr Res. 2014 Jul 10;58. PMID: 25045347
[10] Ann Intern Med. 2014 Mar 18;160(6):398-406. and comments
[11] BMJ. 1997 Jan 11;314(7074):112-7.
[12] Nature. 2011 Apr 7;472(7341):57-63
[13] http://t.cn/RgngCaA
[14] J R Soc Health. 1995 Aug;115(4):217-9.
[15] Circulation. 2017 Jul 18;136(3):e1-e23.
[16] Eur J Clin Nutr. 1998 Sep;52(9):650-4.

如果不避免這類食物，吃不吃蔬食都容易得心臟病！

[1] Curr Atheroscler Rep. 2014 Aug;16(8):433.
[2] http://t.cn/RgnBxhr
[3] https://cspinet.org/resource/trans-fat-supermarket-survey

要不要補充卵磷脂？

[1] https://en.wikipedia.org/wiki/Lecithin
[2] Nature. 2011 Apr 7;472(7341):57-63
[3] Nat Med. 2013 May;19(5):576-85.
[4] Sci Rep. 2016 May 27;6:26745.
[5] J Intern Med. 2015 Jun;277(6):717-26
[6] Eur Heart J. 2017 Mar 14;38(11):814-824.
[7] Eur Heart J. 2017 Oct 14;38(39):2948-2956.
[8] J Cell Mol Med. 2018 Jan;22(1):185-194
[9] J Card Fail. 2015 Feb;21(2):91-6.
[10] Circ Res. 2015 Jan 30;116(3):448-55.
[11] United European Gastroenterol J. 2017 Jun;5(4):532-541
[12] World J Gastroenterol. 2014 Nov 21;20(43):16062-78.
[13] Circulation. 2017 Apr 25;135(17):1671-1673

[14] Nutr Res. 2015 Oct;35(10):858-864
[15] Mol Nutr Food Res. 2017 Jan;61(1). PMID: 27377678
[16] Am J Clin Nutr. 2014 Sep;100(3):778-86

這麼吃 7 天，效果遠超降壓藥

[1] Lancet. 2017 Dec 9;390(10112):2549-2558
[2] Lancet. 2002 Dec 14;360(9349):1903-13.
[3] N Engl J Med. 2015 Nov 26;373(22):2103-16.
[4] BMJ. 2009 May 19;338:b1665
[5] Biochim Biophys Acta. 2014 Mar; 1842(3): 463–472.
[6] Hypertension. 2014 Oct;64(4):684-8.
[7] J Electrocardiol. 2014 Sep-Oct;47(5):599-607
[8] Am J Clin Nutr. 1988 Sep;48(3 Suppl):795-800.
[9] Nutrients. 2014 May 27;6(6):2131-47
[10] Nutr Metab Cardiovasc Dis. 2015 Dec;25(12):1132-9
[11] Nutr J. 2014 Oct 14;13:99.
[12] http://www.chinadarktea.com/news/4/18822.html

你知道經常吐口水不利於降血壓嗎？

[1] https://en.wikipedia.org/wiki/Nitroglycerin
[2] Lancet 1879 Feb;113(2894):225-7
[3] http://t.cn/RggG7DH
[4] Nutr Res. 2014 Oct;34(10):868-75
[5] Eur J Nutr. 2016 Mar;55(2):451-459.
[6] J Hypertens. 2017 Jul;35(7):1353-1359
[7] Adv Nutr. 2017 Nov 15;8(6):830-838
[8] Nitric Oxide. 2008 Dec;19(4):333-7.
[9] Hypertension. 2008 Mar;51(3):784-90.
[10] Circ Res. 2009 Nov 6;105(10):1031-40
[11] J Invest Dermatol. 2009 Apr;129(4):820-2.
[12] Nitric Oxide. 2011 Jan 1;24(1):34-42
[13] Physiol Behav. 2015 Oct 1;149:149-58.

癌細胞最喜歡這種氨基酸

[1] Cancer Treat Rev. 2012 Oct;38(6):726-36.
[2] In Vitro. 1975 Jan-Feb;11(1):14-9.
[3] Proc Natl Acad Sci U S A. 1974 Apr;71(4):1133-6.
[4] http://t.cn/Rgunwf0
[5] J Am Coll Nutr. 2001 Oct;20(5 Suppl):443S-449S
[6] Med Hypotheses. 2009 Feb;72(2):125-8.

雜環胺：這種強致癌物大家每天都在吃……

[1] Toxicology 2011；279(1-3):139-45.
[2] Nutr Metab (Lond). 2016 Aug 20;13:54.
[3] Nutr Cancer. 2011;63(4):525-37.
[4] Environ Health Prev Med. 2017 Oct 24;22(1):72.
[5] Mol Carcinog. 2012 Jan;51(1):128-37.
[6] Nutrients. 2017 May 18;9(5). pii: E514. PMID: 28524104
[7] http://t.cn/RgHg5zV
[8] http://t.cn/RgHgAq0
[9] J Food Sci. 2013;78(6):C832-8.
[10] Chem Res Toxicol. 2009; 22(8): 1454–1463.
[11] Chem Res Toxicol. 2001;14(11):1523-8.
[12] Chem Res Toxicol. 2005 Mar;18(3):579-90.

如何提高血液的抗癌能力？

[1] Prostate. 2003 Aug 1;56(3):201-6.
[2] J Urol. 2005 Sep;174(3):1065-9; discussion 1069-70.
[3] Nutr Cancer. 2006;55(1):28-34.
[4] Evid Based Complement Alternat Med. 2011;2011:529053.
[5] Sci Transl Med. 2011 Feb 16;3(70):70ra13
[6] Curr Opin Endocrinol Diabetes Obes. 2013 Aug;20(4):307-13.
[7] Cancer Epidemiol Biomarkers Prev. 2005 Apr;14(4):850-5.
[8] JNCI J Natl Cancer Inst (1999) 91 (7): 620-625.
[9] Lancet Oncol. 2010 Jun;11(6):530-42
[10] BMC Cancer. 2016 Jul 12;16:453.
[11] Cancer Epidemiol Biomarkers Prev 2003;12:84-89.
[12] Metabolism. 1985 Apr;34(4):391-5.
[13] Nutr Cancer. 2007;58(1):35-42.
[14] Cancer Epidemiol Biomarkers Prev 2002;11:1441-1448.
[15] Pharm Res 2008; 25(9): 2097

如何避免乳腺癌？

[1] CA Cancer J Clin. 2016 Mar-Apr;66(2):115-32
[2] http://t.cn/RVRNN3c
[3] Oncologist. 2000;5(5):393-404.
[4] Mutagenesis. 2009 Mar;24(2):127-32.
[5] Toxicol Lett. 2014 Aug17;229(1):9-16.
[6] Toxicology 2011；279(1-3):139-45.
[7] Anticancer Res. 2017 Nov;37(11):6415-6420.
[8] Oncotarget. 2016 Nov 29;7(48):79008-79016

[9] PLoS One. 2015 Sep 2;10(9):e0134304
[10] Emerg Infect Dis. 2014 May;20(5):772-82.
[11] J Am Vet Med Assoc. 2014 Apr 15;244(8):914-22
[12] Steroids. 2011 Jul;76(8):812-5.
[13] J Steroid Biochem Mol Biol. 2005 Feb;93(2-5):221-36.
[14] J Steroid Biochem Mol Biol. 2003 Sep;86(3-5):455-60.
[15] J Ethnopharmacol. 2014 Jul 3;154(3):687-95
[16] Cancer Lett. 2009 Oct 18;284(1):47-54.
[17] Maturitas. 2007 Apr20;56(4):359-67
[18] Environ Int. 2017 Feb;99:107-119.
[19] Lancet Oncol. 2010 Jun;11(6):530-42
[20] Cancer Epidemiol Biomarkers Prev 2002;11:1441-1448.
[21] Anticancer Agents Med Chem. 2017;17(6):770-783.
[22] Cancer Lett. 2015 Aug 28;365(1):122-31
[23] J Steroid Biochem Mol Biol. 2005 Apr;94(5):461-7
[24] Shu et al, JAMA 2009; 302(22): 2437
[25] PLoS One. 2013; 8(11): e81968.
[26] Am J Clin Nutr. 2009 Jun;89(6):1920-6
[27] Cancer Epidemiol Biomarkers Prev. 2009 Apr;18(4):1050-9
[28] Nutrients. 2016 Nov 17;8(11). pii: E730. PMID: 27869663
[29] Cancer Lett. 1997 Jan 30;112(2):127-33.
[30] J Steroid Biochem Mol Biol. 2006 Nov;101(4-5):216-25.
[31] Breast Cancer Res Treat. 2016 Dec;160(3):539-546.
[32] 坎貝爾《救命飲食》
[33] Nutr Res. 2016 Jul;36(7):627-35.
[34] Int J Cancer. 2016 Apr 1;138(7):1609-18
[35] Int J Cancer. 2015 Apr 15;136(8):1909-20.
[36] Breast Cancer Res Treat. 2015 May;151(1):191-8.
[37] Br J Nutr. 2017 Mar;117(5):737-749.
[38] BMC Womens Health. 2017 Jan 18;17(1):6.
[39] Br J Nutr. 2016 May 28;115(10):1790-7.
[40] Breast Cancer. 2014 May;21(3):251-61.
[41] Br J Nutr. 2015 Oct 14;114(7):1099-107
[42] Br J Cancer. 2015;112(1):149-52
[43] Breast Cancer Res Treat. 2017 Jan;161(2):299-310
[44] Nutr Cancer. 2006;55(1):28-34.
[45] Breast Cancer Res Treat. 2017 Aug;165(1):169-180.
[46] Contemp Oncol (Pozn). 2016;20(1):13-9.
[47] Am J Public Health. 2016 Sep;106(9):1592-8

腸漏：糖尿病、過敏性鼻炎和甲狀腺結節竟然是同一種病？
[1] Am J Cardiol. 1997 Feb 1;79(3):350-4.
[2] British Journal of Nutrition (2011), 105, 15–23
[3] Curr Opin Gastroenterol. 2014; 30(3):332-8.
[4] Nature. 2012; 487(7405):47-8
[5] http://t.cn/EtTi4x1
[6] J Intern Med. 2017 Apr;281(4):319-336.
[7] Ther Clin Risk Manag. 2016 Mar 7;12:361-72
[8] Pharmacol Res. 2018 Jul;133:101-107
[9] Inflamm Intest Dis. 2016 Oct;1(3):135-145.
[10] Clin Rev Allergy Immunol. 2012 Feb;42(1):71-8.
[11] Front Immunol. 2017 May 23;8:598
[12] Nature. 2014 Jan 23;505(7484):559-63
[13] World J Gastroenterol. 2015 Aug 7;21(29):8787-803.
[14] Science. 2011 Oct 7;334(6052):105-8.

痛風可以吃大豆，但不能吃這類食物！
[1] Orthop Nurs. 2011 Sep-Oct;30(5):322-30
[2] Medicine (Baltimore). 2017 Nov;96(45):e8532.
[3] BMC Public Health. 2011 Oct 27;11:832
[4] Am J Med. 1987 Mar;82(3):421-6.
[5] Biol Pharm Bull. 2014;37(5):709-21.
[6] Arthritis Rheumatol. 2015 Jul;67(7):1933-42
[7] J Nutr Sci Vitaminol (Tokyo). 2012;58(5):339-45.
[8] Nutr Metab Cardiovasc Dis. 2012 May;22(5):409-16.
[9] Nutr J. 2012 Jun 7;11:39.
[10] Eur J Nutr. 2003 Dec;42(6):332-7

慢性腎病患者應該吃什麼？
[1] http://t.cn/ReAHphk
[2] 《慢性腎臟病患者膳食指導》，2017 年 8 月 1 日
[3] Am J Kidney Dis. 2015 Aug;66(2):258-65
[4] Kidney Int. 2003 Dec;64(6):2272-9.
[5] N Engl J Med. 2008 Aug 7;359(6):584-92.
[6] J Clin Endocrinol Metab. 2015 Nov;100(11):4264-71
[7] Clin J Am Soc Nephrol. 2010 Mar;5(3):519-30[8]
[8] Nutrients. 2017 Jan 30;9(2). pii: E95 PMID: 28146091
[9] Pediatr Nephrol. 2017 Jul;32(7):1233-1241.
[10] Clin J Am Soc Nephrol. 2009 Aug;4(8):1370-3

[11] Clin J Am Soc Nephrol. 2011 Feb;6(2):257-64
[12] J Ren Nutr. 2017 Mar;27(2):78-83.
[13] Am J Kidney Dis. 2016 Mar;67(3):423-30
[14] Clin J Am Soc Nephrol. 2010 May;5(5):762-9
[15] Nefrologia. 2016 Jul-Aug;36(4):427-32.
[16] Kidney Int. 2017 Jul;92(1):67-78.
[17] Cochrane Database Syst Rev. 2015 Feb 18;(2):CD010070
[18] BMC Nephrol. 2014 Aug 24;15:137.
[19] J Ren Nutr. 2017 May;27(3):151-160.
[20] Tohoku J Exp Med. 1989 Oct;159(2):153-62.
[21] Nutrients. 2018 Apr 20;10(4). pii: E512. PMID: 29677110
[22] Eur J Clin Nutr. 2014 Sep;68(9):987-93.
[23] Kidney Int. 2012 Jan;81(1):86-93.
[24] Annu Rev Nutr. 2017 Aug 21;37:347-369.
[25] Nephron. 1998;79(2):173-80.
[26] Clin J Am Soc Nephrol. 2012 Apr;7(4):581-7.
[27] J Am Soc Nephrol. 2016 Jul;27(7):2164-76
[28] Int Urol Nephrol. 2016 Mar;48(3):409-18.
[29] Nephrology (Carlton). 2016 Mar;21(3):170-7.
[30] Genome Med. 2016 Apr 21;8(1):46
[31] Toxins (Basel). 2018 Jul 19;10(7). pii: E300. PMID: 30029499
[32] PLoS One. 2015 Jul 14;10(7):e0132589
[33] Nephrol Dial Transplant. 2010 Nov;25(11):3693-700
[34] J Am Soc Nephrol. 2016 Jan;27(1):305-13
[35] Circ Res. 2015 Jan 30;116(3):448-55
[36] Iran J Kidney Dis. 2017 Jan;11(1):36-43.
[37] Clin J Am Soc Nephrol. 2014 Sep 5;9(9):1603-10
[38] Nat Med. 2013 May; 19(5): 576-585.
[39] Kidney Int. 2018 Apr;93(4):803-813
[40] Cardiol Rev. 2012 Jul-Aug;20(4):177-83.
[41] Chin Med J (Engl). 2007 May 5;120(9):787-93.
[42] Curr Mol Med. 2007 Dec;7(8):699-710.
[43] J Am Diet Assoc. 2010 Jun;110(6):911-16.e12.
[44] Proc Natl Acad Sci U S A. 1997 Jun 10;94(12):6474-9.
[45] Nutrients. 2017 Apr 4;9(4). pii: E358. PMID: 28375181
[46] Diabetes. 2005 Jun;54(6):1615-25.
[47] Nat Rev Nephrol. 2009 Dec;5(12):713-21.
[48] Am J Pathol. 1955 May-Jun;31(3):381-97.
[49] Nephrol Dial Transplant (2018) PMID: 29982610
[50] Saudi J Kidney Dis Transpl. 2014 Jan;25(1):172-3.

[51] Nephrol Dial Transplant. 1990;5 Suppl 1:75-7.
[52] Clin Nephrol. 1988 Jun;29(6):280-7.
[53] http://t.cn/Et8UdMA
[54] Clin J Am Soc Nephrol. 2017 Feb 7;12(2):272-279
[55] Am J Kidney Dis. 2014 Aug;64(2):204-13
[56] Nutrients. 2017 Apr 10;9(4). pii: E374 PMID: 28394274

如何遠離子宮肌瘤？

[1] Best Pract Res Clin Obstet Gynaecol. 2018 Jan;46:3-11
[2] http://www.gov.cn/fwxx/jk/2009-09/07/content_1410689.htm
[3] http://t.cn/RgrTC2r
[4] Int J Fertil Steril. 2016 Jan-Mar;9(4):424-35
[5] J Gynecol Endosc Surg. 2009 Jan;1(1):47-56
[6] Int J Gynaecol Obstet. 2004 Jan;84(1):55-60.
[7] Environ Health Perspect. 2003 Jun;111(8):1037-54.
[8] Am J Epidemiol. 2001 Jan 1;153(1):20-6.
[9] J Expo Sci Environ Epidemiol. 2015May;25(3):278-85.
[10] Environ Res. 2011 May;111(4):565-72.
[11] Am J Clin Nutr. 2014 May;99(5):1105-16.
[12] J Natl Cancer Inst. 1996 Oct 2;88(19):1369-74.
[13] Obstet Gynecol. 1999 Sep;94(3):395-8.
[14] Am J Clin Nutr. 2011Dec;94(6):1620-31.
[15] J Obstet Gynaecol Res. 2016 Jan;42(1):87-94.
[16] Asia Pac J Clin Nutr. 2013;22(1):109-17.
[17] Pharmacol Rep. 2017 Feb;69(1):57-70.
[18] J Assist Reprod Genet. 2013 Jul;30(7):969-74.
[19] Int J Womens Health. 2013 Aug 7;5:477-86.
[20] Am J Clin Nutr. 2006Sep;84(3):587-93.
[21] Hum Reprod. 2004Aug;19(8):1746-54.
[22] Epidemiology. 2013 May;24(3):447-53
[23] Eur Rev Med Pharmacol Sci. 2013Dec;17(23):3249-56.

得了甲狀腺疾病，應該怎麼吃？

[1] http://finance.sina.com.cn/wm/2017-04-15/doc-ifyeifqx5892239.shtml
[2] http://baijiahao.baidu.com/s?id=1598165697552649606&wfr=spider&for=pc
[3] J Endocrinol Invest. 2008 Mar;31(3):243-50.
[4] Endocrinology. 1987 May;120(5):2078-84.
[5] Int J Endocrinol. 2017;2017:1297658.
[6] J Trace Elem Med Biol. 2015 Oct;32:195-9.
[7] Thyroid. 2017 May;27(5):597-610.

[8] Nature. 2013 Apr 25;496(7446):518-22.
[9] Environ Res. 2015 Nov;143(Pt A):1-9
[10] J Expo Sci Environ Epidemiol. 2014 Nov;24(6):579-87
[11] J Clin Endocrinol Metab. 2014 Jul;99(7):2365-71.
[12] Environ Health Perspect. 2016 Apr;124(4):542-9.
[13] Curr Environ Health Rep. 2016 Jun;3(2):107-17.
[14] J Clin Endocrinol Metab. 2011 Aug;96(8):E1303-7
[15] Environ Res. 2013 Oct;126:51-9.
[16] Environ Health Perspect. 2016 Jul;124(7):935-42
[17] PLoS One. 2018 May 10;13(5):e0197244.
[18] PLoS Med. 2018 Feb 13;15(2):e1002502
[19] https://en.wikipedia.org/wiki/Perfluorooctanesulfonic_acid
[20] Environ Res. 2018 Jun 26;166:537-543
[21] Sci Total Environ. 2018 Sep 1;634:235-242
[22] Environ Int. 2018 Jun 26;119:165-173
[23] Environ Int. 2018 Apr;113:149-161.
[24] http://www.elaine-moore.com/Articles/AutoimmuneDiseases/AutoimmuneThyroidDisease/tabid/73/Default.aspx
[25] https://www.thyroiddietguide.com/thyroid-disease/graves-disease-the-most-common-cause-of-hyperthyroidism/
[26] https://en.wikipedia.org/wiki/Anti-thyroid_autoantibodies
[27] PLoS One. 2016 Dec 28;11(12):e0168708
[28] Med Glas (Zenica). 2013 Aug;10(2):408-10.
[29] Rev Endocr Metab Disord. 2017 Sep;18(3):347-354.
[30] J Clin Transl Endocrinol. 2016 Nov 23;6:37-49
[31] Eur J Gastroenterol Hepatol. 2018 Apr;30(4):477-483
[32] Hell J Nucl Med. 2017 Jan-Apr;20(1):51-56.
[33] Interdiscip Toxicol. 2013 Dec;6(4):159-84
[34] Thyroid. 2002 Jan;12(1):69-75.
[35] Public Health Nutr. 2015 Jun;18(8):1482-7
[36] Endocrinol Metab (Seoul). 2015 Mar 27;30(1):105-9.
[37] BMJ Case Rep. 2014 PMID: 25342186
[38] Eur Thyroid J. 2015 Mar;4(1):36-42.
[39] Neth J Med. 2010 Mar;68(3):135-7
[40] Eur J Endocrinol. 2011 Jun;164(6):943-50
[41] J Trace Elem Med Biol. 2017 Dec;44:1-7
[42] J Pak Med Assoc. 2010 Oct;60(10):863-5.
[43] Endokrynol Pol. 2012;63(1):14-7.
[44] Hell J Nucl Med. 2015 Sep-Dec;18(3):222-7.
[45] J Clin Endocrinol Metab. 2015 May;100(5):1887-94.

[46] J Coll Physicians Surg Pak. 2017 Jun;27(6):329-333
[47] PLoS One. 2015 May 4;10(5):e0125922.
[48] Environ Int. 2015 Oct;83:171-5
[49] Ann Pediatr Endocrinol Metab. 2017 Mar;22(1):6-14
[50] Environ Res. 2014 Aug;133:338-47.
[51] Environ Res. 2016 May;147:399-404
[52] Biomed Environ Sci. 2016 Jun;29(6):398-407.
[53] Medicine (Baltimore). 2017 Jun;96(25):e7279.
[54] Eur J Nutr. 2012 Jun;51(4):477-82
[55] Clin Interv Aging. 2018 Apr 3;13:515-522
[56] Endocrine. 2018 May;60(2):339-347
[57] Med Princ Pract. 2016;25(3):233-6
[58] Am J Clin Nutr. 2014 Jul;100 Suppl 1:353S-8S
[59] https://www.sciencedirect.com/topics/veterinary-science-and-veterinary-medicine/thyroid-nodule
[60] CA Cancer J Clin. 2016 Mar-Apr;66(2):115-32.
[61] Oncotarget. 2016 Aug 30;7(35):56915-56932.
[62] Int J Cancer. 2013 Feb 15;132(4):897-904.
[63] Nitric Oxide. 2015 May 1;47:65-76.
[64] Br J Nutr. 2013 Jan 14;109(1):118-28
[65] Nutr Cancer. 2014;66(7):1165-78.
[66] Postepy Hig Med Dosw (Online). 2012 Jan 10;66:11-5.
[67] Cancer Causes Control. 2002 Oct;13(8):765-75.
[68] Medicine (Baltimore). 2017 May;96(20):e6734.
[69] Nutr Cancer. 2015;67(5):811-7.
[70] Br J Cancer. 2002 Jun 5;86(11):1745-50.
[71] http://edition.cnn.com/2011/HEALTH/07/12/men.women.cancer.deaths/index.html
[72] https://wwwnc.cdc.gov/eid/article/10/11/04-0367_article

如何吃才能防斑抗皺、延緩衰老？

[1] Facial Plast Surg. 2009 Dec;25(5):281-4.
[2] Rev Environ Health. 2014;29(3):243-54.
[3] Postepy Dermatol Alergol. 2017 Apr;34(2):97-103
[4] Clin Interv Aging. 2017 Dec 6;12:2069-2076
[5] PLoS One. 2010 Dec 13;5(12):e15270
[6] Nutrients 2015, 7, 4139-4153
[7] Clin Ther. 2017 May;39(5):884-893.
[8] Nutr J. 2010 Jan 22;9:3
[9] J Agric Food Chem. 2008 Sep 24;56(18):8418-26.
[10] Skin Pharmacol Physiol. 2013;26(1):45-51.
[11] J Am Acad Dermatol. 2006 Oct;55(4):584-9.

[12] Dermatoendocrinol. 2009 Sep;1(5):275-9.
[13] J Nutr. 2011 Jun;141(6):1202-8.
[14] J Am Coll Nutr. 2001 Feb;20(1):71-80
[15] Br J Dermatol. 2015;172(5):1338-45
[16] Arch Facial Plast Surg. 2012 Jul-Aug;14(4):258-62

為什麼開始長痘痘了？

[1] Acta Derm Venereol. 2012 Jan;92(1):40-4.
[2] J Am Acad Dermatol. 2005 Feb;52(2):207-14.
[3] J Chromatogr B Analyt Technol Biomed Life Sci. 2009 May 1;877(13):1327-34.
[4] Clin Cosmet Investig Dermatol. 2015 Jul 15;8:371-88
[5] Arch Dermatol. 2002 Dec;138(12):1584-90

告別憂鬱症，一起蔬食、運動、曬太陽

[1] http://www.chinanews.com/sh/2018/11-02/8666320.shtml
[2] http://bj.people.com.cn/n2/2018/1101/c82840-32232626.html
[3] http://news.ifeng.com/a/20181103/60141990_0.shtml
[4] https://en.wikipedia.org/wiki/Major_depressive_disorder#Diagnosis
[5] https://baike.baidu.com/item/%E6%8A%91%E9%83%81%E7%97%87#reference-[1]-332-wrap
[6] PLoS Med. 2006 Nov;3(11):e442.
[7] BMJ. 1998 Jul 11;317(7151):115-9.
[8] Cell Physiol Biochem. 2015;37(3):1029-43
[9] J Affect Disord. 2013 Jan 10;144(1-2):51-8
[10] J Hum Nutr Diet. 2018 Jan 25. doi: 10.1111/jhn.12532
[11] PMID: 29941795
[12] Brain Behav Immun. 2014 Feb;36:46-53.
[13] Brain Behav Immun. 2010 May;24(4):558-63.
[14] J Affect Disord. 2018 Jan 15;226:346-354
[15] Nutrition. 2018 Mar 21;54:48-53
[16] Nutrients. 2016 Aug 6;8(8). pii: E483
[17] JAMA Psychiatry. 2014 Dec 1;71(12):1381-91.
[18] Prog Neuropsychopharmacol Biol Psychiatry. 2014 Aug 4;53:23-34.
[19] PLoS One. 2014 May 7;9(5):e96905.
[20] J Affect Disord. 2016 Nov 15;205:269-281.
[21] J Epidemiol Community Health. 2016 Mar;70(3):299-304
[22] Biochem Soc Trans. 2017 Oct 15;45(5):1105-1115.
[23] Nutr J. 2010 Jun 1;9:26
[24] Nutr J. 2012 Feb 14;11:9.
[25] Am J Epidemiol. 2014 Jun 15;179(12):1458-66
[26] Cell Physiol Biochem. 2015;37(3):1029-43

[27] BMC Psychiatry. 2017 Dec 28;17(1):409.
[28] Am J Clin Nutr. 2015 Aug;102(2):454-63
[29] Am J Clin Nutr. 2014 Jan;99(1):181-97
[30] Psychiatry Res. 2017 Jul;253:373-382.
[31] Eur J Nutr. 2014 Jun;53(4):997-1013.
[32] Am J Health Promot. 2015 Mar-Apr;29(4):245-54
[33] Complement Ther Clin Pract. 2017 Nov;29:189-193
[34] Psychol Bull. 2017 Jan;143(1):53-90.
[35] Psychiatry Clin Neurosci. 2018 Jul;72(7):466-481
[36] Biochem Pharmacol. 2017 Oct 1;141:86-99
[37] http://t.cn/RDqZcMa
[38] Hippocampus. 2006;16(3):239-49.
[39] Am J Physiol 1997 Aug;273(2 Pt 2):R548-R553
[40] J Clin Endocrinol Metab 1983 Dec;57(6):1111-1116
[41] Psychosom Med 1999 Mar;61(2):214-224
[42] BMJ. 2015 Dec 8;351:h6019
[43] BMJ. 2014 Feb 13;348:g1151
[44] Cochrane Database Syst Rev. 2013 Sep 12;(9):CD004366.
[45] Arch Gen Psychiatry. 1998 Oct;55(10):883-9.
[46] J Gerontol A Biol Sci Med Sci. 2001 Jun;56(6):M356-60.
[47] J Altern Complement Med. 2012 Aug;18(8):798-804
[48] Physiol Behav. 2000 Oct 1-15;71(1-2):83-6.
[49] Arch Gynecol Obstet. 2018 Sep 27. doi: 10.1007/s00404-018-4902-6
[50] J Postgrad Med. 2018 Jun 21. doi: 10.4103/jpgm.JPGM_571_17
[51] Br J Psychiatry. 2003 Nov;183:384-97.
[52] Arch Gen Psychiatry. 2006 Aug;63(8):865-72.
[53] J Affect Disord. 2018 Feb;227:330-337.
[54] Phytother Res. 2018 May;32(5):865-891.
[55] Can J Psychiatry. 2016 Sep;61(9):576-87.
[56] Subst Abuse Treat Prev Policy. 2018 Sep 29;13(1):36.

Chapter 6 健康蔬食與母幼健康

對於母親，生孩子是個排毒過程

[1] Bull Environ Contam Toxicol. 2011 Mar;86(3):289-93
[2] Chemosphere. 1999; 38(11):2461-6.
[3] Chemosphere. 2002; 46(3):419-28.
[4] Environ Health Perspect. 1994 Nov;102(11):962-6.
[5] Bull Environ Contam Toxicol. 1978 Feb;19(2):244-9.
[6] http://www.ewg.org/research/body-burden-pollution-newborns
[7] Neurotoxicol Teratol. 1997 Nov-Dec;19(6):417-28.

[8] http://cdmd.cnki.com.cn/Article/CDMD-10335-2008105749.htm
[9] Environ Health Perspect. 2013 Feb;121(2):257-62
[10] J Acad Nutr Diet. 2016 Dec;116(12):1970-1980.
[11] http://www.pcrm.org/health/diets/vegdiets/vegetarian-diets-for-pregnancy

不要忽略了妊娠反應傳遞給母親的資訊

[1] Q Rev Biol. 2000 Jun;75(2):113-48
[2] Curr Anthropol. 2002 Feb;43(1):19-61.
[3] J Clin Invest. 1997 Dec 1;100(11):2680-90.
[4] Hypertension. 2001 Dec 1;38(6):1282-8.
[5] JAMA Pediatr. 2016 Apr;170(4):381-90
[6] Eur J Clin Nutr. 2012 Dec;66(12):1329-34.
[7] Am J Clin Nutr. 1999 Nov;70(5):811-6.
[8] Am J Clin Nutr. 2014 Oct;100(4):1139-48.
[9] Hum Reprod. 2007 Jun;22(6):1497-502
[10] J Clin Endocrinol Metab. 2007 Jun;92(6):2208-10.
[11] J Clin Endocrinol Metab. 2003 Aug;88(8):3554-60.
[12] Prenat Diagn. 2015 Dec;35(12):1258-61.
[13] J Acad Nutr Diet. 2016 Dec;116(12):1970-1980.
[14] 私人通訊
[15] JOG. 2015 Apr;122(5):623-33
[16] http://www.pcrm.org/health/diets/vegdiets/vegetarian-diets-for-pregnancy
[17] WHO 2012: Guideline: Intermittent Iron and Folic Acid Supplementation in Non-Anaemic Pregnant Women PMID: 26110188
[18] Curr Opin Clin Nutr Metab Care. 2009 Nov;12(6):555-64.

寶寶哭鬧、貧血和濕疹，可能是同一原因

[1] J Biol Regul Homeost Agents. 2012 Jul-Sep;26(3 Suppl):39-42.
[2] BMJ. 1998 May 23;316(7144):1563-9.
[3] BMJ Case Rep. 2013 Feb 6;2013. PMID: 23391944
[4] Lancet. 1978 Aug 26;2(8087):437-9.
[5] Public Health Nutr. 2016 Feb;19(2):293-307.
[6] Nutr Rev. 2011 Nov;69 Suppl 1:S37-42.
[7] J Pediatr. 1990 Jan;116(1):11-8.
[8] http://dodoshare.org/drleung/
[9] Br J Nutr. 2014 Apr 28;111(8):1340-60.

寶寶飲食：如何簡單贏在起跑線？

[1] 斯波克《全方位育兒教養聖經》第七版或之後版本
[2] http://t.cn/RgrEtsL

[3] 《2015 中國居民營養與慢性病狀況報告》
[4] Early Hum Dev. 2015 Nov;91(11):619-22.
[5] Cell Mol Life Sci. 2018 Jan;75(1):83-91.
[6] BMJ. 1999 Jul17;319(7203):147-50
[7] Eur J Clin Nutr. 2011 Feb;65(2):196-202
[8] Einstein (Sao Paulo). 2017 Jul-Sep;15(3):256-261
[9] Cell Mol Biol Lett. 2017 Jul 13;22:11
[10] Adv Neonatal Care. 2016 Dec;16(6):410-419.
[11] http://www.who.int/topics/infant_nutrition/en/
[12] http://t.cn/RgrEzn0
[13] J Pediatr Gastroenterol Nutr. 2006 Nov;43(5):584-91.
[14] BMC Cancer 2009; 9:15
[15] Crit Rev Clin Lab Sci. 2007;44(3):203-42
[16] Cancer Causes & Control. 1994 Mar;5(2):195-202.

是什麼提前了女孩的青春期？

[1] http://www.sohu.com/a/57632438_113789
[2] http://www.mnw.cn/news/shehui/1147202.html
[3] http://t.cn/RgmH2mY
[4] http://t.cn/RgmRcb5
[5] BMJ Open. 2018 Jan 23;8(1):e016799
[6] Pediatrics. 2017 Aug;140(2). pii: e20170085 PMID: 28716824
[7] http://t.cn/RqeQqwT
[8] Int J Obes (Lond). 2014 Oct;38(10):1312-6
[9] World J Diabetes. 2012 Mar 15;3(3):38-53
[10] 坎貝爾《救命飲食》
[11] http://finance.qq.com/a/20110512/000390.htm
[12] Environ Res. 2008 Jul;107(3):393-400
[13] Environ Health. 2014 Jun 2;13(1):43.
[14] http://t.cn/zjSo5n7
[15] Nutr Rev. 2012;70(3):133-52

沒有健康，我們拿什麼面對世界的未來？

[1] J Acad Nutr Diet. 2016 Dec;116(12):1970-1980.
[2] Eur J Clin Nutr. 1991 Jan;45(1):51-8.
[3] Eur J Clin Nutr. 1997 Jan;51(1):20-5
[4] Arch Pediatr Adolesc Med. 2002;156(5):431-437.
[5] Asia Pac J Clin Nutr 2008; 17:107-15
[6] Nutr Neurosci. 2015 Oct;18(7):289-96.
[7] Psychol Bull. 2017 Jan;143(1):53-90.

[8] http://t.cn/Rgm7ev5
[9] 斯波克《全方位育兒教養聖經》第八版
[10] http://t.cn/RgmZS9x
[11] Eur J Prev Cardiol. 2016 Aug;23(12):1314-20
[12] Lancet. 2014; 384(9945):766-81
[13] BMJ Open. 2018 Jan 23;8(1):e016799
[14] Pediatrics. 2017 Aug;140(2). pii: e20170085 PMID: 28716824
[15] Acta Derm Venereol. 2012 Jan;92(1):40-4.
[16] 《北京大學學報醫學版》2018 Jun 18;50(3):422-428.
[17] J Hypertens. 2018 Dec 13. PMID: 30557220
[18] 《中華流行病學雜誌》 2015 Jan;36(1):71-7.

Chapter 7 飲食、運動與科學瘦身

吃肉可以變得更強壯？阿諾史瓦辛格有不同的觀點

[1] Curr Opin Clin Nutr Metab Care. 2014 Jan;17(1):5-11.
[2] Am J Physiol. 1997 Jul;273(1 Pt 1):E99-107.
[3] J Am Coll Nutr. 2007 Dec;26(6):696S-703S.
[4] Am J Clin Nutr. 2008 Nov;88(5):1322-9.
[5] Int J Sport Nutr. 1995 Jun;5 Suppl:S39-61
[6] Nutr Metab Cardiovasc Dis. 2011 Sep;21 Suppl 2:B16-31.
[7] Nutr J. 2013;12:86
[8] Int J Food Sci Nutr. 2011 Nov;62(7):719-24
[9] Biochem Biophys Res Commun. 2013 Mar 22;432(4):593-8.
[10] Mar Drugs. 2015 Nov 19;13(11):6977-7004
[11] J Am Geriatr Soc. 2015 May;63(5):886-92.
[12] Am J Clin Nutr. 2008 Mar;87(3):662-5.
[13] Br J Nutr. 2010 Apr;103(8):1185-94.
[14] Osteoporos Int. 2013 Jun;24(6):1899-908.
[15] Adv Chronic Kidney Dis. 2013 Mar;20(2):141-9

這麼吃或許能幫助運動選手多拿幾枚獎牌

[1] J Acad Nutr Diet. 2012 Apr;112(4):548-52
[2] J Appl Physiol (1985). 2009 Oct;107(4):1144-55
[3] J Appl Physiol (1985). 2014 Dec 15;117(12):1460-70
[4] Cell Metab. 2011 Feb 2;13(2):149-59
[5] Nutrients. 2015 Jun 17;7(6):4911-37
[6] Crit Rev Food Sci Nutr. 2016 Sep 9;56(12):2036-52
[7] Appl Physiol Nutr Metab. 2016 Apr;41(4):421-9.
[8] Case Rep Cardiol. 2014;2014:317246
[9] Int J Sport Nutr Exerc Metab. 2016 Jun;26(3):212-20

「節食而不節食」的瘦身良方

[1] PLoS Med. 2016 Aug 16;13(8):e1002081.
[2] Wadden 1990 JAMA 264:707-11
[3] Nutr Rev. 1996 Mar;54(3):91-3.
[4] 尼爾柏納德《21 天健康挑戰》
[5] Am J Health Promot. 2010 Jul-Aug;24(6):384-7.
[6] Eur J Clin Nutr. 2013 Jul;67(7):718-24.

你的體重達標了嗎？

[1] http://www.gmw.cn/content/2006-11/27/content_513889.htm
[2] N Engl J Med 2010; 363:2211-2219
[3] 坎貝爾《救命飲食》
[4] 尼爾柏納德《21 天健康挑戰》

高蛋白飲食，不光減肥，還能減壽！

[1] Dr. Atkins' Diet Revolution: The High Calorie Way to Stay Thin Forever (1972 Edition)
[2] Dr. Atkins' New Diet Revolution, Revised Edition. .Evans. ISBN 978-1-59077-002-3.
[3] https://en.wikipedia.org/wiki/Atkins_diet
[4] Angiology. 2000 Oct;51(10):817-26.
[5] J Am Heart Assoc. 2014 Sep 22;3(5):e001169
[6] Transl Androl Urol. 2014 Sep;3(3):303-12.
[7] Prev Cardiol. 2006 Summer;9(3):166-71; quiz 172-3.
[8] J Intern Med. 2007; 261(4):363
[9] J Intern Med. 2007 Apr;261(4):366 74.
[10] Ann Intern Med. 2010 Sep 7;153(5):289-98
[11] PLoS One. 2013;8(1):e55030.
[12] https://en.wikipedia.org/wiki/Robert_Atkins_(nutritionist)
[13] Clin Nutr. 2016 Apr;35(2):496-506.
[14] Lancet. 2004 Sep 4-10;364(9437):897-9.
[15] Epilepsia. 2004 Sep;45(9):1116-23.

Chapter 8 蔬食 VS. 營養 VS. 健康面面觀

人體必需的營養元素——維生素 B_{12} 解惑 Q&A

[1] J Postgrad Med. 2013 Oct-Dec;59(4):253-7.
[2] Curr Opin Clin Nutr Metab Care. 2009 Nov;12(6):555-64.
[3] BMC Psychiatry. 2013 May 24;13:145.

到底要不要補充膠原蛋白？

[1] J. Biol. Chem. 259 (9): 5403-5.
[2] Biochem Pharmacol. 1968 Oct;17(10):2081-90
[3] http://t.cn/RguQTiw
[4] J Clin Endocrinol Metab. 2003 Aug;88(8):3554-60
[5] J Clin Endocrinol Metab. 2007 Jun;92(6):2208-10.
[6] Photochem Photobiol. 2005 May-Jun;81(3):581-7.

我吃蔬食後為什麼臉色發黃？

[1] J Acad Nutr Diet. 2016 Aug;116(8):1257-65.
[2] Cutis. 1988 Feb;41(2):100-2.
[3] J Eur Acad Dermatol Venereol. 2000 Jul;14(4):311-2.
[4] Am J Clin Nutr. 1995 Dec;62(6 Suppl):1427S-1430S.
[5] J Nutr. 2001 May;131(5):1449-51.
[6] Molecules. 2017 Jul 12;22(7). pii: E1161 PMID: 28704941
[7] Am J Epidemiol. 2009 Apr 1;169(7):815-28
[8] PLoS One. 2012;7(3):e32988.

無麩質飲食、PURE 研究和生酮飲食——碳水化合物真的那麼不堪嗎？

[1] Ohara T. Neurology. 2011;77:1126-34.
[2] Biessels GJ. Lancet Neurology. 2006;5:64-74.
[3] J Alzheimers Dis. 2005 Feb;7(1):63-80.
[4] Dement Geriatr Cogn Disord. 2009;28:75-80.
[5] Ann Neurol. 2012 Jul;72(1):124-34.
[6] Eur J Neurol. 2009 September ; 16(Suppl 1): 1–7.
[7] J Am Coll Nutr. 2016Jul;35(5):476-89.
[8] Neuroepidemiology. 1993;12(1):28-36.
[9] J Alzheimers Dis. 2013;37(1):127-36.
[10] PLoS One. 2013;8(1):e55030.
[11] Pharmacol Ther. 2017 Sep;177:44-55
[12] Scand J Gastroenterol. 2006 Apr;41(4):408-19.
[13] Tissue Barriers. 2016 Oct 21;4(4):e1251384.
[14] Clin Gastroenterol Hepatol. 2012 Oct;10(10):1096-100.
[15] Interdiscip Toxicol. 2013Dec;6(4):159-84
[16] Nat Med. 2013 May; 19(5): 576–585.
[17] Nature. 2011 April 7; 472(7341): 57–63.
[18] Proc Natl Acad Sci U S A. 2014 Feb11;111(6):2247-52.
[19] Proc Natl Acad Sci U S A. 2003 Oct 14;100(21):12045-50.
[20] Plos One. 2016;11:e0148136.
[21] Antioxid Redox Signal. 2010 Nov15;13(10):1575-91

[22] Nat Genet. 2007 Oct;39(10):1256-60.
[23] Nat Genet. 2014 May;46(5):492-7
[24] Nutr Rev. 2013 Aug;71(8):501-10
[25] Lancet. 2017 Nov 4;390(10107):2050-2062.
[26] PLOS One. 2011;6:e16844.
[27] Lancet. 2013 Apr 6;381(9873):1211-22
[28] Can J Cardiol. 2014 Aug;30(8):864-8

白血球少？恭喜你！

[1] https://veganhealth.org/white-blood-cells-in-vegans/
[2] Med Hypotheses. 2002 Jun;58(6):476-86
[3] Am J Clin Nutr. 1999 Sep;70(3 Suppl):586S-593S.
[4] Rocz Panstw Zakl Hig. 2007;58(1):23-7.
[5] Nutr Cancer. 1989;12(3):271-8.
[6] Glycobiology. 2016 Feb;26(2):111-28.
[7] Am J Clin Nutr. 1998 Aug;68(2 Suppl):447S-463S.
[8] J Nutr. 2003 May;133(5 Suppl 1):1457S-9S

魚、魚油？亞麻籽、亞麻籽油？賈伯斯留下的營養學困惑

[1] https://ods.od.nih.gov/factsheets/Omega3FattyAcids-HealthProfessional/
[2] Biomed Pharmacother. 2002 Oct;56(8):365-79.
[3] Lipids. 2013 Apr;48(4):319-32.
[4] PLoS One. 2014 Feb 5;9(2):e88103.
[5] JAMA. 2012 Sep 12;308(10):1024-33.
[6] Crit Rev Food Sci Nutr. 2011 Oct-Nov;51(9):855-71
[7] J Natl Cancer Inst. 2009 Jul 15;101(14):1001-11.
[8] Curr Opin Clin Nutr Metab Care. 2010 Mar;13(2):150-5
[9] Prostaglandins Leukot Essent Fatty Acids. 2009 Aug-Sep;81(2-3):137-41.
[10] Am J Clin Nutr. 2014 Jul;100 Suppl 1:353S-8S
[11] Int J Vitam Nutr Res. 1998;68(3):159-73
[12] J Natl Cancer Inst. 2009 Jul 15;101(14):1001-11

補了這麼多年鈣，為什麼還缺鈣？

[1] Osteoporos Int. 2016 Apr;27(4):1281-386.
[2] Am J Clin Nutr. 2003 Feb;77(2):504-11
[3] JAMA Pediatr. 2014 Jan;168(1):54-600
[4] Osteoporos Int. 2005 Jul;16(7):799-804.
[5] J Bone Miner Res. 2011 Apr;26(4):833-9
[6] BMC Public Health. 2018 Jan 22;18(1):165.
[7] BMJ 2014;349:g6015

[8] Br J Urol. 1979; 51(6):427-31.
[9] Am J Clin Nutr. 2001 Jan;73(1):118-22.
[10] Br J Cancer. 2015;112(1):149-52
[11] Int J Cancer. 2014 Oct 1;135(7):1662-72
[12] Chan JM. Am J Clin Nutr 2001;74:549-54.
[13] Int J Cancer. 2012 Jun 1;130(11):2664-71.
[14] Eur J Epidemiol. 2014 Sep;29(9):613-9.
[15] Diabetes Care. 1994 Jan;17(1):13-9.
[16] Ther Clin Risk Manag. 2016 Mar 7;12:361-72.
[17] Am J Clin Nutr. 2005 Jan;81(1):175-88.
[18] BMJ. 2015 Sep 29;351:h4580.
[19] J Intern Med. 2015 Oct;278(4):354-68.
[20] Osteoporos Int. 2017 May;28(5):1641-1652
[21] Med J Aust. 2012 Jun 18;196(11):686-7.
[22] Clin Transl Gastroenterol. 2013 Apr 18;4:e33.
[23] JAMA. 2017 Dec 26;318(24):2466-2482.
[24] Am J Clin Nutr 1994;59(suppl):1238S-41S.
[25] Sci Rep. 2016 Jan 25;6:19783.
[26] Public Health Nutr. 2014 Oct;17(10):2333-43.
[27] J Nutr. 2014 Apr;144(4):511-8.
[28] Hip Int. 2015 May-Jun;25(3):277-81.
[29] Nutr J. 2015 Apr 18;14:38.
[30] Bone. 2014 Jun;63:20-8
[31] Arch Med Sci. 2012 Nov 9;8(5):776-83.
[32] Osteoporos Int. 2014 Jan;25(1):141-50.
[33] J Clin Endocrinol Metab. 2016 Apr;101(4):1414-21
[34] Am J Clin Nutr. 2008 Dec;88(6):1670-7.
[35] Menopause. 2016 Apr;23(4):461-70.
[36] Acta Orthop. 2005 Feb;76(1):2-13.
[37] Obstet Gynecol. 2017 Jul;130(1):171-180

女人比男人長壽，可能是這個原因

[1] Cancer Epidemiol Biomarkers Prev. 2011 Aug;20(8):1629-37.
[2] Cancer Sci. 2010 Feb;101(2):517-22
[3] https://en.wikipedia.org/wiki/Human_iron_metabolism
[4] Gastroenterol Hepatol (N Y). 2016 Nov; 12(11): 695–698.
[5] Presse Med. 2017 Dec;46(12 Pt 2):e272-e278.
[6] Free Radic Res. 2011 Aug;45(8):906-17.
[7] Nutrients. 2016 Nov 17;8(11). pii: E730. PMID: 27869663
[8] Breast Cancer Res Treat. 2015 May;151(1):191-8.

[9] Oncotarget. 2016 Nov 29;7(48):79008-79016
[10] Ann Epidemiol. 2004 Mar;14(3):195-201
[11] J Natl Cancer Inst. 2008 Jul 16;100(14):996-1002.
[12] ARYA Atheroscler. 2014 Jan;10(1):32-6.
[13] Biol Trace Elem Res. 2012 Oct;149(1):34-41
[14] BMC Med. 2012 Oct 10;10:119.
[15] Am J Clin Nutr. 2003 Sep;78(3 Suppl):633S-639S.
[16] Am J Clin Nutr. 1999 Sep;70(3 Suppl):586S-593S.
[17] http://www.who.int/vmnis/indicators/serum_ferritin_zh.pdf
[18] http://t.cn/RgreJbT

生機飲食能幫助我恢復健康嗎？

[1] https://rawfoodlife.com/raw-food-pyramid/
[2] http://t.cn/RgrFfzH
[3] Case Rep Cardiol. 2014;2014:317246.
[4] http://t.cn/RgrFKXZ
[5] http://t.cn/RgrFpna
[6] PeerJ. 2014 Dec 9;2:e659.
[7] Food Microbiol. 2012 Aug;31(1):116-25
[8] Appl Environ Microbiol. 1992 Nov;58(11):3660-6.
[9] Nutr. 1992 Apr;122(4):924-30.
[10] http://t.cn/RgrFr3C
[11] Int J Food Sci Nutr. 2013 Feb;64(1):103-11.
[12] Food Chem Toxicol. 2010 Jan;48(1):1-6.
[13] J Environ Sci Toxicol Food Technol. 2013; 6(2):43-53 https://dwz.cn/udbToe8I
[14] J Food Sci. 2009 Apr;74(3):H97-H103
[15] Am J Clin Nutr. 1995 Dec;62(6):1221-7.
[16] Food Chem. 2013 May 1;138(1):547-55.
[17] Complement Ther Med. 2008 Jun;16(3):124-30.
[18] https://en.wikipedia.org/wiki/Dead_Sea_Scrolls
[19] https://en.wikipedia.org/wiki/Essenes
[20] http://essene.com/GospelOfPeace/peace1.html
[21] http://t.cn/RgrFGY2
[22] http://t.cn/RgrkDSH
[23] http://t.cn/RgrFnTA
[24] http://t.cn/RtB7wLo
[25] ‹Conscious Eating› by Dr. Cousens
[26] Plant Foods Hum Nutr. 2002 Winter;57(1):83-97.
[27] AnnNutr Metab. 2000;44(5-6):229-34.

社交軟體裡流傳的營養學，科學嗎？

[1] http://t.cn/Rg3CZfp
[2] http://www.chinanews.com/sh/2018/10-19/8654498.shtml
[3] Lancet. 2017 Nov 4;390(10107):2050-2062.
[4] http://t.cn/Rg3C4Rl
[5] http://t.cn/Et1jJXh
[6] http://t.cn/Rg3CMXP
[7] Diabetes Care. 2006 Aug;29(8):1777-83.
[8] Cardiovasc Diagn Ther. 2014 Oct;4(5):373-82.
[9] JAMA. 2003;289(4):454-465
[10] JAMA. 2017;318(15):1435-1436.
[11] Ann Intern Med. 2014 Mar 18;160(6):398-406.
[12] Angiology. 2000; 51(10):817-26
[13] J Intern Med. 2007 Apr;261(4):366-74
[14] J Am Heart Assoc. 2014 Sep 22;3(5):e001169.

Chapter 10 植物性飲食利己又利他

進化到食物鏈頂端的我們該認真思考了……

[1] http://t.cn/RgdvBi6
[2] Proc Natl Acad Sci U S A. 2000 Dec 5;97(25):13506-11.
[3] Nat Ecol Evol. 2017 Mar 27;1(5):112.
[4] Proc (Bayl Univ Med Cent). 2000 Apr; 13(2): 139–143.
[5] Antioxid Redox Signal. 2010 Nov 15;13(10):1575-91.
[6] J Archaeol Sci. 2014, 46:114–124
[7] http://t.cn/RgdvFIs
[8] Donals Mackenzie：Egyptian Myth and Legend
[9] J Sports Sci Med. 2008 Dec 1;7(4):565
[10] J Biol Chem. 1956 Feb;218(2):911-9.
[11] PLoS One. 2014 Oct 15;9(10):e110489
[12] http://t.cn/RgdPZ3S

地球 CO_2 達 400 萬年最高，人類何去何從？

[1] https://www.co2.earth/daily-co2
[2] Proc Natl Acad Sci U S A. 2009 Feb 10;106(6):1704-9.
[3] http://t.cn/Rgd7Bfx
[4] http://t.cn/Rgd7DHJ
[5] IPCC, 2013: Summary for Policymakers. In: Climate Change 2013: The PhysicalScience Basis. Contribution of Working Group I to the Fifth Assessment Report of theIntergovernmental Panel on Climate Change
[6] http://t.cn/RCH4x5Y
[7] http://t.cn/Et1T6gG

[8] http://t.cn/RgdzUMI
[9] http://t.cn/RgdwPuP
[10] http://t.cn/Et1T35o
[11] http://t.cn/RgdzqXC
[12] http://t.cn/RcdJCFv
[13] http://t.cn/RgdziXi
[14] http://t.cn/RiMhr8a
[15] http://t.cn/Rgdz0lH
[16] http://t.cn/RgdzT15
[17] http://t.cn/RgdZDNM
[18] http://t.cn/Rgdz3ho
[19] Geophys. Res. Lett., 35, L05707
[20] http://t.cn/RgdzeaB
[21] http://t.cn/RgdZhEv
[22] Nature Climate Change volume 5, pages 560–564 (2015)
[23] http://t.cn/RgdZ2E8
[24] Nature. Geoscience 2:533-534
[25] IPCC；FAOH. Steinfeld, 2006 ‹Livestock' s LongShadow›
[26] Environ. Sci. Technol., 2009, 43 (7), 2443-2449
[27] Goodland and Anhang 2009, Livestock and ClimateChange
[28] http://t.cn/RgdZTfN
[29] http://t.cn/RgdZ52U
[30] http://t.cn/RgdZuqE
[31] http://t.cn/RgdZIs8
[32] http://t.cn/RgdZaSK

每天，8000 兒童死於饑餓

[1] Lancet , 2013 , 382 (9891) :490-491
[2] http://t.cn/Rgd213D
[3] http://t.cn/Rgd2DO5
[4] http://archive.unu.edu/unupress/food/8F044e/8F044E05.htm
[5] http://t.cn/RgdLzcs
[6] Lancet. 2013 Aug 3;382(9890):427-451.
[7] http://www.fao.org/animal-production/en/
[8] http://t.cn/RgdL2i1
[9] http://t.cn/RgdLGIh
[10] http://t.cn/RgdLVaW
[11] H. Steinfeld, etc. ‹Livestock' s Long Shadow› (2006)
[12] John Robbins ‹Food Revolution›
[13] BioScience 1997:47(2);97-106

[14] https://water.usgs.gov/edu/activity-percapita.php
[15] http://www.cowspiracy.com/facts/
[16] BioScience 2004: 54(10);909–918
[17] https://en.wikipedia.org/wiki/2017_South_Sudan_famine
[18] https://en.wikipedia.org/wiki/South_Sudanese_Civil_War
[19] https://en.wikipedia.org/wiki/Arable_land
[20] http://www.fao.org/docrep/005/Y4473E/y4473e08.htm
[21] https://en.wikipedia.org/wiki/Water_scarcity
[22] http://t.cn/RgdLSBp
[23] http://t.cn/RgdLCse
[24] http://t.cn/RgdLY5f
[25] http://t.cn/RgdL8KI
[26] http://t.cn/RgdL1Ns
[27] http://t.cn/RgdLe0X
[28] Science. 2008 Jan 11;319(5860):169-72

特別收錄 1　什麼是責任醫學？

[1] 《醫學論》，阮芳賦譯，科學出版社，1986
[2] BMJ. 2000 Jun 10;320(7249):1561.
[3] http://www.straightdope.com/columns/read/2741/when-doctors-go-on-strike-does-the-death-rate-go-down/
[4] Hypertension. 2014 Oct;64(4):684-8.
[5] https://nutritionfacts.org/2017/05/18/what-happened-to-the-rice-diet/
[6] JAMA. 2003 Jul 23;290(4):502-10
[7] Adv Exp Med Biol. 1979;119:263-73.
[8] Diabetes Care. 1994; 17(12):1469-72.
[9] Diabetes Care. 2006 Aug;29(8):1777-83.
[10] Nutr Diabetes. 2018 Mar 9;8(1):12.
[11] Nutrients. 2017 Jun 14;9(6). pii: E603.
[12] Arch Intern Med. 1999 Sep 13;159(16):1841-5.
[13] Acad Med. 2010 Sep;85(9):1537-42.
[14] J Am Osteopath Assoc. 2017;117:622-633
[15] Shu et al, JAMA 2009; 302(22): 2437
[16] Asian Pac J Cancer Prev. 2014;15(3):1291-8.
[17] Asian Pac J Cancer Prev. 2013;14(4):2407-12.
[18] Wei Sheng Yan Jiu. 2012 Jul;41(4):670-6.
[19] JAMA. 2017 Sep 12083
[20] Am J Clin Nutr. 2017 Jan;105(1):57-69.
[21] Ann Intern Med. 2014 Mar 18;160(6):398-406
[22] JAMA. 2003;289(4):454-465
[23] PLoS Med. 2007 Jan;4(1):e5.

[24] The Permanente Journal/Perm J 2018;22:17-025
[25] http://www.voc.com.cn/article/201805/201805211520062873.html
[26] https://www.iiyi.com/d-25-241753.html
[27] https://en.wikipedia.org/wiki/Atorvastatin
[28] Arch Intern Med. 2012;172(2):144-52
[29] Cancer Epidemiol Biomarkers Prev. 2013; 22(9):1529-37
[30] ArchIntern Med. 2012;172(15):1180-2
[31] J Pathol.2006; 210(1):94-102.

特別收錄 3　從酸性體質事件我們學到什麼？

[1] https://en.wikipedia.org/wiki/Robert_O._Young
[2] https://www.merriam-webster.com/dictionary/acidosis
[3] https://en.wikipedia.org/wiki/Acidosis
[4] Clin Oncol (R Coll Radiol). 2004 Dec;16(8):549-60
[5] https://www.dailymail.co.uk/health/article-2643751/Most-doctors-terminally-ill-AVOID-aggressive-treatments-chemotherapy-despite-recommending-patients.html
[6] https://www.naturalnews.com/036054_chemotherapy_physicians_toxicity.html
[7] https://www.sandiegouniontribune.com/communities/north-county/sd-no-phmiracle-sentence-20170628-story.html
[8] Pediatr Exerc Sci. 2015 Feb;27(1):77-84
[9] Am J Nephrol. 2012;35(6):540-7
[10] Curr Hypertens Rev. 2014;10(2):112-20.
[11] Nutrients. 2017May 25;9(6). pii: E538 PMID: 28587067
[12] Nutr J. 2012 Jun 7;11:39.
[13] Front Physiol. 2013 Dec 17;4:370.
[14] Med Oncol. 2018 Oct 30;35(12):161.
[15] Nat Immunol. 2018 Nov 5. PMID: 30397348
[16] Cell Mol Life Sci. 2017 Aug;74(15):2761-2771.

特別收錄 5　提升自癒能力怎麼吃？

[1] Int J Mol Sci. 2019 Mar 11;20（5）.
[2] Microb Cell Fact. 2017; 16: 79.
[3] Mucosal Immunol. 2018 May;11（3）:785-795.
[4] Front Immunol. 2019 Jan 29;10:67.
[5] Blood. 2018 Jun 28;131（26）:2978-2986.
[6] Adv Food Nutr Res. 2018;83:151-194.
[7] Adv Nutr. 2017 Mar 15;8（2）:197-212
[8] Indian J Clin Biochem. 2013;28（4）:314-28
[9] Eur J Clin Nutr. 2015 Aug;69（8）:867-73.

[10] Nutr Res. 2018 Apr;52:98-104.
[11] J Hum Nutr Diet. 2018 Feb;31（1）:67-84.
[12] N Engl J Med. 2019 Jan 3;380（1）:23-32.
[13] Cochrane Database Syst Rev. 2018 PMID: 30521670
[14] Mol Nutr Food Res. 2017 Jan;61（1）.
[15] Arch Environ Contam Toxicol. 1994 Apr;26（3）:273-81.
[16] Arch Environ Contam Toxicol. 2001 May;40（4）:519-30.
[17] J Toxicol Sci. 2012; 37（1）:123-30.
[18] Biol Trace Elem Res. 2017 Dec;180（2）:314-326.
[19] Magnes Res. 2018 May 1;31（2）:39-48.
[20] Pharmacol Res. 2016 Sep;111:394-404
[21] Int Immunopharmacol. 2018 Jan;54:177-187
[22] Clin Exp Pharmacol Physiol. 2018 Jan;45（1）:84-93.
[23] Nanoscale. 2017 Oct 26;9（41）:16086-16092.
[24] Can J Microbiol. 2016 Apr;62（4）:287-95
[25] Cytokine Growth Factor Rev. 2007; 18（5-6）: 363–371.
[26] J Appl Microbiol. 1998; 85（5）:819-28.
[27] Lancet. 2012 Dec 1;380（9857）:1956-65
[28] Clin Infect Dis. 2010 Jun 15;50（12）:1636-40.

跟著徐嘉博士外出飲食聰明吃

外出旅行包這樣準備

- **不吃外宿飯店的早餐。**
- 自己準備 80% **生亞麻籽和** 20% **粗雜糧混合製成的亞麻籽粉**。
  早晨起來燒一壺開水泡 1 至 2 勺亞麻籽粉就可當早餐。
- 隨之服下維生素 B_{12} **和維生素** D（**如果預計當天曬不到太陽**）。
- 帶一點**綜合維他命**。需要熬夜或吃不到蔬菜水果時偶爾補充。
- 帶些**代餐雜糧粉**（**選擇沒動物成分、脂肪較低、以有機雜糧為主**）。
- 帶**一餐量的水果。首選用水果代餐。有時幾袋堅果**（20 **克裝生的**），
- 準備**植物配方的能量棒**作為零食。
- 帶**一個約** 250 **毫升的搪瓷杯**用來沖泡代餐粉或喝茶。
- 帶**一把不銹鋼湯匙**，除了吃早餐，也可用來挖西瓜吃。
- 帶**一小噴瓶環保酵素**用來清潔空氣，濕潤皮膚或處理傷口。
- 帶**一小瓶消毒酒精膠或小包濕紙巾，以備清潔擦手用途**。

挑選食物的原則

- **以植物性的蔬果豆穀為核心。**
- **仔細閱讀營養成分和配料表：**
  - 〉營養成分表主要看膽固醇、脂肪、熱量、糖和鹽的含量。
  - 〉純植物性食物不含膽固醇，所以膽固醇含量如果 >0，就一定有動物成分。
  - 〉每餐不要攝入標示量超過 3 克的脂肪。
  - 〉糖儘量不攝入；鹽每天不要超過 6 克，甚至更少。
  - 〉如果包裝沒有標籤，就當它不合格。
  - 〉熟記常見的動物成分，如明膠／膠原蛋白、肉粉、乳清蛋白、動物油、甲殼素、凝乳蛋白酶等等。
  - 〉氫化植物油和棕櫚油都是有害的植物成分。有時廠家標註為「精製植物油」。
- **食物以外的添加成分超過** 3 **種就要高度警惕**，考慮是否需要食用。
- **如果食物有異味，就不要吃了。**

餐廳用餐的提醒

- 用 google **地圖**尋找附近的素食餐廳或素食網路社群或 Happy Cow 等指南。
- **最好事先打電話確認該餐廳是否營業，**以避免白跑一趟。
- **餐廳用餐事先要有明確的底線。**我的底線是純素食（無動物成分）。
- **點菜時，要具體到不吃什麼，而不是簡單的「純素」**。
- **不得已在非素餐廳用餐不吃生的菜**，因不知製備時葷素是否分開。
  如果沒有分開，存在寄生蟲卵的風險。
- **最好請餐廳無油烹飪。或點蒸菜或燙菜配上鹽或醋就可以了。**
  如果所有菜的油都很大，可以用開水涮一下再吃，會好一些。

聚會的提醒

- 參加必要的社交時要堅持底線，避免吃有傷害的食物。
- 預先準備好一套話術應對預期的勸吃。比如：
  「我在執行一個減肥計畫，不能吃 abc……」
  多半情況，朋友會理解並支持你的。
- **如果剛開始健康素食，還不夠堅定，就不要太高調，引來不必要的關注。**
  即使所有食物都不能吃，也可放兩片在盤子裡，**多說話，喝茶水**。
  當人家看到你的嘴巴在動時，就不會注意你吃不吃了。
- 當你已經通過健康飲食成功地逆轉了自己的問題，這時的對話就可以變成：「我在執行一個減肥計畫，並且已經獲得了很大的利益……」。
- 萬一聚會時吃了不健康的食物，比如炒菜油太大，聚會後要學會自我調整，通過更嚴格的飲食管理，甚至斷食一下，彌補過來。
- **家庭聚會時可以預先和主人打個招呼，說明自己的飲食偏好。**這樣主人會有所準備。也可以自告奮勇貢獻一道菜，這樣到時就不會沒吃的了。

國家圖書館出版品預行編目資料

非藥而癒：一場席捲全球的餐桌革命 / 徐嘉著 . -- 增訂一版 . -- 臺北市：原水文化出版：英屬蓋曼群島商家庭傳媒股份有限公司城邦分公司發行 , 2021.10
面； 公分

ISBN 978-626-95175-4-1(平裝)

1. 營養 2. 健康飲食

411.3　　110016511

非藥而癒：一場席捲全球的餐桌革命

「增訂版」

作　　者／徐　嘉
企畫選書／林小鈴
責任編輯／林小鈴・潘玉女
文字整理／林子涵

行銷經理／王維君
業務經理／羅越華
總　編　輯／林小鈴
發　行　人／何飛鵬
出　　版／原水文化
台北市民生東路二段 141 號 8 樓
電話：（02）2500-7008　傳真：（02）2502-7676
E-mail：H2O@cite.com.tw　部落格：http://citeh2o.pixnet.net/blog/
發　　行／英屬蓋曼群島商家庭傳媒股份有限公司城 邦分公司
台北市中山區民生東路二段 141 號 11 樓
書虫客服服務專線：02-25007718；25007719
24 小時傳真專線：02-25001990；25001991
服務時間：週一至週五上午 09:30 ～ 12:00；下午 13:30 ～ 17:00
讀者服務信箱：service@readingclub.com.tw
劃撥帳號／ 19863813；戶名：書虫股份有限公司
香港發行／城邦（香港）出版集團有限公司
香港灣仔駱克道 193 號東超商業中心 1 樓
電話：(852)2508-6231　傳真：(852)2578-9337
電郵：hkcite@biznetvigator.com
馬新發行／城邦（馬新）出版集團
41, Jalan Radin Anum, Bandar Baru Sri Petaling,
57000 Kuala Lumpur, Malaysia.
電話：(603) 90578822　傳真：(603) 90576622
電郵：cite@cite.com.my

封面製作／劉麗雪
內頁排版／陳喬尹
製版印刷／科億資訊科技有限公司
初　　版／ 2019 年 3 月 19 日
增訂一版／ 2021 年 10 年 19 日
定　　價／ 450 元

城邦讀書花園
www.cite.com.tw

ISBN　978-626-95175-4-1

〔特別感謝〕
推薦選書／張家珮
簡體版編輯協力／陳應然
北京品雅文化公司總編輯／蔡榮建
封面圖像創意設計／瞿飛、蔡榮建
增訂篇目整理／林悅佳
參考文獻校對／梁萌
彩頁圖片來源／歷次講座組織者
圖片信息整理／李琳、孫晨銘
文章來源／《非藥而癒》微信公眾

《非藥而愈：一場席捲全球的餐桌革命》
中文簡體字版 ©2019

本書經 北京品雅文化有限公司 授權，同意經由城邦文化事業股份有限公司原水出版社出版中文繁體字版本。